Kohlhammer

Über die Autoren

Dr. med. Martin H. Wernitz ist Arzt und Gesundheitsökonom. Als Analyst bei der Unternehmensberatung McKinsey & Company, Inc. war er der erste Ansprechpartner für die stationäre Versorgung in Deutschland, Europa, Afrika und dem Mittleren Osten (EMEA-Region). Von 2008 bis Juni 2010 vertrat er als Manager Health Economics & Outcomes Research in der Abteilung Market Access die gesundheitsökonomischen Interessen des weltweit größten Pharmakonzerns Pfizer gegenüber den Entscheidungsträgern im deutschen Gesundheitswesen und berät seitdem als Senior Manager Business Development den Geschäftsführer der Pfizer Primary Care Business Unit bezüglich aller strategischen Fragestellungen. Martin Wernitz ist Autor von zahlreichen gesundheitsökonomischen Arbeiten. Über seine Studien auf dem Gebiet der multiresistenten Krankenhauskeime (MRSA) berichteten „Der Spiegel", „Die Welt" und „Financial Times". Martin Wernitz unterrichtet ehrenamtlich als Gastdozent Gesundheitsökonomie im Regel- und Reformstudiengang Medizin an der Charité – Universitätsmedizin Berlin.

Dr. rer. nat Jörg Pelz ist promovierter Biologe und Facharzt für Humangenetik. Nach seiner langjährigen Tätigkeit am Institut für Humangenetik an der Charité – Universitätsmedizin Berlin gestaltete er die Entwicklung des Reformstudiengangs Medizin an der Charité maßgeblich mit. Als Referent des Prodekans für Lehre begleitet er zurzeit die Ausbildung sämtlicher Nachwuchsmediziner am größten Universitätsklinikum Europas. Durch seine Mitarbeit in verschiedenen bundesweiten Gremien engagiert er sich für die Weiterentwicklung der Lehre im Fach Humanmedizin.

Jörg Pelz hat sich mit dem Fach Gesundheitsökonomie bereits in den Anfängen während seines Aufenthalts an der Universität McGill in den 80er Jahren intensiv beschäftigt und ist Dozent am Institut für Gesundheitsökonomie, Epidemiologie und Sozialmedizin der Charité.

Martin H. Wernitz
Jörg Pelz

Gesundheitsökonomie und das deutsche Gesundheitswesen

Ein praxisorientiertes Lehrbuch für Studium und Beruf

Verlag W. Kohlhammer

1. Auflage 2011

Alle Rechte vorbehalten
© 2011 W. Kohlhammer GmbH Stuttgart
Gesamtherstellung:
W. Kohlhammer Druckerei GmbH + Co. KG, Stuttgart
Printed in Germany

ISBN 978-3-17-021564-1

„Was sich überhaupt sagen lässt, lässt sich klar sagen."
Ludwig Wittgenstein

Für alle Studenten, Kollegen und Bekannten, die uns um einen Tipp für ein verständliches und praxisorientiertes Buch über Gesundheitsökonomie und das komplexe deutsche Gesundheitswesen gebeten haben.

Geleitwort

Die Berufsaussichten für Ärztinnen und Ärzte sind so gut wie noch nie. Das Gesundheitswesen ist der größte Wachstumsmarkt überhaupt, noch vor der Automobil- oder Elektroindustrie. Vor allem in wirtschaftlich turbulenten Zeiten hat es sich als relativ konjunkturstabil erwiesen. Das 21. Jahrhundert wird das Jahrhundert der Gesundheit werden. Neben dem medizinisch-technischen Fortschritt führen die demografische Entwicklung und ein gesteigertes Gesundheitsbewusstsein in der Bevölkerung zu einer steigenden Nachfrage nach Gesundheitsleistungen. Schon jetzt sind im deutschen Gesundheitswesen 4,3 Mio. Menschen beschäftigt. Die Gesundheitsausgaben pro Jahr werden nach Prognosen führender Unternehmensberatungen von derzeit 245 Mrd. EUR auf 450–500 Mrd. EUR im Jahr 2020 ansteigen. Der politisch gewollte Wettbewerb und das gesteigerte Qualitätsbewusstsein der Patienten werden zu einem steigenden Konkurrenzdruck bei den Gesundheitsanbietern führen. Deshalb bedarf es neben einem exzellenten medizinischen Fachwissen immer mehr eines ökonomischen Basiswissens. Der Gesetzgeber hat die Notwendigkeit erkannt und das Fach Gesundheitsökonomie in die Approbationsordnung für Ärzte aufgenommen. Die Gesundheitsökonomie ist eine relativ junge Wissenschaft und ihre Wurzeln sind in den Wirtschaftswissenschaften zu finden. Es befinden sich zahlreiche Bücher über Gesundheitsökonomie auf dem Markt, die aber mehr auf die Bedürfnisse von Ökonomen zugeschnitten sind. Dieses Lehrbuch soll der Entwicklung des Gegenstandskatalogs im Fach Humanmedizin gerecht werden und Praktikern im Gesundheitswesen einen Einblick in das ökonomische Denken vermitteln. Mit dem Buch „Gesundheitsökonomie und das deutsche Gesundheitswesen" haben es die Autoren auf eine besonders unterhaltsame und lehrreiche Art und Weise geschafft, das notwendige Basiswissen anschaulich und interessant zugleich für Mediziner und andere Nichtökonomen darzustellen, Praktikern im Gesundheitswesen Denkanstöße zu geben und selbst ausgebildete Gesundheitsökonomen das eine oder andere Mal zum Schmunzeln zu bringen.

Viel Spaß bei der Lektüre wünscht

Prof. Dr. Manfred Gross, MBA
Prodekan für Studium und Lehre
Charité – Universitätsmedizin Berlin

Berlin, 15. September 2010

Vorwort der Autoren

Es gibt viele Bücher über Gesundheitsökonomie und auch sogar welche, die sich mit Ihrem Titel direkt an Mediziner wenden. Aus unserer Sicht sind diese Bücher jedoch alle nicht geeignet, Medizinern die wirklich wichtigen gesundheitsökonomischen Aspekte zu vermitteln und zu zeigen, dass Ökonomie keine lästige Sache des stringenten Kostensparens ist, sondern ein Tool, mit dem man langfristig die Existenz von Unternehmen und Systemen und damit letztlich auch seinen eigenen Arbeitsplatz und das Gehalt sichern kann. Das Buch dient nicht dazu, Gesundheitsökonomen auszubilden, sondern Medizinern und anderen Interessierten ein Verständnis für die Systemzusammenhänge zu vermitteln. Auf die Zitierung zahlreicher Gesetze und die Darstellung von mathematischen Modellen wurde daher bewusst verzichtet. Dennoch sind alle wichtigen ökonomischen Prinzipien enthalten und relevante Termini im Fließtext im Zusammenhang dargestellt. Die Definitionen der wichtigsten Termini können bei Interesse im Glossar nachgelesen werden. Wir haben versucht, durch viele Beispiele (auch klinische und aus dem allgemeinen Leben) die Thematik anschaulich und praxisrelevant zugleich darzustellen. Durch die Fragen am Ende der Kapitel können die wichtigsten Inhalte wiederholt werden. Gesundheitsökonomie kann Spaß machen! Mit dieser vorliegenden ersten Auflage haben wir ein völlig neues Konzept für ein Buch über Gesundheitsökonomie vorgelegt. Uns ist bewusst, dass dies von einigen Lesern sicherlich nicht unkritisch aufgenommen werden wird. Wissenschaft lebt vom Diskurs, wir freuen uns also, wenn lebhafte Diskussionen entstehen. Und wir freuen uns auch über Anmerkungen, die dieses Buch weiter verbessern werden. Dafür schon einmal vielen Dank im Voraus!

Jeder Euro kann nur ein Mal ausgegeben werden. Das ändert sich auch nicht dadurch, wenn man als Lohnempfänger den verdienten Euro direkt an die Leistungserbringer (Ärzte, Krankenhäuser, Physiotherapeuten etc.) gibt oder ihn erst bei einem Versicherungsträger oder dem Staat zwischenlagert. Trotzdem gibt es für diese Zwischenlagerung gute Gründe. Warum dies so ist und welche Anreize bzw. Fehlanreize und welche Komplikationen und Konsequenzen sich daraus ergeben, lernen Sie in dem Kapitel, in dem auch die Leistungsfinanzierung von Gesundheitsleistungen besprochen wird. Die eigentliche Produktion von Gesundheitsdienstleistungen findet während der ambulanten und stationären Leistungserbringung statt. In dem Kapitel zur Zulieferindustrie wird auf die Produktion von Arzneimitteln und Hilfsmitteln und auch auf deren Erstattung durch die Leistungsfinanzierer eingegangen. Nach dem Durcharbeiten des Kapitels Qualitätsmanagement werden Sie sehen, dass es sich bei qualitätsverbessernden Maßnahmen nicht um lästige Aufgaben handelt, sondern um eine Chance, sich von seinen Wettbewerbern zu differenzieren und damit langfristig den Erfolg des Unternehmens zu sichern. Die Gesundheitsökonomie kann Entscheidungsträgern wertvolle Informationen als Entscheidungsgrundlage liefern. Die wissenschaftlichen Grundlagen dafür bieten die gesundheitsökonomischen Evaluationen. Basierend auf diesen Evaluationen kann beispielsweise entschieden werden, ob die Gesundheitsleistung erstattet wird oder nicht. Entscheidungen im Gesundheitswesen werden nicht immer rational (d. h. ökonomisch sinnvoll) getroffen. Näheres über die Entscheidungsfindung und warum es ständig Gesundheitsreformen gibt, erfahren Sie im Kapitel Gesundheitspolitik. Jedes Unternehmen, auch jedes staatliche und jedes im Gesundheitswesen, kann auf lange Sicht nur existieren, wenn Einnahmen und Ausgaben langfristig ausgeglichen sind bzw. wenn Gewinne erwirtschaftet werden. Die betriebswirtschaftlichen Grundbegriffe und die grundlegenden Managementtools zum Führen eines Unternehmens erlernen Sie im letzten Kapitel. Damit steht Ihnen von gesundheitsökonomischer Seite für eine lange und spannende Karriere im deutschen Gesundheitswesen nichts mehr im Wege!

Dabei wünschen wir Ihnen viel Erfolg!

Dr. med. Martin H. Wernitz   Dr. Jörg Pelz

Inhalt

Geleitwort   7

Vorwort der Autoren   9

Abkürzungsverzeichnis   12

1   Einführung in die Gesundheitsökonomie oder warum
     wirtschaftliches Handeln auch im Gesundheitswesen nötig ist   17

2   Die Leistungsfinanzierung von Gesundheitsleistungen oder
     warum es niemals eine Versicherung für Brillen geben wird   29

3   Die Leistungserbringung von Gesundheitsleistungen oder
     warum am Wochenende in Berlin mehr rosafarbene Autos
     auf den Straßen unterwegs sind und man nicht mehr so oft
     montags aus dem Krankenhaus entlassen wird   67

4   Die Vorleistungs- und Zuliefererindustrie oder warum manchmal
     Blumenläden die medizinische Versorgung verbessern können 111

5   Qualitätsmanagement oder was Mediziner von Verkehrs-
     flugzeugführern lernen können 129

6   Gesundheitsökonomische Evaluationen oder warum Notfall-
     beleuchtungen im Flugzeug nicht ökonomisch sind 149

7   Gesundheitspolitik oder warum nach der Reform
     vor der Reform ist 168

8   Management von Gesundheitseinrichtungen oder wie man auch
     morgen noch das Gehalt seiner Arzthelferin bezahlen kann 185

Glossar 211

Bildnachweis 224

Literaturverzeichnis 225

Stichwortverzeichnis 229

Abkürzungsverzeichnis

ABDA	Bundesvereinigung Deutscher Apothekenverbände
ADKA	Bundesverband Deutscher Krankenhausapotheker e. V.
AHB	Anschlussheilbehandlung
AOK	Allgemeine Ortskrankenkasse
AQUIK®	Ambulante Qualitätsindikatoren und Kennzahlen
AWMF	Arbeitsgemeinschaft der Wissenschaftlichen Medizinischen Fachgesellschaften e. V.
ÄZQ	Ärztliches Zentrum Qualität in der Medizin
BÄK	Bundesärztekammer
BAR	Bundesarbeitsgemeinschaft Rehabilitation
Bema	Bewertungsmaßstab zahnärztlicher Leistungen
BfArm	Bundesinstitut für Arzneimittel und Medizinprodukte
BIP	Bruttoinlandsprodukt
BKK	Betriebskrankenkasse
BMG	Bundesministerium für Gesundheit
BPI	Bundesverband der Pharmazeutischen Industrie e. V.
BVA	Bundesversicherungsamt
BVMed	Bundesverband Medizintechnologie e. V.
CA	Cost Analysis (Kostenanalyse)
CBA	Cost-Benefit Analysis (Kosten-Nutzen-Analyse)
CCL	Comorbidity and Complications Complexity Level
CEA	Cost-Effectiveness Analysis (Kosten-Effektivitätsanalyse)
CIRS	Critical-Incident-Reporting-System
CM	Case-Mix
CMA	Cost-Minimization Analysis (Kosten-Minimierungsanalyse)
CMI	Case-Mix-Index
COPD	Chronisch obstruktive Bronchitis
CT	Computertomografie
CUA	Cost-Utility Analysis (Kosten-Nutzwertanalyse)
DDD	Daily Defined Dosages
DIMDI	Deutsches Institut für Medizinische Dokumentation und Information
DIN	Deutsches Institut für Normierung e. V.
DKG	Deutsche Krankenhausgesellschaft
DMP	Disease-Management-Programm
DTC	Direct to Consumer
EBM	Einheitlicher Bewertungsmaßstab
EBÖ	Evidenz basierte Ökonomie
EFQM	European Foundation for Quality Management
EHIC	European Health Insurance Card
EK	Ersatzkrankenkasse

EMA	European Medicines Agency
EuGH	Europäischer Gerichtshof
G-AEP	German Appropriateness of Evaluation Protocol
G-BA	Gemeinsamer Bundesausschuss
G-DRG	German Diagnosis Related Groups
GKV	Gesetzliche Krankenversicherung
GOÄ	Gebührenordnung für Ärzte
GOZ	Gebührenordnung für Zahnärzte
GPV	Gesetzliche Pflegeversicherung
GRV	Gesetzliche Rentenversicherung
GuV	Gewinn- und Verlustrechnung
GUV	Gesetzliche Unfallversicherung
HMO	Health Maintenance Organization
HrQoL	Health related Quality of Life
HTA	Health Technology Assessment
ICD-10	Internationale Klassifikation der Krankheiten der WHO in der 10. Version
ICD-O-3	Internationale Klassifikation der Krankheiten für die Onkologie, 3. Revision
IGel	Individuelle Gesundheitsleistung
IKK	Innungskrankenkasse
InEK	Institut für Entgeltsysteme im Krankenhaus
IQWiG	Institut für Qualität und Wirtschaftlichkeit im Gesundheitswesen
IV	Integrierte Versorgung
KBV	Kassenärztliche Bundesvereinigung
KHK	Koronare Herzerkrankung
KISS	Krankenhaus-Infektions-Surveillance-System
KTQ®	Kooperation für Transparenz und Qualität im Gesundheitswesen
KV	Kassenärztliche Vereinigung
KVP	Kontinuierlicher Verbesserungsprozess
KZBV	Kassenzahnärztliche Bundesvereinigung
KZV	Kassenzahnärztliche Vereinigung
LKK	Landwirtschaftliche Krankenkasse
LYS	Life years saved
MDC	Major Diagnosis Category
MDK	Medizinischer Dienst der Krankenkassen
MER	Medical Error Reporting System
MGV	Morbiditätsbedingte Gesamtvergütung
Morbi-RSA	Morbiditätsorientierter Risikostrukturausgleich
MRT	Magnetresonanztomografie
MVZ	Medizinisches Versorgungszentrum
NHS	National Health Service
NUBs	Neue Untersuchungs- und Behandlungsmethoden
OECD	Organization for Economic Co-Operation and Development
OGVD	Obere Grenzverweildauer
OPS	Operationen und Prozeduren Schlüssel
OTC	Over the counter-Arzneimittel
P4P	Pay for Performance
pCC	proCum Cert

PCCL	Patient Comorbidity and Complication Complexity Level
PEI	Paul-Ehrlich Institut
PKV	Private Krankenversicherung
PPP	Public Private Partnership
PPP	Purchasing Power Parity
PPV	Private Pflegeversicherung
QALYs	Quality Adjusted Life Years
QEP	Qualität und Entwicklung in Praxen
QSR	Qualitätssicherung in der stationären Versorgung mit Routinedaten
RCT	Randomized controlled trial (randomisierte klinisch kontrollierte Studie)
RKI	Robert-Koch-Institut
RSA	Risikostrukturausgleich
SGB	Sozialgesetzbuch
SGB V	Fünftes Sozialgesetzbuch
SOPs	Standard Operating Procedures
SpiBu	Spitzenverband Bund der Krankenkassen
SPV	Soziale Pflegeversicherung
STIKO	Ständige Impfkommission
TQM	Total Quality Management
UGVD	Untere Grenzverweildauer
UV-GOÄ	Unfallversicherungsgebührenordnung
VAS	Visuelle Analogskala
VFA	Verband forschender Arzneimittelhersteller e. V.
WidO	Wissenschaftliches Institut der Ortskrankenkassen
WINEG	Wissenschaftliches Institut der TK für Nutzen und Effizienz im Gesundheitswesen
WIP	Wissenschaftliches Institut der PKV
ZE	Zusatzentgelt

Grundprinzipien der Ökonomie

[P1]   Die Ressourcen (z. B. Zeit, Geld, Rohstoffe) sind begrenzt (knapp).

[P2]   Die Bedarfe für Konsum sind prinzipiell unbegrenzt.

[P3]   Wirtschaftssubjekte müssen sich im Wirtschaftsleben bei der Verwendung der ihnen zur Verfügung stehenden Ressourcen zwischen mehreren Alternativen entscheiden.

[P4]   Beim ökonomischen Handeln (Haushalten, Wirtschaften) werden die zur Verfügung stehenden knappen Ressourcen planvoll gemäß des ökonomischen Prinzips eingesetzt.

[P5]   Das Wirtschaftssystem basiert auf einem ständigen Austausch von Leistungen und Gegenleistungen zwischen den Wirtschaftssubjekten.

[P6]   Unternehmen können langfristig nur dann existieren, wenn die Einnahmen die Ausgaben übersteigen.

[P7]   Zwischen Unternehmen besteht Konkurrenz, es kommt zum Wettbewerb.

[P8]   Anreize bringen Menschen dazu, etwas zu tun.

Wenn Sie diese Prinzipien verstanden haben, wissen Sie das Wesentliche der Ökonomie. Der Rest des Buches liefert nur noch Details. Diese werden Sie wiederum mithilfe der Grundprinzipien besser verstehen. Im Text wird an den relevanten Stellen auf sie in Form von Klammern mit blauer Schrift (z. B. [P1]) immer wieder Bezug genommen.

1 Einführung in die Gesundheits-ökonomie oder warum wirtschaftliches Handeln auch im Gesundheitswesen nötig ist

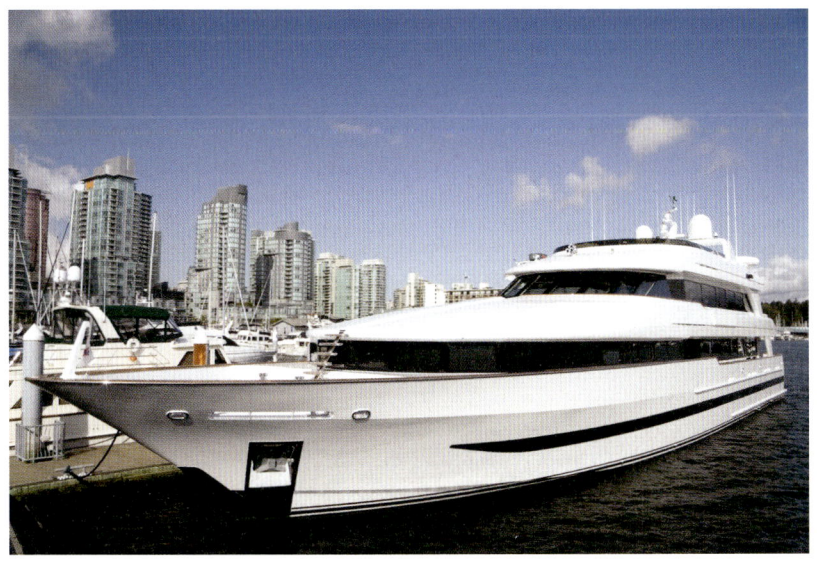

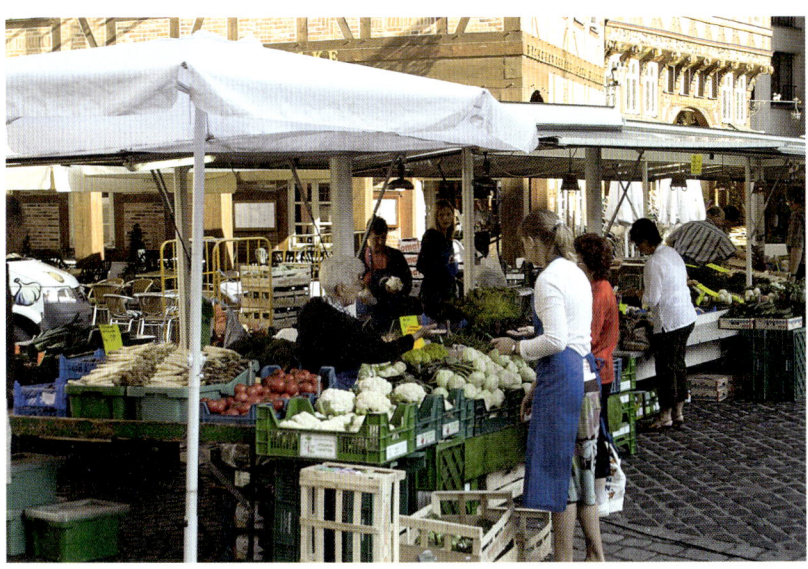

Wir alle erleben ständig das Problem von Knappheit. Die zur Verfügung stehenden **Ressourcen** sind immer begrenzt [P1], vor allem so wichtige wie Zeit und Geld: Der Tag hat nur 24 Stunden; insbesondere als Student erlebt man die allgegenwärtige Knappheit der Ressource Geld. Aber auch ein Milliardär hat nur begrenzte Mittel zur Verfügung, nämlich nur die Milliarde und nicht eine Billion. Das Prinzip der Knappheit gilt nicht nur für die Ebene einzelner Menschen, auch die Ressourcen eines Wirtschaftsunternehmens oder eines Staates sind begrenzt. Es bestehen auch dort Unterschiede im Niveau. Der Kiosk an der Ecke verfügt über ein anderes finanzielles Polster als ein Unternehmen wie Microsoft und auch die Bundesrepublik Deutschland und die USA besitzen andere finanzielle Möglichkeiten als der Inselstaat Tuvalu. Aber eines haben alle Genannten gemeinsam: begrenzte Ressourcen. Auf der anderen Seite bestehen beim Menschen prinzipiell unbegrenzte Wünsche für Konsum, das heißt, es bestehen unbegrenzt unbefriedigte **Bedarfe** [P2]. Wer möchte nicht anstelle mit der U-Bahn mit dem Ferrari an der Uni vorfahren oder anstelle des Biers in der Disco eine Runde Veuve Cliquot ausgeben? Auch auf Staatenebene sind die Bedürfnisse grundsätzlich grenzenlos. Es wird immer eine zu erneuernde Straße, eine zu modernisierende Schule oder eine neue Kunstrichtung geben, die eines neuen Museums bedarf. Ebenso wie die vorhandenen Ressourcen sind auch die Bedürfnisse zwischen den Individuen – egal ob Mensch, Unternehmen oder Staat – sehr unterschiedlich.

Die Bedarfe und die zur Verfügung stehenden Ressourcen sind sehr dynamisch und ändern sich im Laufe der Zeit. Der Milliardär hat vielleicht als Tellerwäscher angefangen oder hat im Rahmen der Wirtschaftskrise alles verloren und arbeitet nun als Kellner. Der Staat hat in Zeiten guter Wirtschaftslage hohe Steuereinnahmen, in Zeiten konjunktureller Schwäche sind die zur Verfügung stehenden Ressourcen eventuell so gering, dass Kredite aufgenommen werden müssen.

Bezüglich des Bedarfs der Menschen ist die „Maslowsche Bedürfnispyramide" eine stark vereinfachte, aber anschauliche Illustration (s. Abb. 1.1).

Jemand mit ständig unbefriedigten körperlichen Bedürfnissen, wie z. B. Hunger, hat den größten Bedarf bei den Grundnahrungsmitteln. Jemand mit einem ständig vollen Kühlschrank, einer stabilen Familie und einem ausgebauten Freundeskreis wird dagegen sein Geld beispielsweise in teure Autos oder Markenkleidung mit dem Ziel der sozialen Anerkennung investieren.

Sobald die einem zur Verfügung stehenden Ressourcen eingesetzt werden, erfolgt die Teilnahme am **Wirtschaftsleben**. Egal ob als einzelner Mensch, als Unternehmen oder als Staat, man handelt dann als **Wirtschaftssubjekt** oder **Wirtschaftseinheit**. Jeder Euro kann nur ein Mal ausgegeben werden. Wird er für eine Alternative ausgegeben, steht er für eine andere nicht mehr zur Verfügung [P3]. Dies wird als **Opportunitätskostenprinzip** bezeichnet. Als Medizinstudent steht man vor der Wahl, die Lebensmittel beim Discounter zu beziehen oder aufgrund der Knappheit des Geldes das übrig gebliebene Stationsessen zu wählen und dafür einen Kinobesuch finanzieren zu können [P3]. Auch der Milliardär hat nur ein begrenztes Budget zur Verfügung. Er muss sich beispielsweise entscheiden, ob er sich eine Boeing 737 als Privatjet kauft oder doch lieber nur einen Learjet und dafür aber noch eine Yacht mit Heimathafen Monte Carlo [P3]. Wie Geld, so ist auch Zeit eine prinzipiell knappe Ressource. Fällt die Entscheidung bezüglich der Feierabendgestaltung auf das Sehen eines Fußballspiels, kann man beispielsweise nicht schwimmen gehen [P3]. Unabhängig davon, ob man als einzelner Mensch, als Unternehmen oder als Staat die Ressource Zeit, die Ressource Geld oder eine andere Ressource verteilen muss – alle stehen im Wirtschaftsleben immer vor mehreren Alternativen und müssen sich für eine einzige oder eine Auswahl von Alternativen entscheiden [P3]. Die Verteilung von Ressourcen auf die unterschiedlichen Verwendungsmöglichkeiten wird als **Allokation** bezeichnet.

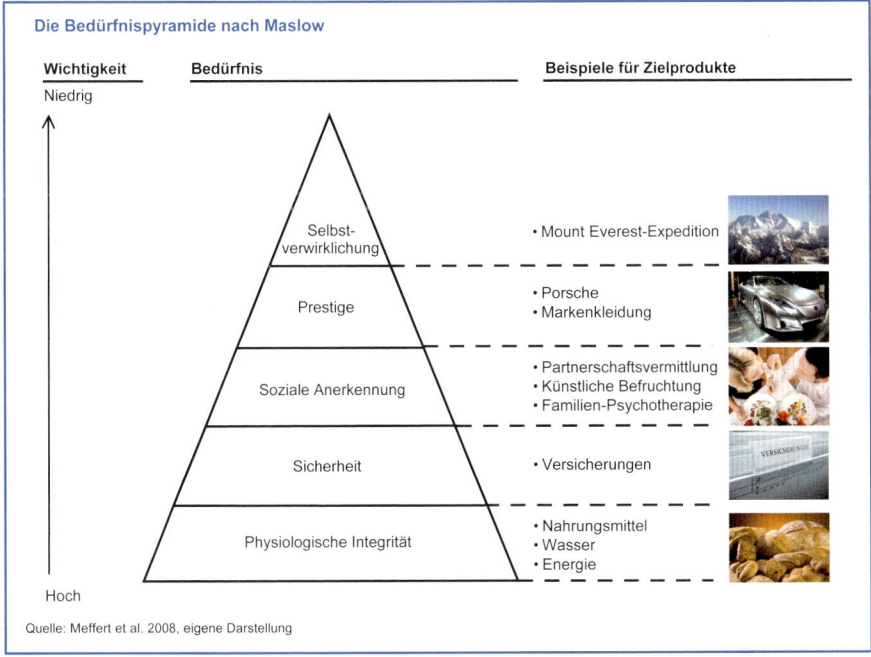

Abb. 1.1: Im Rahmen von Marketing müssen bei der Positionierung der Produkte die Bedürfnisse der Zielgruppe berücksichtigt werden.

Wirtschaften soll eine Brücke zwischen den begrenzten Ressourcen auf der einen Seite und den schier endlosen Konsumbedürfnissen auf der anderen Seite schlagen [P4]. Beim wirtschaftlichen Handeln werden die zur Verfügung stehenden Ressourcen planvoll gemäß des **ökonomischen Prinzips** eingesetzt. Jemand, der nach dem ökonomischen Prinzip handelt, verhält sich aus der Sicht von Ökonomen **rational**. Es gibt zwei Ausprägungen des ökonomischen Prinzips. Beim **Maximalprinzip** (auch Ergiebigkeitsprinzip genannt) werden die gegebenen Ressourcen so auf die unterschiedlichen Verwendungsmöglichkeiten verteilt, dass der größte Nutzen für den Konsumenten entsteht. In einer Pandemiesituation beispielsweise soll die Arbeitskraft von einem Arzt so eingesetzt werden, dass er innerhalb kurzer Zeit so viele Patienten wie möglich impfen kann. Beim **Minimalprinzip** soll ein gegebenes Ziel mit dem geringsten Ressourcenverbrauch erreicht werden. Das Minimalprinzip kennen wir beispielsweise aus der Werbung für Unterhaltungselektronik. Ist die Kaufentscheidung für ein bestimmtes Gerät bereits ohne Beratung durch einen Fachhändler gefallen, so kann derjenige Anbieter ausgewählt werden, der das Gerät für den geringsten Preis anbietet („Geiz ist geil"). Dafür müssen allerdings die Preisinformationen ohne großen zeitlichen und finanziellen Aufwand zugänglich sein, das heißt, es muss eine hohe Transparenz für den Konsumenten bestehen. Bei geringer Transparenz steigt der Ressourcenaufwand für die Informationsbeschaffung, der die Ersparnis beim Preis kompensieren bzw. sogar übersteigen kann. Der Ressourcenaufwand für die Informationsbeschaffung wird als **Transaktionskosten** bezeichnet. Das Minimalprinzip unterstellt, dass immer dieselbe Leistung zu unterschiedlichen Preisen erhältlich ist. Was bei Geräten aus der Unterhaltungselektronik oder bei Automotiven der Fall sein mag, ist bei Dienstleistungen, wie z. B. der ärztlichen Heilbehandlung, meist nicht gegeben. Bei unterschiedlichen Leistungen gilt es, den Nutzen der Leistung mit den Kosten in Relation zu setzen, das heißt, es werden die jeweiligen Kosten-Nutzen-Verhältnisse der unterschiedlichen Leistungen miteinander verglichen. Minimal- und Maximalprinzip lassen sich nicht immer ganz voneinander trennen. Gerade bei großen Projekten mit Teilzielen muss manchmal das Minimalprinzip und ein anderes Mal das Maximalprinzip berücksichtigt werden. Beim Wirtschaften kommt es also auf das flexible und bewusste Anwenden beider Prinzipien an, was als **Optimalprinzip** oder **Simultanprinzip** bezeichnet wird.

In der Realität wird das ökonomische Prinzip aber oftmals nicht angewendet. Bei der Kaufentscheidung im Konsumgüterbereich spielen beispielsweise viele andere Faktoren eine Rolle. So kann die Kaufentscheidung für eine Limousine durch Neid getrieben worden sein, weil der Nachbar sich auch eine angeschafft hat, obwohl es eventuell ökonomischer gewesen wäre, sich nur einen Mittelklassewagen zu kaufen und dafür noch eine Fernreise zu unternehmen. Durch Marketingaktivitäten, wie z. B. Werbung, lassen sich Kaufentscheidungen auch teilweise gezielt beeinflussen.

Exkurs

Ein Meister im Bereich des Marketings ist der Nahrungsmittelhersteller Ferrero. Viele der Produkte haben sich durch gezieltes Marketing als Marke etabliert, zum Beispiel die Haselnuss-Creme Nutella® (die Marke wurde auch gerne zur Demonstration gegen Gesundheitsreformen missbraucht „n**ot-ulla**"). In Piermont sucht man vergeblich nach den Kirschen für Mon Chérie. Wie uns unter anderem die ganzjährige Möglichkeit zum Verzehr von Fleisch, Milch und anderen schnell verderblichen Nahrungsmitteln zeigt, ist dank der modernen Kühltechnologie eine „Sommerpause" nicht mehr notwendig. Trotzdem wird diese zur Nachfragesteuerung von dem Unternehmen gezielt eingesetzt.

Der Begriff **Ökonomie** beschreibt das rationale Wirtschaften mit knappen Ressourcen. Unter **Ökonomik** wird die wissenschaftliche Disziplin, die das Wirtschaften systematisch untersucht, verstanden. **Gesundheitsökonomie** ist das Anwenden von wirtschaftlichen Prinzipien in Einrichtungen des Gesundheitswesens. Sie ist damit eine Spezialdisziplin der Ökonomie, ebenso wie beispielsweise Tourismusökonomie, Medienökonomie oder Sportökonomie. In der Gesundheitsökonomie werden sowohl betriebs- als auch volkswirtschaftliche Fragestellungen betrachtet.

In der **Betriebswirtschaftslehre** wird der Umgang mit knappen Ressourcen in einem Betrieb, z. B. einem Krankenhaus, untersucht. Ein **Betrieb** ist eine Wirtschaftseinheit, die zur Deckung fremder Bedarfe Waren produziert oder Dienstleistungen erstellt. Ein Krankenhaus ist ein Betrieb. Dort werden durch die Beschäftigten Gesundheitsleistungen für andere Menschen erstellt. Betriebe können in öffentlichem oder privatem Eigentum sein. Ein Betrieb in mehrheitlich privatem Eigentum wird als **Unternehmen** bezeichnet. In der **Volkswirtschaftslehre** wird die **Ressourcenallokation** zwischen den Unternehmen und in der Gesellschaft betrachtet.

Die Erstellung von Waren und Dienstleistungen ist in unserem Wirtschaftssystem arbeitsteilig organisiert. Der Arzt behandelt Patienten, der Friseur schneidet Haare, der Bäcker backt Brötchen und der Schuster stellt Schuhe her. Unser Wirtschaftssystem basiert darauf, dass die Wirtschaftssubjekte eine Leistung erstellen und dafür eine Gegenleistung erhalten [P5]. Da ein direkter Austausch von Waren und Dienstleistungen heutzutage schwierig oder oftmals gar nicht gewollt ist (der Arzt möchte für die Erstellung von Gesundheitsleistungen nicht nur Brötchen oder Schuhe als Gegenleistung haben), erfolgt nach der Leistungserstellung die Gegenleistung in Form von Geldzahlungen.

In einer **Planwirtschaft** wird zentral festgelegt, welche und wie viel Leistungen durch wen innerhalb eines bestimmten Zeitraums produziert werden. Die Erfahrungen in den osteuropäischen Staaten haben gezeigt, dass dieses Vorgehen dauerhaft nicht zu wirtschaftlichem Wohlstand führt.

Betriebe, die etwas produziert haben, verfügen über ein **Angebot**. Bei Wirtschaftssubjekten, die etwas haben möchten, besteht eine **Nachfrage**. Auf einem **Markt** treffen Angebot und Nachfrage zusammen. Auf einem Wochenmarkt beispielsweise bieten Bauern die erzeugten Kartoffeln und das produzierte Fleisch an. Menschen, die den Wochenendeinkauf erledigen, fragen auf dem Wochenmarkt nach den Kartoffeln nach. In einer **Marktwirtschaft** überleben langfristig nur diejenigen Betriebe, die ihr Angebot an die Nachfrage der Konsumenten anpassen. Fragen die Konsumenten nur noch Reis nach, wird ein Bauer mit Kartoffeln seine Ware auf dem Markt nicht mehr los. Wenn er sich nicht Alternativen überlegt, wird er aufgrund der sinkenden bis fehlenden Nachfrage aus dem Markt ausscheiden.

Betriebe tragen zudem ein gewisses **unternehmerisches Risiko**: Die Ausgaben werden zu einem früheren Zeitpunkt getätigt, als die Einnahmen erzielt werden, und zum Zeitpunkt der Ausgaben ist die Höhe der Einnahmen ungewiss. Die Bauern wissen im Frühling, wenn Sie die Kartoffeln einsäen, nicht, ob im Herbst nach der Ernte auch die Nachfrage da ist bzw. wie hoch diese ist. Der Unternehmer muss erst einmal Investitionen tätigen, damit er überhaupt Waren produzieren oder Dienstleistungen erstellen kann. Im Falle des Bauern müssen Saatkartoffeln gekauft werden, Anbauflächen gepachtet und Fuhrwerk bereitgestellt werden. Hinzu kommt die Miete für den Stellplatz auf dem Wochenmarkt und das Gehalt für die Verkäuferin. Ein Unternehmen kann nur auf Dauer existieren, solange die Einnahmen aus den Erzeugnissen die getätigten Ausgaben übersteigen [P6]. Damit ein Unternehmer (Entrepreneur) trotzdem bereit ist, das unternehmerische Risiko zu tragen, müssen bestimmte Rahmenbedingungen herrschen. So muss es dem Unternehmer erlaubt sein, beim Verkauf seiner Erzeugnisse einen Gewinn zu erzielen und dieser darf nicht auf eine bestimmte Höhe begrenzt sein. Eine weitere Grundbedingung ist, dass der Bauer nach der Einfuhr der Ernte nicht plötzlich enteignet werden darf, sodass er nicht in eine weitere Ernte investieren kann. Dem Bauern stehen auch andere Möglichkeiten für die Verwendung seines Geldes zur Verfügung [P3]. Beispielsweise könnte er das Geld für die Saatkartoffeln auf dem Tagesgeldkonto liegen lassen und würde dafür eine relativ sichere Dividende erhalten. Gemäß des ökonomischen Prinzips in seiner Ausprägung als Maximalprinzip soll das knappe Geld aber höchstmöglich verzinst werden [P4]. Entsprechend wird der Bauer sich daher für den Kauf von Saatkartoffeln und den Anbau entscheiden, wenn der Gewinn durch den Verkauf die Höhe der Zinsen auf dem Bankkonto übersteigt. Er wird versuchen, die gesamten Kartoffeln zum höchstmöglichen Preis zu verkaufen [P4]. Er möchte seine Einnahmen maximieren, auch wenn er nur eine begrenzte Menge an Kartoffeln erzeugt hat [P1], um seinen eigenen, prinzipiell unendlichen Bedarf für Konsum zu befriedigen [P2].

Der Preis wird in einer Marktwirtschaft aus dem Verhältnis von Angebot und Nachfrage gebildet. Bei geringer Nachfrage nach Kartoffeln kann der Bauer keinen hohen Preis durchsetzen, die Nachfrage würde weiter sinken. Bei hoher Nachfrage und knappem Angebot kann er jedoch die Preise erhöhen. Das Angebot auf einem Markt wird auch durch die Anzahl der Anbieter bestimmt. Je mehr Anbieter auf einem Markt agieren, desto größer ist das Angebot. Auch auf einem Wochenmarkt gibt es **Konkurrenz** für das Angebot von Kartoffeln. Aber nur weil es mehrere Anbieter gibt, wird die Nachfrage nach Kartoffeln nicht automatisch steigen. Die Anbieter konkurrieren damit um die Nachfrager. Es besteht **Wettbewerb** zwischen den Anbietern [P7].

Die Kunden auf einem Wochenmarkt haben ein begrenztes Budget für den Einkauf zur Verfügung [P1]. Sie wollen aber nicht nur Kartoffeln kaufen, sondern haben auch den Bedarf an anderen Nahrungsmitteln [P2]. Das Ziel der Kunden auf dem Wochenmarkt ist es daher, möglichst wenig für die Kartoffeln zu bezahlen [P3]. Sollte zwischen den Anbietern des Wochen-Markts ein Preisunterschied bestehen, werden sich die Nachfrager für den günstigeren Anbieter entscheiden. Bei identischen Preisen werden die Käufer die qualitativ hochwertigsten Kartoffeln wählen [P3]. Der bestehende Wettbewerb ist ein Anreiz [P8] für die Anbieter, erstklassige Leistungen zu niedrigen Preisen anzubieten [P6], wovon letztlich die Konsumenten profitieren. **Anreize** bringen Menschen dazu, etwas zu tun [P8], z. B. sind Prüfungen mit der Möglichkeit zum Durchfallen ein starker Anreiz zum Lernen. Das Gehaltsniveau bei Ärzten ist ein Anreiz, ein 6,5 Jahre dauerndes Medizinstudium durchzuhalten. Bessere Arbeitsbedingungen und ein höheres Ansehen sind für viele Ärzte Anreize, ins Ausland oder in die pharmazeutische Industrie zu wechseln. Durch gezieltes Setzen von Anreizen kann steuernd eingegriffen werden. So können beispielsweise ein festes Gehalt und eine Anschubfinanzierung bei der Praxisgründung für einige Ärzte Anreize sein, sich in einer dünn besiedelten Region wie Mecklenburg-Vorpommern niederzulassen.

Die Gesundheit wird vielfach als das höchste Gut in der Gesellschaft angesehen. Dies entspricht jedoch nicht der Realität. Fehlt es an Nahrungsmitteln, ist der Gesundheitszustand sekundär. Auch zeigen die Diskussionen um die Einführung des Rauchverbots in öffentlichen Lokalen und die zahlreichen Umgehungsstrategien, dass der Gesundheit in der Gesellschaft wohl doch nicht eine so große Bedeutung beigemessen wird, wie es oftmals verbal versichert wird. Viele Individuen setzen durch gewisse Lebensgewohnheiten (Alkohol, Rauchen, Risikosportarten, überhöhte Geschwindigkeit beim Autofahren) ihre Gesundheit und die Ihrer Mitmenschen täglich bewusst aufs Spiel.

Mediziner sträuben sich oftmals gegen die Anwendung ökonomischer Prinzipien im Gesundheitswesen. Hauptargument gegen die Ökonomisierung ist, dass bei der Erhaltung der Gesundheit nicht mit Geld argumentiert werden solle. Bei unbegrenzten Ressourcen wäre dies auch gar nicht notwendig. Die Ressourcen in der Gesellschaft sind aber begrenzt [P1], wirtschaftliches Handeln ist also auch im Gesundheitswesen zwingend erforderlich [P4]. Jeder Euro kann nur ein Mal ausgegeben werden – auch im Gesundheitswesen – und steht für andere Alternativen nicht mehr zur Verfügung [P3]. Werden die Ausgaben für die Gesundheit erhöht, müssen die Mittel für andere Bereiche, wie z. B. Bildung, Kultur, Verkehrsinfrastruktur, innere und äußere Sicherheit etc., zwangsläufig reduziert werden; es handelt sich um ein **Nullsummenspiel**. Dies ist nichts Neues. Relativ neu ist nur, dass aufgrund der zurückgehenden Einnahmen in der gesetzlichen Krankenversicherung ein stärkeres Bewusstsein für ökonomisches Handeln im deutschen Gesundheitswesen entstanden ist.

Problematisch ist, dass Gesundheitsökonomie oftmals mit Kostendämpfung gleichgesetzt wird. Doch darum geht es nicht. Es geht vielmehr darum, dass auf volkswirtschaftlicher Ebene das Gesundheitsbudget eines Landes gemäß des ökonomischen Prinzips so ausgegeben wird, dass der größtmögliche Nutzen für die Gesellschaft erreicht wird [P4]. Die Wohlfahrt in einer Gesellschaft wird dadurch maximiert. Auf betriebswirtschaftlicher Ebene gilt es, die Ressourcen in einem Betrieb der Gesundheitswirtschaft so zu verteilen, dass dessen größtmöglicher Erfolg realisiert wird [P4].

Die Erhaltung der Gesundheit ist auch entgegen weitverbreiteter Meinung kein reiner Kostenfaktor. Gesundheit ist vielmehr Voraussetzung für unser alltägliches Leben. Von der Gesundheit hängen unsere physische Aktivität und das subjektive Wohlbefinden ab und damit auch die Möglichkeit zum Erarbeiten unseres Einkommens. Mit dem Einkommen können wir Konsumieren. Und Konsum wirkt sich wiederum positiv auf unser Wohlergehen und damit auch auf unsere Gesundheit aus. Gesundheit, Einkommen und Konsum sind also ein Wechselspiel im täglichen Leben. Neben anderen Faktoren, wie z. B. Verbesserung der Ernährung, Fortschritten im Bereich der Prävention, konnte dank der Errungenschaften der kurativen Medizin die Lebenserwartung in den letzten Jahren erheblich gesteigert werden.

Der Markt für Gesundheitsleistungen betrug im Jahr 2007 in Deutschland rund 253 Mrd. EUR. Auf der Angebotsseite gab es:

- 2.087 Akutkrankenhäuser
- 1.239 Rehabilitationskliniken
- 11.000 Pflegeheime
- 127.132 niedergelassene Ärzte
- 55.778 niedergelassene Zahnärzte
- 11.500 ambulante Pflegedienste
- Zahlreiche weitere nichtärztliche **Leistungserbringer**

Auf der Nachfrageseite gab es im akutstationären Bereich 17,2 Mio. **Leistungsempfänger**, in Rehabilitationskliniken 1,9 Mio., in stationären Pflegeheimen 709.000 und die Dienste des ambulanten Pflegedienstes nahmen 504.000 Menschen in Anspruch. Die Inanspruchnahme einer Gesundheitsleistung kann schnell sehr ausgabenintensiv werden und dann für den einzelnen nicht mehr zu leisten sein. Aus dem **Sozialstaatsprinzip** im Grundgesetz folgt, dass alle Menschen für den Krankheitsfall abgesichert sein sollen. Seit 2007 existiert in Deutschland eine allgemeine Krankenversicherungspflicht. Alle Menschen in Deutschland müssen in einer Krankenkasse versichert sein. Die Menschen zahlen regelmäßige Beiträge bzw. Prämien und erwerben dadurch den Anspruch, im Krankheitsfall durch die Versichertengemeinschaft abgesichert zu sein. Die Besonderheit im Gesundheitswesen ist, dass die meisten Leistungen also nicht von den Leistungsempfängern (Konsumenten) direkt bezahlt werden. Anders als auf dem Wochenmarkt sind die Leistungsempfänger nicht die **Leistungsfinanzierer**. Neben den Krankenkassen gibt es noch andere institutionalisierte Leistungsfinanzierer im deutschen Gesundheitswesen. Die gesetzlichen Krankenkassen haben jedoch im Jahr 2007 die meisten Ausgaben finanziert (s. Abb. 1.2). Auf der Angebotsseite entfallen die meisten Ausgaben auf den akutstationären Bereich (s. Abb. 1.2).

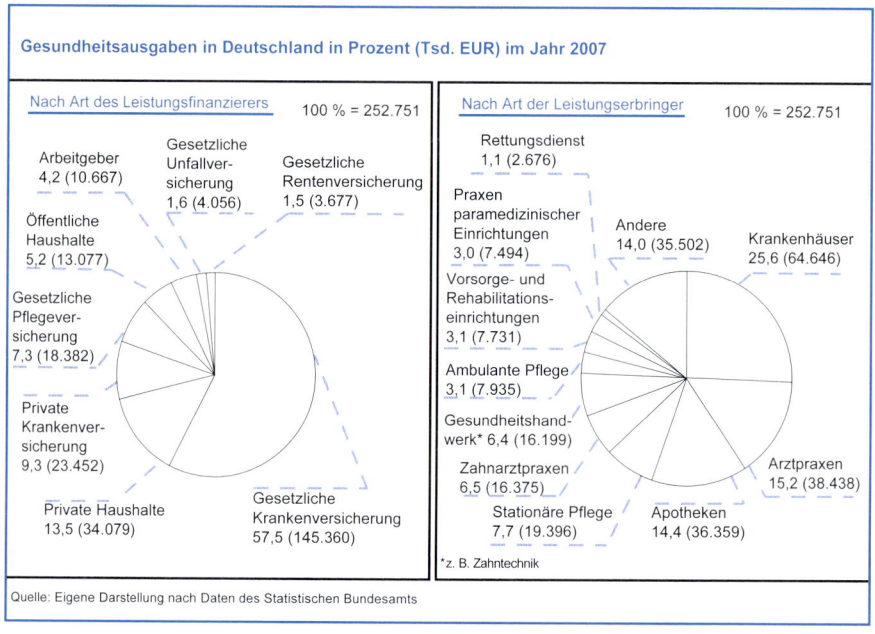

Gesundheitsausgaben in Deutschland in Prozent (Tsd. EUR) im Jahr 2007

Nach Art des Leistungsfinanzierers   100 % = 252.751

Arbeitgeber 4,2 (10.667)
Gesetzliche Unfallversicherung 1,6 (4.056)
Gesetzliche Rentenversicherung 1,5 (3.677)
Öffentliche Haushalte 5,2 (13.077)
Gesetzliche Pflegeversicherung 7,3 (18.382)
Private Krankenversicherung 9,3 (23.452)
Private Haushalte 13,5 (34.079)
Gesetzliche Krankenversicherung 57,5 (145.360)

Nach Art der Leistungserbringer   100 % = 252.751

Rettungsdienst 1,1 (2.676)
Praxen paramedizinischer Einrichtungen 3,0 (7.494)
Andere 14,0 (35.502)
Krankenhäuser 25,6 (64.646)
Vorsorge- und Rehabilitationseinrichtungen 3,1 (7.731)
Ambulante Pflege 3,1 (7.935)
Gesundheitshandwerk* 6,4 (16.199)
Zahnarztpraxen 6,5 (16.375)
Stationäre Pflege 7,7 (19.396)
Apotheken 14,4 (36.359)
Arztpraxen 15,2 (38.438)

*z. B. Zahntechnik

Quelle: Eigene Darstellung nach Daten des Statistischen Bundesamts

Abb. 1.2: Die höchsten Ausgaben haben die Krankenkassen. Das meiste Geld wird für den akutstationären Bereich ausgegeben.

Die Trennung zwischen Leistungsempfänger und Leistungsfinanzierer ist ein Grund, weswegen der Preis für die Leistungen im Gesundheitswesen nicht wie auf dem Wochenmarkt durch das Verhältnis von Angebot und Nachfrage gebildet wird. Im Gesundheitswesen kommt es zum sogenannten **Marktversagen**. Deswegen verhandeln die institutionalisierten Leistungsfinanzierer mit den Leistungserbringern bzw. deren Verbänden direkt über die Preise. Man spricht von sogenannten **administrierten Preisen**. Der DRG-Fallpauschalenkatalog, der Einheitliche Bewertungsmaßstab (EBM), die Gebührenordnung für Ärzte (GOÄ) und andere Abrechnungswerke sind das Ergebnis des Marktversagens im Gesundheitswesen mit administrierten Preisen.

Die **Gesundheitsausgaben** von 253 Mrd. EUR entsprechen einem prozentualen Anteil von 10,6 % des Bruttoinlandsprodukts. Das **Bruttoinlandsprodukt (BIP)** ist der Geldwert aller im Inland produzierten Waren und Dienstleistungen eines Staates innerhalb eines Jahres. Es wird nur die **Bruttowertschöpfung** betrachtet. Es wird also der Wert von Waren und Dienstleistungen vorangegangener Produktionsstufen abgezogen. Diese Waren und Dienstleistungen werden als **Vorleistungen** bezeichnet. Im Automobilbau beispielsweise sind die Forschung und Entwicklung, die Produktion von Stahl und die Herstellung der Reifen Vorleistungen, die vor der Endmontage erfolgen.

Waren sind physische Gegenstände und können auf Lager produziert werden, **Dienstleistungen** erfordern die Anwesenheit des Konsumenten und können nicht vorsorglich produziert werden. Zu ihnen zählen beispielsweise das Haare Schneiden, eine Beratung durch einen Rechtsanwalt oder der Transport durch eine Fluggesellschaft. **Gesundheitsleistungen** sind vom Arzt und anderem medizinischen Personal erbrachte Dienstleistungen. Außer beim ärztlichen Gespräch und bei der Psychotherapie sind für Gesundheitsleistungen in der Regel Vorleistungen der Zulieferindustrie (Arzneimittelhersteller, Hersteller von Medizintechnik) erforderlich.

Gemessen am Bruttoinlandsprodukt steht Deutschland bezüglich der Höhe der Gesundheitsausgaben weltweit auf Platz 3 hinter den USA und der Schweiz. Unbestrittener Weise gibt es im Gesundheitswesen Potenzial für **Rationalisierungen**. Dabei soll gemäß des ökonomischen Prinzips [P4] das gleiche Ergebnis mit einem im Vergleich zum vorherigen Zustand geringeren Einsatz an **Produktionsfaktoren** erreicht werden bzw. bei gleichem Einsatz von Produktionsfaktoren ein größeres Ergebnis erreicht werden. Bei der Erstellung einer Leistung werden die Produktionsfaktoren **Input** genannt und das Ergebnis **Output**. Die Erstellung eines Outputs basierend auf dem Input wird als **Throughput** oder als **Wertschöpfung** bezeichnet. Die Wertschöpfung erfolgt durch den **Transformations- oder Leistungsprozess** der **Produktionsfaktoren** in Betrieben. Den Zusammenhang zwischen Output und Input zeigt Abbildung 1.3.

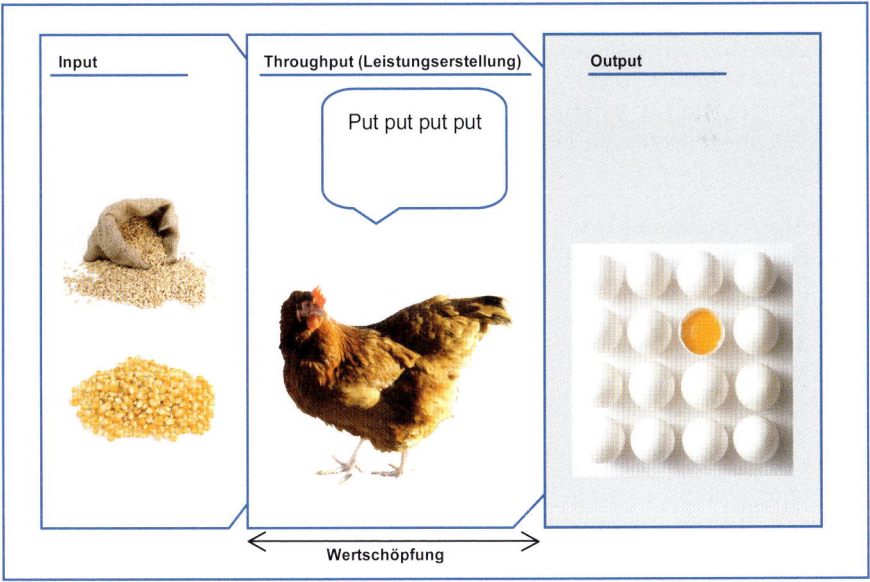

Abb. 1.3: Bei der Produktion erfolgt die Transformation von Produktionsfaktoren zu einer Ausbringungsmenge.

Mit anderen Worten ausgedrückt soll durch Rationalisierungen die **Effizienz** erhöht und Verschwendung reduziert werden. Effizienz ist dabei das Verhältnis von Output zu Input. Ein anderes Wort für Effizienz ist die **Wirtschaftlichkeit. Effektivität (Produktivität)** ist das Maß, *ob* und in welchem Ausmaß ein Ziel erreicht wurde (Zielerreichungsmaß). Effizienz ist das Maß, *wie* ein Ziel erreicht wurde.

$$\text{Effektivität (Produktivität)} = \frac{\text{Erreichtes Ziel}}{\text{Definiertes Ziel}}$$

$$\text{Effizienz (Wirtschaftlichkeit)} = \frac{\text{Output}}{\text{Input}}$$

Effektivität und Effizienz seien anhand von zwei Beispielen nochmals erläutert. Wenn eine künstliche Befruchtung (in-vitro Fertilisation) zu einer Schwangerschaft geführt hat, dann war die Maßnahme *effektiv*, d. h., das Ziel wurde erreicht. Wenn die Schwangerschaft bei einer Frau beim ersten Versuch erfolgreich herbeigeführt wurde, war die Intervention *effizienter* als bei einer Frau bei der fünf Versuche bis zur erfolgreichen Schwangerschaft notwendig waren. Wenn bei einer Frau trotz zehn Versuchen keine Schwangerschaft herbeigeführt wurde, dann war die Intervention nicht effektiv, d. h., das angestrebte Ziel wurde nicht erreicht. Das zweite Beispiel ist folgendes: Sie müssen einem Patienten ein Arzneimittel intravenös verabreichen. Wenn Sie es schaffen, bei diesem Patienten einen peripher venösen Verweilkatheter zu legen und das Medikament intravenös zu verabreichen, war ihr Vorgehen *effektiv*. Wenn Sie es nicht schaffen, den Katheter zu legen oder das Arzneimittel paravenös verabreicht wird, war das Vorgehen *nicht effektiv*. Wenn Sie als PJler den Katheter beim ersten Mal korrekt platzieren, waren Sie *effizienter* als ein Oberarzt, der drei Versuche gebraucht hat. Nicht verwechselt werden dürfen diese ökonomischen Fachtermini mit den epidemiologischen Begriffen „**efficacy**" (Wirksamkeit einer medizinischen Intervention unter den Bedingungen einer klinischen Studie) und „**effectiveness**" (Wirksamkeit einer medizinischen Intervention unter Alltagsbedingungen). Leider werden diese vier Begriffe oft falsch oder sogar synonym verwendet.

Eine weitere begriffliche Differenzierung betrifft Rationalisierung und Rationierung. Bei der **Rationierung** werden wirksame und nützliche Maßnahmen gestrichen (dem Patienten vorenthalten), weil kein Geld zur Verfügung steht [P1]. Ein Beispiel in Deutschland sind die sogenannten „Lifestyle-Medikamente" (Mittel zur Behandlung der erektilen Dysfunktion, zur Behandlung der Adipositas oder zur Behandlung der Nikotinsucht), deren Kosten trotz nachgewiesener Wirksamkeit nicht von der gesetzlichen Krankenversicherung übernommen werden. Auch Brillengestelle oder freiverkäufliche Arzneimittel sind aus dem Leistungskatalog der gesetzlichen Krankenversicherung gestrichen worden. Im Vereinigten Königreich erhalten übergewichtige Patienten des East Suffolk Health Trust keinen künstlichen Hüft- oder Kniegelenkersatz. Durch ökonomisches Verhalten können Rationalisierungspotenziale ausgeschöpft und Rationierungen hinausgezögert bzw. vermieden werden. Rationierungsentscheidungen werden schon jetzt im täglichen ärztlichen Handeln explizit oder implizit getroffen. Beispielsweise bei der Entscheidung über die Antibiotikagabe bei einer Pneumonie bei einem Patienten mit infauster Prognose oder bei der Gabe eines antineoplastischen Chemotherapeutikums in einem gewissen Alter.

Die Gesundheitsökonomie als Wissenschaft hilft, solche Entscheidungen nicht von den individuellen Einstellungen des behandelnden Arztes alleine abhängig zu machen, sondern einen Beitrag dazu zu leisten, dass die für das Gesundheitswesen zur Verfügung stehenden Gelder die Wohlfahrt der Gesellschaft maximieren [P4]. Bei Entscheidungen über die Ressourcenverteilung [P3] spielen neben ökonomischen Fakten aber auch individuelle Werturteile und politische Faktoren eine Rolle, so dass von Entscheidungsträgern unter Umständen Entscheidungen getroffen werden, die nicht zu einer Maximierung der Wohlfahrt in der Gesellschaft führen.

Das Gesundheitswesen hat eine enorme volkswirtschaftliche Bedeutung. In Deutschland sind rund 4,4 Mio. Menschen im Gesundheitswesen Vollzeit oder Teilzeit beschäftigt (entspricht umgerechnet 3,3 Mio. Vollzeitstellen) mit entsprechend hoher arbeitspolitischer Relevanz. Die Bedeutung dieses Wirtschaftzweiges hat in den letzten Jahren zugenommen. Im Jahr 1991 gab es nur 2,8 Mio. Beschäftigte im Gesundheitswesen. Mit einem weiteren Wachstum ist zu rechnen. Insofern sollten Ausgaben für diesen Bereich nicht nur als Kostenfaktor gesehen werden, sondern auch als Chance für die Schaffung und Erhaltung von hochqualifizierten Arbeitsplätzen. Im Wirtschaftssystem werden entweder Waren, z. B. Arzneimittel, erstellt oder Dienstleistungen erbracht. Bei **Dienstleistungen** ist die gleichzeitige Anwesenheit des Dienstleisters und des Konsumenten erforderlich, was als **Uno-Actu-Prinzip** bezeichnet wird. Dies gilt für den Friseurbesuch genauso wie für den Arztbesuch. Im Gegensatz zum **produzierenden Gewerbe**, wo Waren erstellt werden, kann im **Dienstleistungsbereich** die Produktion nicht einfach in Länder mit geringeren Personalkosten verlegt werden.

Elektive ärztliche Leistungen können prinzipiell auch im Ausland in Anspruch genommen werden. Die Nachfrage nach nichtelektiven ärztlichen Leistungen ist aber ein Garant, dass in Deutschland im Gesundheitswesen hochqualifizierte Arbeitsplätze geschaffen und erhalten werden. Auch die relative Konjunkturunabhängigkeit macht das Gesundheitswesen zu einem interessanten Tätigkeitsgebiet. Insgesamt gibt es rund 800 verschiedene Gesundheitsberufe, wobei die klassischen Berufe mit 7,2 % Ärzten und 16,7 % Gesundheits- und Krankenpflegern der insgesamt 4,4 Mio. Beschäftigten dominieren. Durch die demografische Entwicklung mit älter werdenden Menschen und den medizinisch-technischen Fortschritt gibt es ein erhebliches Wachstumspotenzial für diesen Wirtschaftszweig. Von den schätzungsweise 30.000 möglichen Erkrankungen des Menschen sind zurzeit noch 20.000 nicht oder nur unzureichend therapierbar, es besteht also ein sogenannter „unmet medical need". Von Unternehmensberatungen wird geschätzt, dass im Jahr 2020 die Gesundheitsausgaben von derzeit rund 250 Mrd. EUR auf 450–500 Mrd. EUR ansteigen werden. Auch der sogenannte zweite Gesundheitsmarkt wird aufgrund des zunehmenden gesundheitsbewussten Verhaltens in der Bevölkerung ausgeweitet. Unter dem zweiten Gesundheitsmarkt werden privat finanzierte gesundheitsfördernde Maßnahmen wie Fitness, Wellness, Bio-Produkte, Nahrungsergänzungsmittel etc. verstanden. Schon jetzt beträgt die Größe dieses Markts jährlich 60–80 Mrd. EUR.

Nach dem russischen Wirtschaftswissenschaftler Nikolai Kondratjew verläuft die wirtschaftliche Entwicklung zyklisch in sogenannten langen Wellen. Die Zyklen werden durch herausragende technologische Entwicklungen (Dampfmaschine, Eisenbahn, Internet) und Paradigmenwechsel induziert. Einige Ökonomen gehen sogar davon aus, dass der nächste Kondratjew-Zyklus durch Gesundheitsleistungen ausgelöst werden wird. Im letzten Jahrhundert wurde das Gesundheitswesen mehr oder weniger verwaltet. Das neue Jahrtausend wird durch das gezielte Management von Gesundheit geprägt. Es wird prognostiziert, dass das 21. Jahrhundert als das „Jahrhundert der Gesundheit" in den Geschichtsbüchern beschrieben werden wird, in dem der Faktor Gesundheit aktiv als Wirtschaftsfaktor genutzt wurde. Für Akteure im Gesundheitswesen werden sich auf dem Weg von der Verwaltungswirtschaft zur **Gesundheitswirtschaft** viele Chancen eröffnen, zu deren Nutzung ein ökonomisches Grundwissen hilfreich sein wird.

Fragen zur Selbstkontrolle:

1. Was ist ökonomisches Handeln?
2. Was besagt das Minimalprinzip, was das Maximalprinzip?
3. Was ist Ökonomie, was der Unterschied zur Ökonomik?
4. Was besagt das Opportunitätskostenprinzip?
5. Was passiert bei der Wertschöpfung?
6. Was ist der Unterschied zwischen Rationalisierung und Rationierung?
7. Definieren Sie Effizienz und Effektivität!
8. Was bedeutet das Uno-Actu-Prinzip?

2 Die Leistungsfinanzierung von Gesundheitsleistungen oder warum es niemals eine Versicherung für Brillen geben wird

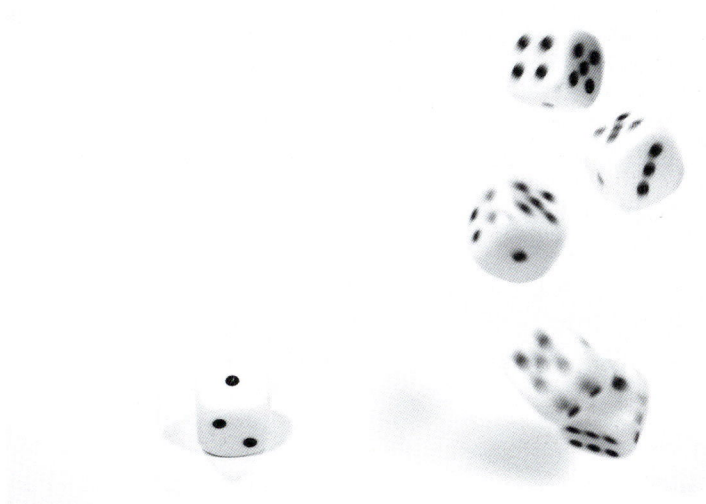

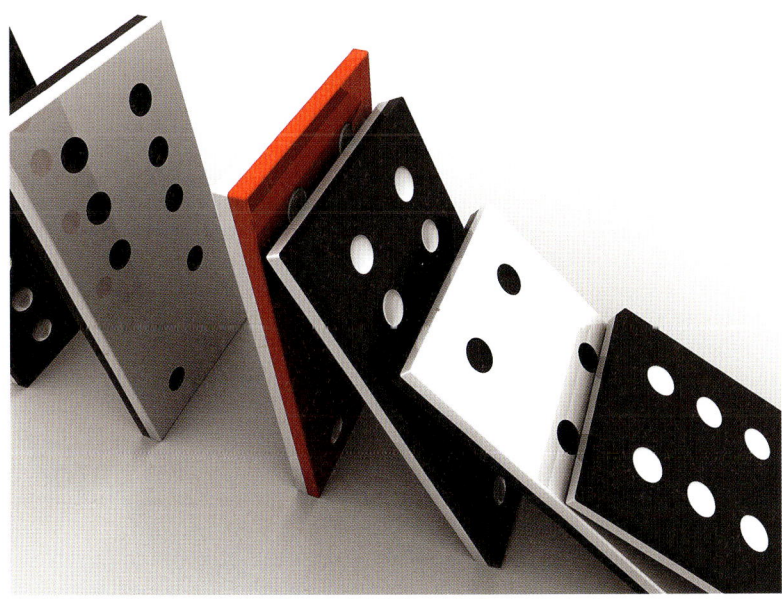

2.1	Das Versicherungswesen
2.1.1	Gesetzliche Krankenversicherung (GKV)
2.1.2	Private Krankenversicherung (PKV)
2.1.3	Gesetzliche Unfallversicherung (GUV)
2.1.4	Gesetzliche Rentenversicherung (GRV)
2.1.5	Gesetzliche Pflegeversicherung (GPV)
2.1.6	Ökonomische Effekte bei Versicherungen
2.2	Das staatliche Sicherungssystem
2.2.1	Versorgungsprinzip
2.2.2	Fürsorgeprinzip
2.3	Vergütungsformen
2.3.1	Einzelleistungsvergütung
2.3.2	Konsultationskomplex
2.3.3	Fallpauschale
2.3.4	Zusatzentgelt
2.3.5	Tagesgleicher Pflegesatz
2.3.6	Festes Budget
2.3.7	Gehalt
2.3.8	Zuschlag

Unter einem **Gesundheitssystem** werden zusammenfassend alle Aktivitäten verstanden, die der Erhaltung, Verbesserung oder Wiederherstellung des Gesundheitszustandes dienen. Die Gesundheitssysteme einzelner Staaten unterscheiden sich im Hinblick darauf, ob die verdienten Euros der Bewohner im Krankheitsfall direkt an die Leistungserbringer gehen oder ob sie über Sozialversicherungen oder den Staat umverteilt werden. Nach der Art der Leistungsfinanzierung können die Gesundheitssysteme in drei verschiedene Prototypen klassifiziert werden, den Markttyp, den Bismarcktyp und den Beveridge-Typ. Abbildung 2.1 gibt einen Überblick über diese drei Prototypen. Ausgaben, die direkt durch den Leistungsempfänger erfolgen, werden als „**Out of pocket**"-Ausgaben bezeichnet Die Darstellung der Prototypen der Gesundheitssysteme ist sehr vereinfacht, da in allen Ländern zahlreiche Finanzierungsquellen existieren und es sich meistens um Mischtypen handelt.

In den USA dominieren die privaten Krankenversicherungen, die oftmals vom Arbeitgeber unterstützt werden oder der Arbeitgeber tritt direkt als Versicherer auf. Durch die staatlichen Programme Medicaire und Medicaid werden die ärmsten der Armen im Krankheitsfall aufgefangen. In Deutschland werden neben den Ausgaben der Sozialversicherungen (gesetzliche Krankenversicherung, soziale Pflegeversicherung, gesetzliche Unfallversicherung, gesetzliche Rentenversicherung) als zweitgrößter Ausgabenblock die Leistungen privat finanziert, und zwar mit steigendem Anteil. Des Weiteren bezahlen der Staat und auch die Arbeitgeber Gesundheitsleistungen. In Großbritannien existieren neben der staatlichen finanziellen Absicherung private Krankenversicherungen. Außerdem existieren auch private Leistungserbringer, die nur von selbstzahlenden Patienten angenommen werden. Aufgrund der teilweise sehr langen Wartelisten bei den staatlichen Leistungserbringern werden die privaten zunehmend in Anspruch genommen.

Abbildung 2.2 zeigt die Bruttoinlandsprodukte (BIP), die Gesundheitsausgaben und die prozentualen Gesundheitsausgaben der Staaten, die in der „Organization for Economic Co-Operation and Development" (OECD) organisiert sind. Die OECD ist eine wirtschaftliche Interessengemeinschaft.

Prototypen der Gesundheitssysteme

	Beveridge-Typ	Bismarck-Typ	Markt-Typ
Finanzierung	Steuern	Versicherungen	Privat (Out-of-pocket)
Leistungserbringung	• Staatliche Institutionen • Private Institutionen im Auftrag des Staates	• Privat • Freigemeinnützig • Öffentlich	Privat
Regulierung	Zentral (Planwirtschaft)	Selbstverwaltung	Dezentral (Marktwirtschaft)
Beispielland	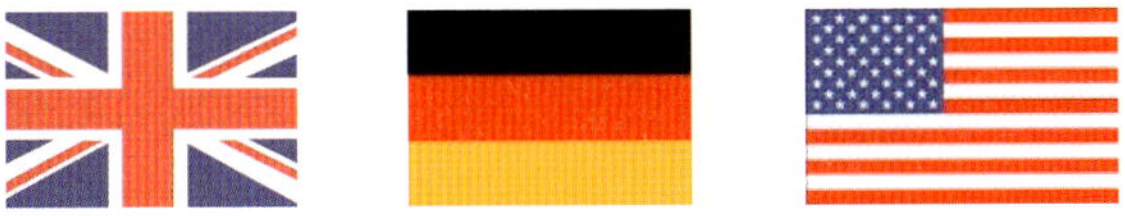		

Meistens bestehen in einem Staat Mischformen aus Elementen der Prototypen.

Abb. 2.1: Bei Gesundheitssystemen werden drei Prototypen unterschieden

Die Gesundheitsausgaben der OECD-Staaten variieren erheblich und reichen von 5,8 % des BIP in Mexiko bis 15,8 % in den USA. Die Pro-Kopf-Ausgaben pro Jahr gehen von 777 USD in Mexiko bis 6.933 USD in den USA. Bei solchen Ländervergleichen muss allerdings berücksichtigt werden, dass sich auch die allgemeinen Preisniveaus in den Ländern stark unterscheiden (übrigens leicht zu erlebendes Phänomen beim London-Wochenend-Trip). Die Ausgaben müssen für den Vergleich daher kaufkraftbereinigt werden, was als „Purchasing Power Parity" (PPP) bezeichnet wird. Aber auch nach dieser Bereinigung divergiert die Höhe der Gesundheitsausgaben der OECD-Staaten stark. Daraus kann allerdings keine Schlussfolgerung über die Effizienz der unterschiedlichen Gesundheitssysteme gezogen werden. Bei der Betrachtung jener Ausgaben wird nämlich nur die Inputseite beachtet, und nicht, was an Gesundheitsleistungen produziert wird (Output). Ein Rückschluss auf die Effizienz wäre nur dann möglich, wenn die Outputs der Gesundheitssysteme identisch wären. Dann wäre gemäß des ökonomischen Prinzips [P4] dasjenige Gesundheitssystem am effizientesten, das die geringsten Gesundheitsausgaben verursacht. Bis heute ist es aber nicht gelungen, geeignete Parameter zum Vergleich des Outputs der Gesundheitssysteme zu finden. Oftmals wird die Lebenserwartung als Parameter zum Vergleich herangezogen. Diese hängt aber neben der gesundheitlichen Versorgung von vielen weiteren Faktoren ab: Dazu gehören genetische Faktoren, Umweltbedingungen, soziokultureller Status und das individuelle Gesundheitsverhalten. Abbildung 2.3 verdeutlicht anhand eines Beispiels die Fragwürdigkeit des Parameters Lebenserwartung als Indikator für den Output eines Gesundheitssystems.

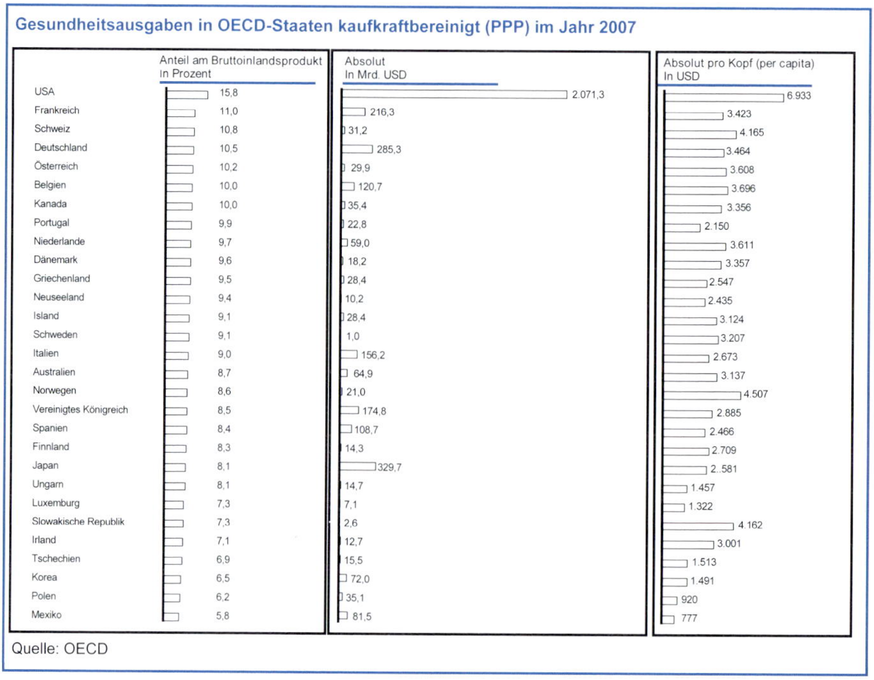

Gesundheitsausgaben in OECD-Staaten kaufkraftbereinigt (PPP) im Jahr 2007

	Anteil am Bruttoinlandsprodukt in Prozent	Absolut In Mrd. USD	Absolut pro Kopf (per capita) In USD
USA	15,8	2.071,3	6.933
Frankreich	11,0	216,3	3.423
Schweiz	10,8	31,2	4.165
Deutschland	10,5	285,3	3.464
Österreich	10,2	29,9	3.608
Belgien	10,0	120,7	3.696
Kanada	10,0	35,4	3.356
Portugal	9,9	22,8	2.150
Niederlande	9,7	59,0	3.611
Dänemark	9,6	18,2	3.357
Griechenland	9,5	28,4	2.547
Neuseeland	9,4	10,2	2.435
Island	9,1	28,4	3.124
Schweden	9,1	1,0	3.207
Italien	9,0	156,2	2.673
Australien	8,7	64,9	3.137
Norwegen	8,6	21,0	4.507
Vereinigtes Königreich	8,5	174,8	2.885
Spanien	8,4	108,7	2.466
Finnland	8,3	14,3	2.709
Japan	8,1	329,7	2.581
Ungarn	8,1	14,7	1.457
Luxemburg	7,3	7,1	1.322
Slowakische Republik	7,3	2,6	4.162
Irland	7,1	12,7	3.001
Tschechien	6,9	15,5	1.513
Korea	6,5	72,0	1.491
Polen	6,2	35,1	920
Mexiko	5,8	81,5	777

Quelle: OECD

Abb. 2.2: In den USA sind die Gesundheitsausgaben am höchsten.

Die numerische Lebenserwartung sagt auch nichts über die gesundheitsbezogene Qualität der verbrachten Lebenszeit aus. 75 Lebensjahre mit chronischen Schmerzen und Immobilität sind anders zu beurteilen als 75 Jahre Schmerzfreiheit und vollständige Mobilität. Eine rechtzeitige und adäquate Schmerzbehandlung, geringe Infektionsraten im Krankenhaus und ein erfülltes Sexualleben trotz erektiler Dysfunktion sind wichtige Errungenschaften der modernen Medizin und daher ebenso wichtige Outputs von Gesundheitssystemen. Auch die Wahlfreiheit des Anbieters ist ein lieb gewonnener Servicefaktor bei einer intimen Beziehung wie der Arzt-Patienten-Beziehung.

Die USA haben die höchsten Gesundheitsausgaben (s. Abb. 2.2). Dort werden unbestritten qualitativ sehr hochwertige Leistungen angeboten. Ein großer Anteil der Bevölkerung kann sich diese aber nicht leisten. In Großbritannien sind die prozentualen Gesundheitsausgaben gemessen am BIP relativ gering. Dafür ist das

System geprägt von 12-Bett-Krankensälen mit hohen Infektionsraten, geringer technischer Ausstattung, langen Wartelisten und einer Rationierung von medizinisch notwendigen Leistungen.

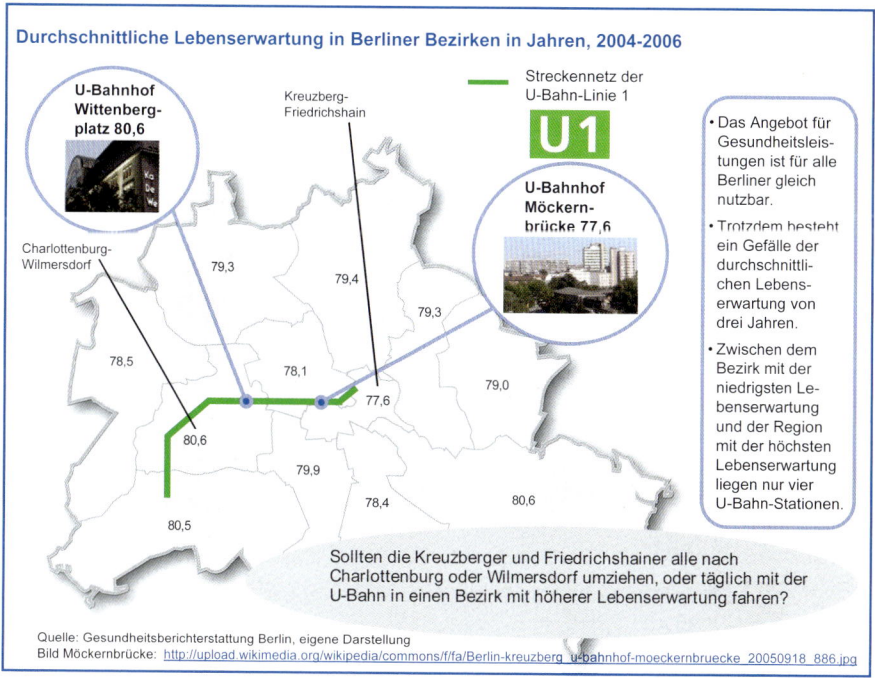

Durchschnittliche Lebenserwartung in Berliner Bezirken in Jahren, 2004-2006

Quelle: Gesundheitsberichterstattung Berlin, eigene Darstellung
Bild Möckernbrücke: http://upload.wikimedia.org/wikipedia/commons/f/fa/Berlin-kreuzberg_u-bahnhof-moeckernbruecke_20050918_886.jpg

Abb. 2.3: Trotz eines identischen Gesundheitssystems unterscheidet sich die durchschnittliche Lebenserwartung in den Berliner Bezirken um bis zu drei Jahre.

Finanziell gut gestellte Menschen werden sich bei elektiven Leistungen immer eine schnelle und qualitativ hochwertige Versorgung leisten können. Diese Leistungen können zur Not auch im Ausland nachgefragt werden. Hierfür wurde der Begriff „**Medizintourismus**" geprägt.

In Deutschland haben wir ein Gesundheitssystem, in dem jeder Mensch ohne Ansehen des Einkommens die medizinisch notwendigen Leistungen ohne lange Wartelisten erhält. Damit unterscheidet sich Deutschland von vielen anderen Staaten. In Deutschland werden 77,1 % der Gesundheitsleistungen durch Versicherungen finanziert (s. Abb. 2.4). Der zweitgrößte Leistungsfinanzierer sind mit 13,5 % die Leistungsempfänger selbst (s. Abb. 2.4). Zu diesen privaten Ausgaben zählen beispielsweise Zuzahlungen und die Finanzierung von nicht durch Versicherungen abgedeckten Leistungen. An dritter Stelle folgen die öffentlichen Haushalte mit 5,2 % der Ausgaben. Arbeitgeber finanzieren noch 4,2 %.

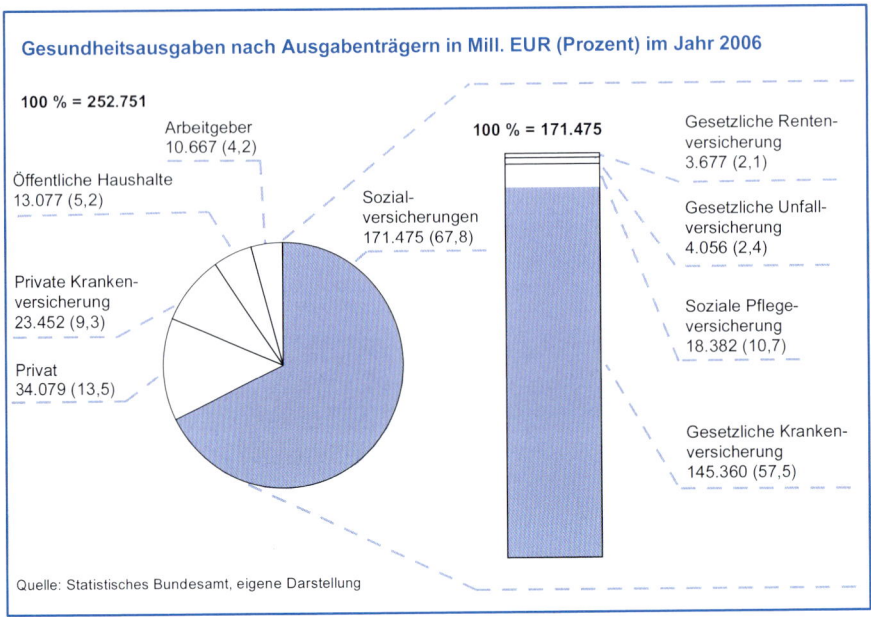

Gesundheitsausgaben nach Ausgabenträgern in Mill. EUR (Prozent) im Jahr 2006

100 % = 252.751

Arbeitgeber
10.667 (4,2)

Öffentliche Haushalte
13.077 (5,2)

Sozial-
versicherungen
171.475 (67,8)

Private Kranken-
versicherung
23.452 (9,3)

Privat
34.079 (13,5)

100 % = 171.475

Gesetzliche Renten-
versicherung
3.677 (2,1)

Gesetzliche Unfall-
versicherung
4.056 (2,4)

Soziale Pflege-
versicherung
18.382 (10,7)

Gesetzliche Kranken-
versicherung
145.360 (57,5)

Quelle: Statistisches Bundesamt, eigene Darstellung

Abb. 2.4: Die Sozialversicherungen tragen die meisten Gesundheitsausgaben.

2.1   Das Versicherungswesen

Wir alle werden hoffentlich niemals den Brand unserer Wohnung oder den Total-schaden unseres Autos erleben, genauso wenig sollten unsere Angehörigen durch unser vorzeitiges Ableben in den finanziellen Ruin gestürzt werden. Dennoch sind dies reale Gefahren und gehören zum allgemeinen Lebensrisiko. Es ist nicht vorher-sehbar, ob ein solches Ereignis eintritt und der entstandene Schaden kann oftmals von einer Person allein nicht getragen werden, weshalb sich Menschen – verbunden durch ein Risiko – nach dem Grundsatz „geteiltes Leid ist halbes Leid" zu einer **Versichertengemeinschaft** zusammenschließen. Die **Versicherungsnehmer** zahlen alle in einen Pool ein, aus dem Sie beim Eintritt des Schadensfalls die notwendige bzw. vereinbarte Zuwendung erhalten [P5]. Das Verteilen von großen Risiken auf meh-rere Schultern („pooling of risks") wird als **Versicherungsprinzip** bezeichnet. Es greift dabei das sogenannte **„Gesetz der großen Zahlen"**. Eine Krankenversicherung für eine Seminargruppe würde nicht funktionieren, da die Mitgliederzahl zu klein wäre. Nur ein etwas kostenintensiverer Fall würde sofort zur Zahlungsunfähigkeit führen [P6]. Je mehr Menschen aber an einer Versicherung teilnehmen, desto mehr nähert sich die Häufigkeit der eintretenden Schäden der bekannten Häufigkeit einer großen Population an. Der Einfluss des Zufalls wird geringer und es lassen sich verlässlich im Voraus adäquate Mitgliedsbeiträge berechnen. Unvorhergesehene Ereignisse wie z. B. Naturkatastrophen oder eine Grippe-Pandemie mit Ausgaben-spitzen bleiben allerdings auch bei großer Mitgliederzahl unberechenbar. Versicherungen sichern sich daher zum Teil ihrerseits durch **Rückversicherungen** ab. Dadurch wird der Risikopool weiter vergrößert. Dies war z. B. relevant bei der Schadensregulierung im Rahmen der Terroranschläge am 11. September 2001 und des Tsunamis am 26.12.2004 im pazifischen Ozean.

Für einige Lebensbereiche ist die Absicherung durch eine Versicherung dringend geboten. Dies gilt z. B. für die Privathaftpflicht- und die Rechtsschutzversicherung. Für andere Bereiche sind Versicherungen gesetzlich vorgeschrieben, wie z. B. die Berufshaftpflichtversicherung bei Ärzten oder die Kfz-Haftpflicht für Halter eines PKW.

Für die Absicherung des Risikos Krankheit besteht seit dem Jahr 2007 eine **allgemeine Krankenversicherungspflicht** für alle Einwohner Deutschlands; jeder muss sich entweder in einer gesetzlichen oder einer privaten Krankenversicherung absichern. Dieses Versicherungswesen gewährleistet damit, dass alle Menschen in den Genuss von Gesundheitsleistungen kommen, unabhängig von Einkommen, sozialer Stellung oder Ansehen. Das ist eine Tatsache, in der sich Deutschland von vielen anderen Staaten unterscheidet. Im Jahr 2009 kostete der ressourcenaufwändigste Krankenhausfall rund 220.000 EUR (Beatmung > 999 Stunden und Transplantation von Leber, Lunge, Herz und Knochenmark oder Stammzelltransfusion). Eine solche Summe kann nur von den wenigsten Menschen selbst aufgebracht werden.

Neben den Krankenversicherungen werden Gesundheitsleistungen auch durch die gesetzliche Unfallversicherung, die gesetzliche Rentenversicherung und die gesetzliche Pflegeversicherung finanziert.

2.1.1   Gesetzliche Krankenversicherung (GKV)

Die gesetzliche Krankenversicherung finanzierte im Jahr 2007 57,5 % der Gesundheitsleistungen (s. Abb. 1.2, S. 24) im deutschen Gesundheitswesen und ist damit der bedeutsamste Leistungsfinanzierer. In demselben Jahr waren 85,4 % der Bevölkerung in der GKV versichert (s. Abb. 2.5).

Die gesetzliche Krankenversicherung hat eine sehr lange Tradition: Bereits im Mittelalter schlossen sich Angehörige derselben Berufsgruppe in **Zünften** zusammen, durch die sie auch im Krankheitsfall finanziell unterstützt wurden. Dabei stand zunächst die Kompensation des Lohnausfalls im Vordergrund. Institutionalisiert wurde die GKV durch die Bismarck'sche Gesetzgebung, und zwar durch das „Gesetz betreffend die Krankenversicherung der Arbeiter" vom 15. Juni 1883. Neben **Geldleistungen** (Krankengeld, Sterbegeld, Wöchnerinnengeld) wurden **Sachleistungen** (ärztliche Behandlung, Arzneimittel) gewährt.

Heutzutage ist das Fünfte Sozialgesetzbuch (SGB V) das gesetzliche Grundlagenwerk für die GKV. Im SGB V sind alle ihre grundlegenden Prinzipien geregelt. Zurzeit umfasst der **Leistungskatalog** der GKV folgende Leistungen:

- Verhütung von Krankheiten und deren Verschlimmerung
- Früherkennung von Krankheiten
- Behandlung von Krankheiten
- Medizinische Rehabilitation
- Krankentagegeld (in Deutschland wird im Krankheitsfall der Lohn 6 Wochen vom Arbeitgeber weitergezahlt, danach zahlt die Krankenkasse Krankentagegeld in Höhe von 70 % des Bruttoarbeitsentgelts, aber max. 83,13 EUR pro Tag)

- Empfängnisverhütung, Sterilisation, Schwangerschaftsabbruch
- Mitaufnahme einer Begleitperson aus medizinischen Gründen bei stationärer Aufnahme (Eltern bei Aufenthalt von Kindern)

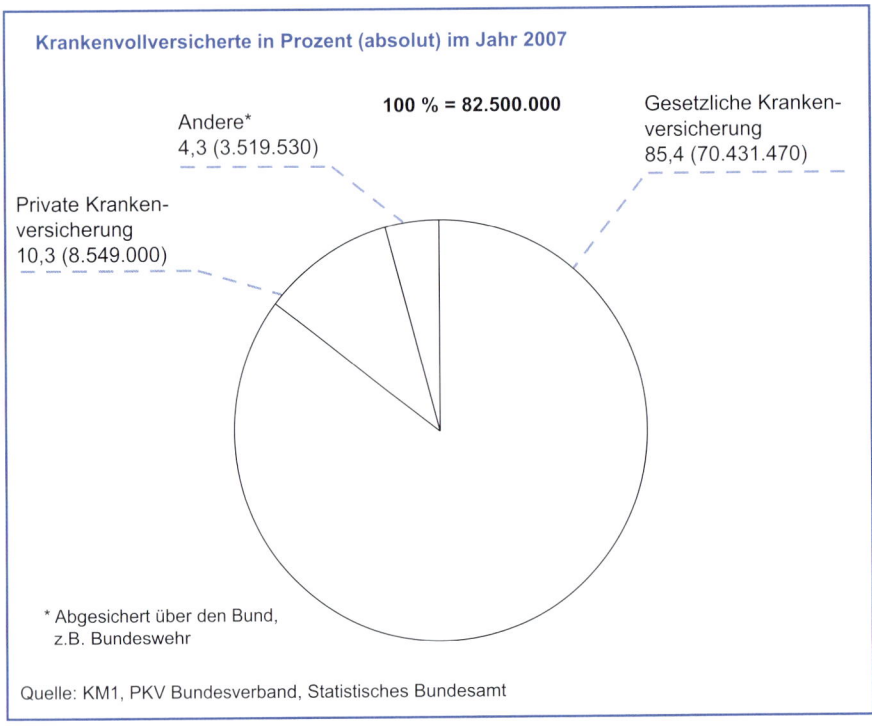

Krankenvollversicherte in Prozent (absolut) im Jahr 2007

100 % = 82.500.000

Andere*
4,3 (3.519.530)

Gesetzliche Kranken-
versicherung
85,4 (70.431.470)

Private Kranken-
versicherung
10,3 (8.549.000)

* Abgesichert über den Bund,
z.B. Bundeswehr

Quelle: KM1, PKV Bundesverband, Statistisches Bundesamt

Abb. 2.5: Die meisten Menschen sind in Deutschland in einer gesetzlichen Kranken-kasse versichert.

Der Leistungskatalog wird durch den **Gemeinsamen Bundesausschuss** (G-BA) konkretisiert. Dieser ist das höchste Verwaltungsgremium der gesetzlichen Krankenversicherung. Neben Vertretern der Krankenkassen sitzen im G-BA auch Vertreter der Leistungsanbieter. Er wird vom Bundesgesundheitsministerium (BMG) überwacht. Dem BMG obliegt aber nur die **Rechtsaufsicht**, das heißt, das BMG darf Beschlüsse nur dann beanstanden, wenn bei der Beschlussfassung formaljuristische Fehler vorgekommen sind. Das BMG hat keine **Fachaufsicht**, das heißt, es kann die Beschlüsse inhaltlich nicht anfechten. Diese Regelung folgt dem sogenannten **Selbstverwaltungsprinzip**. Es besagt, dass die Krankenkassen ihre Angelegenheiten selbst regeln können.

Bei vorsärztlichem Selbstverschulden (z. B. Verletzung im Rahmen einer Straftat) kann die Leistung partiell oder komplett verwehrt bleiben. Versicherte können auch an den Folgekosten für Komplikationen bei medizinisch nicht indizierten Maßnahmen (z. B. Piercing) beteiligt werden. Eine aktive Mitarbeit der Versicherten ist bei der Leistungserstellung notwendig und auch im SGB V (§ 1) gesetzlich vorgeschrieben: „Die Versicherten sind für ihre Gesundheit mitverantwortlich; sie sollen durch eine gesundheitsbewusste Lebensführung, durch frühzeitige Beteiligung an gesundheitlichen Vorsorgemaßnahmen sowie durch aktive Mitwirkung an Krankenbehandlungen und Rehabilitation dazu beitragen, den Eintritt von Krankheit und Behinderung zu vermeiden oder ihre Folgen zu überwinden." Dieser Grundsatz wird als **Mitwirkungspflicht** bezeichnet.

Die Gemeinschaft der Versicherten bilden die Mitglieder und Mitversicherten. Als **Mitglieder** werden die Beitragszahler bezeichnet. Sie dürfen im Rahmen der Sozialwahlen alle sechs Jahre die Vertreterversammlung ihrer Krankenkasse wählen. In der GKV sind nichterwerbstätige Ehegatten und Kinder **Mitversicherte**. Sie müssen keine Beiträge zahlen, sie sind im Rahmen der **Familienversicherung** abgesichert. Im Jahr 2005 fielen in der GKV 18,9 % der Ausgaben, die von den Mitgliedern aufgebracht wurden, auf Mitversicherte. Zurzeit müssen sich folgende Bevölkerungsgruppen in der GKV versichern:

- Arbeiter und Angestellte
- Bezieher von Arbeitslosengeld
- Landwirte und deren mitarbeitende Angehörige
- Künstler und Publizisten
- Personen mit Leistungen zur Teilhabe am Arbeitsleben (berufliche Rehabilitation)
- Behinderte in Behindertenwerkstätten
- Studierende bis zum 14. Fachsemester oder bis zum 30. Lebensjahr
- Praktikanten im Rahmen ihrer Ausbildung
- Personen ohne anderweitigen Anspruch auf Absicherung im Krankheitsfall und die, die zuletzt gesetzlich oder bisher nicht versichert waren

Selbstständige, Freiberufler und Beamte dürfen sich nicht in der GKV versichern und müssen alternativ einen Vertrag bei einer privaten Krankenversicherung abschließen. Angestellte, die drei Jahre lang ein Jahresgehalt von mindestens 49.950 EUR (Stand 2010) erhalten, können sich entweder freiwillig in der GKV oder in der privaten Krankenversicherung versichern. Diese Gehaltsgrenze wird **Versicherungspflichtgrenze** genannt. Interessanterweise wird einigen Berufsgruppen (Landwirten, Künstlern und Publizisten) nicht zugetraut, sich selbstständig um die Belange ihrer Krankenversicherung zu kümmern. Diesen Berufsgruppen ist es auch bei Überschreiten der Versicherungspflichtgrenze nicht gestattet, in die private Krankenversicherung zu wechseln.

Nach dem sogenannten **Einkommensprinzip** bemessen sich die Beiträge zur GKV ausschließlich nach dem Einkommen des Mitglieds. Durch das Einkommensprinzip haben die gesetzlichen Krankenkassen einen Anreiz, möglichst viele Gutverdiener in ihrer Kasse aufzunehmen [P8]. Dazu müssen die Kassen aber wiederum Anreize [P8] für Gutverdiener setzen, damit sich diese in den Kassen versichern. Anreize [P8] sind beispielsweise das Anbieten von Leistungen außerhalb des vorgegebenen Leistungskatalogs wie Akupunktur oder bestimmte Impfungen. Alle Mitglieder zahlen bei allen Krankenkassen denselben prozentualen Beitragssatz, der zurzeit 14,9 % beträgt. Er wird von der Bundesregierung per Rechtsverordnung festgesetzt. Mitglieder mit einem höheren Einkommen zahlen also absolut höhere Beiträge als Mitglieder mit einem geringeren Einkommen – die Erhebung der Beiträge folgt dem sogenannten **Leistungsfähigkeitsprinzip**. Nach dem **Solidaritätsprinzip** finden in der GKV sozialpolitisch gewollte finanzielle Umverteilungen statt:

- **Risikoausgleich**: Von Gesunden zu Kranken
- **Altersausgleich**: Von jung zu alt
- **Einkommensausgleich**: Von reich zu arm
- **Familienausgleich**: Von Kinderlosen zu Eltern, von Singles zu Eheleuten

Es gibt also **Nettozahler** und **Nettoempfänger**. Es wird nicht das gesamte Gehalt bei Angestellten bzw. der gesamte Lohn bei Arbeitern für die Beitragsberechnung herangezogen. Es müssen nur Beiträge für das Einkommen bis 45.000 EUR (Stand 2010) gezahlt werden, das Einkommen darüber hinaus wird nicht berücksichtigt. Diese Grenze wird als **Beitragsbemessungsgrenze** bezeichnet. Sie wird entsprechend der Bruttolohnentwicklung der Mitglieder jährlich angepasst. Es wird auch nur das Einkommen aus unselbständiger Tätigkeit berücksichtigt, d. h., Einnahmen aus Vermietung und Verpachtung, Kapitaleinkünfte etc. werden nicht herangezogen.

Bis zum Jahr 2004 wurden die Beiträge für die Krankenversicherung je zur Hälfte vom Arbeitnehmer und Arbeitgeber bezahlt, was als **paritätische Finanzierung** bezeichnet wird. Seit der Gesundheitsreform 2004 werden jedoch das Krankentagegeld und der Zahnersatz allein von den Arbeitnehmern getragen; die Ausgaben dafür entsprechen einem Beitragssatz von 0,9 Prozentpunkten. Wird dies berücksichtigt, so zahlen Arbeitgeber ungefähr 45 % und Arbeitnehmer ca. 55 % der Beiträge zur gesetzlichen Krankenversicherung. Da es sich bei den diversen Zuzahlungen (Praxisgebühr, Rezeptgebühr, Zuzahlung zur stationären Behandlung) auch um versteckte Beitragszahlungen handelt, ist der Arbeitnehmeranteil tendenziell noch höher. Bei Künstlern und Publizisten verhält es sich etwas anders –bei ihnen zahlen die Auftraggeber (z. B. Industrieunternehmen, die Werbebroschüren in Auftrag geben) den Arbeitgeberanteil. Außerdem gewährt der Bund der Künstlersozialkasse einen Zuschuss von 20 %. Studenten sind bis zum 25. Lebensjahr beitragsfrei in der **Familienversicherung** mitversichert. Danach zahlen sie, wie auch Praktikanten eine Pauschale von derzeit 53,40 EUR monatlich (Stand 2010). Die Pauschale für Studierende orientiert sich an den BAföG-Bedarfssätzen und dem allgemeinen Beitragssatz in der GKV. Bei geringfügig Beschäftigten („400 Euro Job" oder „Minijob") werden die Beiträge ausschließlich vom Arbeitgeber bezahlt und an die Bundesknappschaft entrichtet.

Die durchschnittlichen monatlichen Ausgaben in der GKV betrugen im Jahr 2007 pro Versicherten 172 EUR. Der durchschnittliche Beitrag eines Mitgliedes in der GKV mit Überschreiten der Beitragsbemessungsgrenze betrug im Jahr 2009 528 EUR. Dies ist der sogenannte **GKV-Höchstbetrag**, der bedeutet, dass ein Mitglied mit einem Einkommen entsprechend oder über der Beitragsbemessungsgrenze neben sich selbst 2,1 weitere Versicherte quersubventioniert hat (Solidaritätsprinzip).

Im SGB V ist festgelegt, dass die Beiträge in der GKV stabil gehalten werden sollen, was als „**Grundsatz der Beitragssatzstabilität**" bezeichnet wird. Die finanziellen Ressourcen sind damit begrenzt [P1]. Dennoch erhalten Versicherte nach dem sogenannten **Bedarfsdeckungsprinzip** alle medizinischen Leistungen, die ausreichend, zweckmäßig und wirtschaftlich sind und das Maß des Notwendigen nicht überstiegen. Ist dies nicht der Fall, dürfen Leistungen nach dem **Wirtschaftlichkeitsgebot** nicht von der gesetzlichen Krankenversicherung finanziert werden. Es ist sehr schwierig, genau zu definieren, wann das Wirtschaftlichkeitsgebot eingehalten wird und wann nicht. Dem prinzipiell unbegrenzten Bedarf nach Gesundheitsleistungen [P2] ist damit dennoch ein gewisser Riegel vorgeschoben. Da der Beitragssatz durch das BMG per Rechtsverordnung festgelegt wird, können die Krankenkassen ihn

nicht autonom bestimmen, weshalb es in ihrem Interesse ist, die Ausgaben zu minimieren. Auch Krankenkassen agieren als Betriebe und können langfristig nur
überleben, wenn die Einnahmen die Ausgaben übersteigen [P7]. Im umgekehrten
Fall droht ihnen die Insolvenz, denn seit dem 01.01.2010 unterliegen alle Krankenkassen in Deutschland dem Insolvenzrecht. Aufgrund der rückläufigen Einnahmen
in der GKV auf der einen und dem Grundsatz der Beitragssatzstabilität auf der
anderen Seite konnte das Bedarfsdeckungsprinzip nicht aufrechterhalten werden.
Durch folgende Maßnahmen wurde das Bedarfsdeckungsprinzip eingeschränkt:

- **Budgetierung**: Kopplung der Ausgaben für den stationären und den ambulanten
  Bereich an die Entwicklung der Grundlohnsumme der Versicherten der GKV,
  d. h. Kopplung an die Einnahmen. Damit wurde das Versicherungsrisikos von
  den Versicherungen auf die Leistungserbringer (Krankenhäuser, ambulante Ärzte) verlagert. Bei dieser Form der Budgetierung handelt es sich um **sektorale
  Budgets**. Die andere Form der Budgetierung sind die **Globalbudgets**. Bei diesen
  werden die gesamten Gesundheitsausgaben budgetiert; sie kommen in Deutsch-
  land noch nicht vor.
- **Rationierung**: Ausschluss von Leistungen aus dem Leistungskatalog:
  - Sehhilfen
  - Nicht-verschreibungspflichtige Arzneimittel: Diese werden auch als „Over the
    counter" (OTC)-Arzneimittel bezeichnet. Dass diese Arzneimittel nicht ver-
    schreibungspflichtig sind, heißt allerdings nicht, dass sie nicht medizinisch
    notwendig sind. Sie können die „State of the art"-Behandlung sein.
  - Arzneimittel zur Rauchentwöhnung, Gewichtsreduktion und Behandlung der
    erektilen Dysfunktion: Diese werden in Deutschland „Lifestyle-Medikamente"
    genannt.
  - „Bagatellarzneimittel": Dazu zählen beispielsweise Arzneimittel für Erkäl-
    tungskrankheiten, Mund- und Rachentherapeutika.
- **Kostenverlagerung**: Überwälzung von Ausgaben auf die Versicherten durch Zu-
  zahlungen:
  - Praxisgebühr: 10 EUR pro Quartal bei ärztlicher, zahnärztlicher, psychothe-
    rapeutischer Behandlung (nicht bei Impfungen oder Vorsorgeuntersuchung)
  - Rezeptgebühr: 10 % des Apothekenverkaufspreises, maximal jedoch 10
    EUR
  - Zuzahlung zu Heil- und Hilfsmitteln: 10 % des Verkaufspreises plus 10 EUR
    je Verordnung
  - Stationäre Behandlung:
    - Im Krankenhaus 10 EUR pro Tag für max. 28 Tage im Jahr
    - Während einer Anschlussheilbehandlung (AHB) 10 EUR pro Tag für max.
      28 Tage im Jahr
    - Während einer medizinischen Rehabilitation 10 EUR pro Tag unbefristet
  - Fahrtkosten: Bei medizinisch notwendigen Transporten (z. B. Einsatz des Rettungs-
    dienstes) 10 % der Kosten, mindestens jedoch 5 EUR und maximal 10 EUR
  - Zahnersatz: Differenz zum befundbezogenen Festzuschuss, in der Regel sind
    dies 50 % der Regelversorgung, bei regelmäßiger Teilnahme an Bonuspro-
    grammen 35 %
  - Haushaltshilfe: 10 % der Kosten, mindestens aber 5 EUR und maximal 10
    EUR pro Tag

– Häusliche Krankenpflege: 10 % der Kosten plus 10 EUR je Verordnung, begrenzt auf die ersten 28 Tage
– Soziotherapie: 10 % der Kosten, mindestens 5 EUR und maximal 10 EUR pro Tag

Kinder und Jugendliche bis zur Vollendung des 18. Lebensjahrs sind von den Zuzahlungen befreit. Um einkommensschwache Versicherte finanziell nicht zu überfordern [P1, P3], wurde eine **Belastungsgrenze** bei den Zuzahlungen eingeführt. Durch diese **Härtefallregelung** dürfen maximal 2 % der Bruttoeinnahmen für Zuzahlungen verwendet werden. Die **Chronikerregelung** begrenzt die Zuzahlungen für Versicherte mit chronischen Erkrankungen auf 1 %. Im Jahr 2008 betrugen die Zuzahlungen insgesamt 4,872 Mrd. EUR oder 93,33 EUR pro Versichertem. Eine Senkung der Ausgaben auf Seiten der Leistungserbringer durch eine verminderte Inanspruchnahme im Sinne einer Steuerwirkung der Zuzahlungen konnte empirisch nicht gezeigt werden. Lediglich in der einkommensschwachen Bevölkerung wurden ärztliche Leistungen vermindert nachgefragt. Bei Zuzahlungen besteht die Gefahr, dass Erkrankungen verschleppt werden und im Endeffekt dann höhere Kosten verursachen, als wenn sie rechtzeitig behandelt würden. Des Weiteren ist ein erheblicher Verwaltungsaufwand erforderlich, auch für das Inkasso von nicht geleisteten Zuzahlungen, da die Leistungserbringer die Zuzahlungen erheben und an die Krankenkassen abführen müssen.

Trotz des Ausschlusses von Leistungen, Budgetierung und Zuzahlungen konnte das Ziel der Beitragssatzstabilität nicht erreicht werden. Die Beiträge sind von 8,2 % im Jahr 1970 auf 15,5 % im Jahr 2009 angestiegen. Aufgrund der demografischen Entwicklung wird von vielen Wissenschaftlern und Instituten ein weiteres Ansteigen der Beitragssätze erwartet, wobei die Prognosen über die Höhe erheblich voneinander abweichen.

Vielfach hört man in den Laienmedien den Begriff „Kostenexplosion". Dieser Begriff wurde in den siebziger Jahren von Heiner Geißler geprägt, dem damaligen Sozialminister von Rheinland-Pfalz. Eine Kostenexplosion hat es aber nie gegeben. Der damals von Heiner Geißler beobachtete sprunghafte Anstieg der GKV-Ausgaben war darauf zurückzuführen, dass durch Erweiterung der Pflichtmitgliedschaft in der GKV für bestimmte Bevölkerungsgruppen mehr Menschen in die GKV eingeschlossen wurden, was zwangsläufig zu einem Anstieg der Ausgaben geführt hat. Dem stand aber auch ein Anstieg der Einnahmen gegenüber. Ein weiterer Grund für die steigenden Ausgaben war die Anhebung des Leistungsniveaus der Pflichtkassen der Arbeiter an das Leistungsniveau der Kassen für Angestellte.

Die Gesundheitsausgaben sind im zeitlichen Verlauf parallel zum Bruttoinlandsprodukt angestiegen (s. Abb. 2.6). Allerdings sind sie mit einer durchschnittlichen jährlichen Wachstumsrate von 3,2 % etwas stärker angestiegen als das Bruttoinlandsprodukt mit einer jährlichen Wachstumsrate von 2,5 % (s. Abb. 2.6).

Der überproportionale Anstieg der Gesundheitsausgaben ist ein in allen Industrienationen beobachtetes Phänomen. Die Ausgaben in der GKV werden durch das sogenannte **Umlageverfahren** finanziert, das heißt, die eingezahlten Beiträge werden unmittelbar für die Finanzierung der aktuell erbrachten Leistungen herangezogen. Der geringe Anstieg der **Grundlohnsumme**, der Summe der beitragspflichtigen Einnahmen der Mitglieder der GKV, hat zu einem **Finanzierungsproblem** in der GKV geführt. Sie ist durch den Rückgang der **Lohnquote** und den Anstieg von geringfügig Beschäftigten gesunken. Der Anteil der Löhne und Gehälter am Einkommen der Mitglieder der GKV ist gesunken, während der Anteil der Kapitalerträge gestiegen ist. Diese werden aber zur Beitragsbemessung zur GKV nicht herangezogen. Der Lohnanteil am Bruttoinlandsprodukt betrug im Jahr 1992 noch 55,7 % und 2008 nur noch 49,2 %. Für geringfügig Beschäftigte („Minijobs") wird nur eine geringe Pauschale an die GKV gezahlt. Der Anstieg des Rentneranteils und der Rückgang von freiwillig Versicherten haben zu dem Finanzierungsproblem der GKV beigetragen (s. Abb. 2.7).

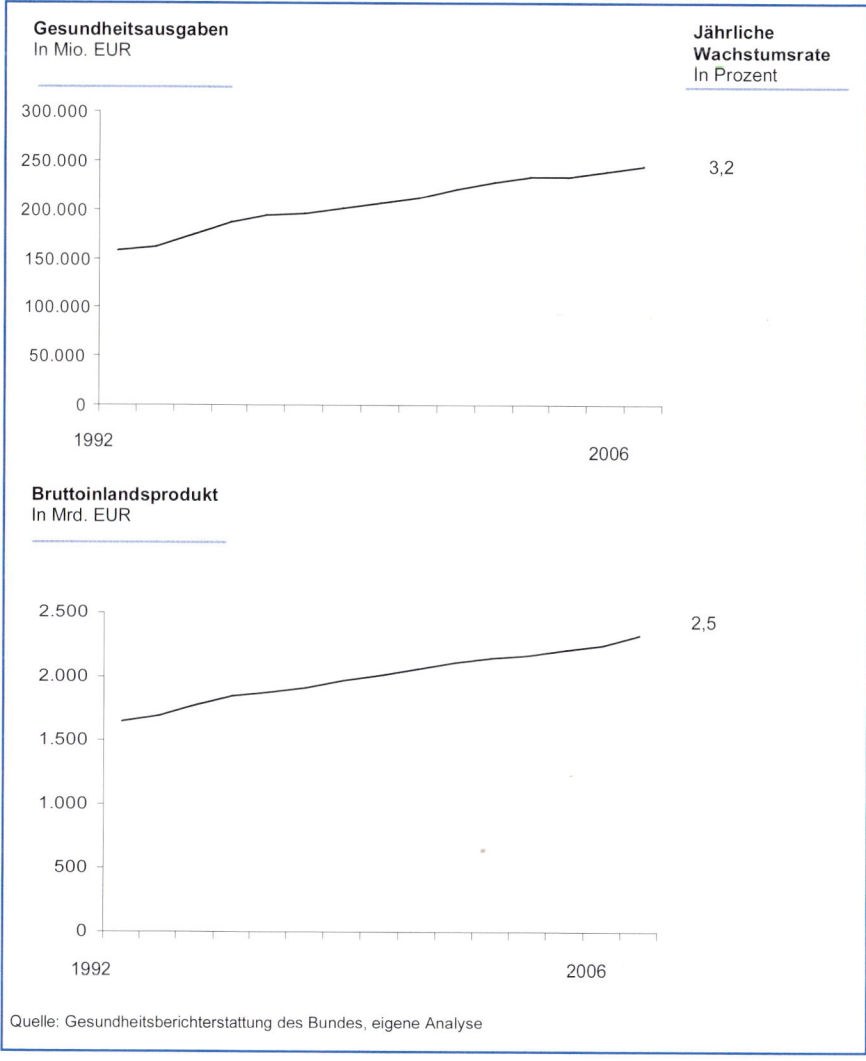

Abb. 2.6: Die Gesundheitsausgaben sind in den letzten Jahren kontinuierlich etwas stärker angestiegen als das Bruttoinlandsprodukt.

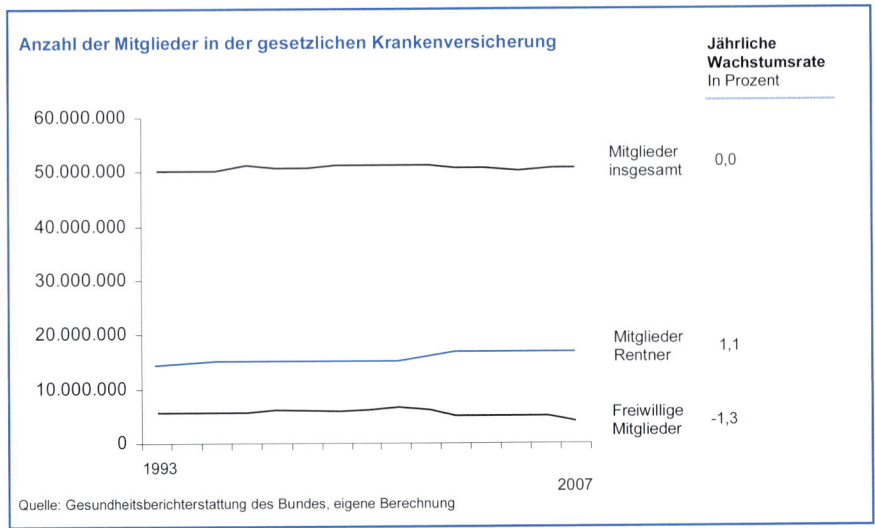

Abb. 2.7: Die Mitgliederstruktur in der gesetzlichen Krankenkasse hat sich in den letzten Jahren entsprechend der demografischen Entwicklung geändert.

Das Finanzproblem der GKV ist also keine Ausgabenexplosion, sondern ein Einnahmeproblem. Die demografische Entwicklung mit einem Rückgang der Geburtenrate und einer älter werdenden Bevölkerung wird dieses Einnahmeproblem weiter verstärken. Durch die Verschlechterung der Relation aus den jungen gesunden Erwerbstätigen als **Nettozahler** und den Nettoempfängern wird der Beitragssatz in der GKV weiter steigen und es werden weitere Leistungen aus dem Leistungskatalog der GKV gestrichen. Bei dem Einnahmeproblem muss außerdem berücksichtigt werden, dass Probleme aus anderen Sozialversicherungen oder gesamtgesellschaftliche Aufgaben in das System der Gesetzlichen Krankenversicherung transferiert wurden. Hierfür wurde der Begriff **Verschiebebahnhof** geprägt. Dazu ein Beispiel: Arbeitssuchende sind in der GKV pflichtversichert. Für sie zahlt die Bundesagentur für Arbeit die Beiträge, allerdings nur einen verminderten Beitragssatz. Die finanziellen Folgen der Arbeitslosigkeit werden aktuell dem GKV-System aufgebürdet, obwohl das Risiko Arbeitslosigkeit eigentlich nicht durch eine Krankenkasse abgesichert wird. Eine Anhebung des Beitragssatzes zur Arbeitslosenversicherung bzw. die Verwendung der erwirtschafteten Überschüsse, um den regulären GKV-Mitgliedsbeitrag zu finanzieren, würde zum Abbau des Einnahmeproblems in der GKV beitragen.

Die Beiträge der Mitglieder aller gesetzlichen Krankenkassen werden durch den **Gesundheitsfonds** auf die einzelnen Kassen verteilt (s. Abb. 2.8). Bei dem Gesundheitsfonds handelt es sich um ein Bankkonto bei der Bundesbank, auf das die Beiträge aller Mitglieder durch die Krankenkassen eingezahlt werden. Zusätzlich zahlt der Bund einen **Steuerzuschuss** für die Finanzierung von versicherungsfremden Leistungen ein. Im Jahr 2009 betrug dieser Steuerzuschuss 4 Mrd. EUR. Er wird hauptsächlich durch die Tabaksteuer finanziert. Aus dem Gesundheitsfonds erhalten die Krankenkassen dann pro Versicherten eine **Grundpauschale** und bei Vorliegen bestimmter Erkrankungen zusätzlich einen **Morbiditätszuschlag** (siehe Morbi-RSA, S. 45).

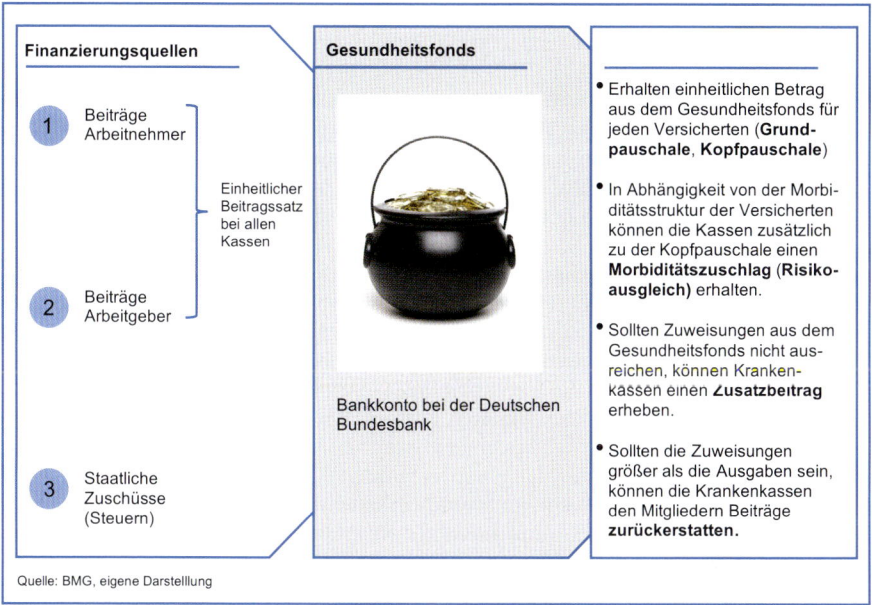

Abb. 2.8: Funktionsweise des Gesundheitsfonds

Krankenkassen sind von der Rechtsform sogenannte Körperschaften öffentlichen Rechts. Ihnen wurden hoheitlich Aufgaben übertragen, die der Staat nicht selber zentral durchführen möchte. Krankenkassen gehören damit zur sogenannten mittelbaren Staatsverwaltung. Trotz dieses Sonderstatus sind auch sie Wirtschaftsbetriebe. Sie können langfristig nur überleben, wenn die Einnahmen die Ausgaben übersteigen bzw. Einnahmen und Ausgaben zumindest ausgeglichen sind [P6]. Sollten die Krankenkassen mit den Pauschalen aus dem Gesundheitsfonds nicht auskommen, sind sie gezwungen, einen **Zusatzbeitrag** zu erheben. Die Einnahmen durch Zusatzbeiträge sind gesetzlich auf maximal 1 % des beitragspflichtigen Einkommens des Mitglieds begrenzt. Sollten die Kassen weniger ausgeben als sie aus dem Gesundheitsfonds erhalten haben, können Sie Gelder an die Mitglieder **zurückerstatten**. Dies soll einen Anreiz [P8] zum wirtschaftlichen Arbeiten der Krankenkassen setzen, die untereinander um die Mitglieder konkurrieren [P7]. Die Menschen werden sich bei der Wahl [P3] der Krankenkasse eher für eine entscheiden, die keinen Zusatzbeitrag erhebt bzw. sogar Beiträge zurückerstattet [P3]. Seit der Einführung des Gesundheitsfonds haben die Krankenkassen lange keinen Zusatzbeitrag erhoben. Die Gemeinsame Betriebsrankenkasse Köln war die erste, die anderen Krankenkassen haben bis Ende 2009 stillgehalten (Mikado-Effekt), da eine Wechselwelle zu Kassen ohne Zusatzbeitrag zu befürchten war. Ab Januar 2010 wurden aber aufgrund der sinkenden Einnahmen durch die Wirtschaftskrise bei zahlreichen Krankenkassen Zusatzbeiträge eingeführt (Domino-Effekt) und es sind inzwischen auch Insolvenzen von Krankenkassen eingetreten.

In der GKV gilt das **Sachleistungsprinzip**, das heißt, die Leistungen werden in der Regel ohne vorherige Bezahlung durch den Patienten erbracht. Die Landesverbände der Krankenkassen schließen dazu Verträge mit den Leistungserbringern ab

(Kassenärztliche Vereinigungen, Hausärzteverbände, Krankenhäuser etc.). Somit sind anders als auf dem Wochenmarkt die Versicherungen und die Leistungserbringer und nicht der Konsument (Patient) direkte Vertragspartner. Der Patient wird nach Nachweis des Versicherungsschutzes vom Leistungserbringer ohne anschließende Bezahlung behandelt. Als Nachweis für den Leistungsanspruch dient die Versichertenkarte. Außer im Notfall, wo jede ärztliche Hilfe in Anspruch genommen werden darf, dürfen im ambulanten Bereich GKV Versicherte nur Leistungen von **Vertragsärzten** in Anspruch nehmen. Vertragsärzte sind Mitglieder der Kassenärztlichen Vereinigungen oder Ärzte mit entsprechenden Direktverträgen mit den Kassen. Wettbewerb [P7] zwischen den Leistungsanbietern besteht somit nicht.

Aufgrund des europäischen Grundsatzes des freien Warenverkehrs können neuerdings Leistungen prinzipiell auch in anderen Mitgliedsstaaten der Europäischen Union in Anspruch genommen werden. Der Gesundheitsmarkt wurde also geöffnet. Der Leistungsumfang und die Eigenbeteiligungen richten sich dann nach den gesetzlichen Bestimmungen des jeweiligen Landes. Bei einer elektiven Krankenhausbehandlung im Ausland bedarf es ebenso wie bei einer inländischen Behandlung der vorherigen Zustimmung der entsprechenden Krankenkasse. Diese muss die Kosten nicht übernehmen, wenn im Inland eine qualitativ gleichwertige Behandlung rechtzeitig erbracht werden kann. Bei einer Krankenhausbehandlung im Ausland muss der Patient die entstandenen Kosten zunächst selbst bezahlen und bekommt sie dann von der Krankenkasse erstattet (Kostenerstattungsprinzip). Bei einem Auslandsaufenthalt im Rahmen eines Urlaubes oder einer Dienstreise und einer dortigen Erkrankung können Leistungen auch nach dem Sachleistungsprinzip in Anspruch genommen werden. Die Basis für die Abrechnung ist die European Health Insurance Card (EHIC), die den früheren Auslandskrankenschein ersetzt hat.

Rund 97 % der Leistungen der GKV sind durch den **Leistungskatalog** für alle Krankenkassen verbindlich vorgegeben. Dies sind sogenannte **Pflichtleistungen**. Ungefähr 3 % der Leistungen können auf freiwilliger Basis erbracht werden. Man spricht von **Satzungsleistungen**. Mit der gezielten Gestaltung der Satzungsleistungen haben die Krankenkassen die Möglichkeit, sich von anderen Krankenkassen bezüglich des Leistungsangebotes zu differenzieren, indem sie für spezielle Zielgruppen bestimmte Leistungen anbieten. Neben der Möglichkeit zur Beitragsrückerstattung entsteht so auch durch die freiwilligen Leistungen ein Wettbewerb zwischen den Krankenkassen [P7].

Zwischen den zahlreichen Krankenkassen (im September 2009 waren es 186) besteht grundsätzlich **Wahlfreiheit**. Die Versicherten können und müssen sich also eine Krankenkasse aussuchen [P3]. Es werden folgende **Krankenkassenarten** unterschieden:

- **Allgemeine Ortskrankenkassen AOK** (organisiert in Anlehnung an die Bundesländer; historisch für diejenigen Versicherten, die keine andere Versicherung gewählt haben)
- **Betriebskrankenkassen BKK** (Betriebe mit mehr als 1.000 Beschäftigten können eine eigene gesetzliche Krankenkasse errichten)
- **Innungskrankenkassen IKK** (von Handwerkerinnungen für die Versicherung der Arbeiter der Mitgliedsunternehmen)
- **Ersatzkrankenkassen EK** (unterscheiden werden Arbeiter-Ersatzkassen und Angestellten-Ersatzkassen)
- **Knappschaft-Bahn-See** (die Knappschaft war ursprünglich für Arbeiter und Angestellte in Bergwerksbetrieben zuständig, später Fusion mit der Bahn- und der Seekasse)

- **Landwirtschaftliche Krankenkassen LKK** (für Unternehmer und mitarbeitende Familienangehörige der Land- und Forstwirtschaft, des Wein-, Obst-, Gemüse- und Gartenbaus, für Teichwirtschaft und Fischzucht)

In Deutschland sind die Leistungsfinanzierer und Leistungserbringer institutionell strikt getrennt. Als Besonderheit ist die Knappschaft sowohl Leistungsfinanzierer als auch selber Betreiber von Arztpraxen und Krankenhäusern. Sie hat damit die Eigenschaft einer „Health Maintenance Organization" (HMO). Das Konzept der HMO stammt aus den USA, wo es weit verbreitet ist, dass die Versicherer auch gleichzeitig die Leistungen erbringen. Dieses Konstrukt setzt den Anreiz [P8], effiziente Leistungen zu erbringen [P4]. Die Hebung von Effizienzreserven in der Leistungserbringung kann direkt an die Versicherten in Form von Beitragssenkungen zurückgegeben werden. Der Wettbewerb [P7] zwischen den Versicherern wird so erhöht.

Gesetzlichen Krankenkassen als **Körperschaften öffentlichen Rechts** und damit **mittelbare Staatsverwaltung** wurden hoheitliche Aufgaben übertragen, die der Staat nicht zentral erledigen möchte. Es gilt das **Selbstverwaltungsprinzip**, das heißt, die Kassen handeln autonom im Rahmen der gesetzlichen Vorgaben. Sie können ihre Satzung und damit einen Teil der Leistungen selbst bestimmen. Im Rahmen der Sozialwahlen wählen die Mitglieder alle sechs Jahre einen **Verwaltungsrat**, der einen **Vorstand** für die operativen Geschäfte bestellt.

Krankenkassen müssen jeden Anwärter auf eine Mitgliedschaft unabhängig von Alter, Geschlecht, Einkommen und Vorerkrankungen aufnehmen, es besteht also ein **Kontrahierungszwang.** Aufgrund unterschiedlicher Beitragssätze in der Vergangenheit, unterschiedlicher Satzungsleistungen, eines differenzierten Services und Images einzelner Kassen haben sich die verschiedenen Bevölkerungsgruppen in den einzelnen Kassen ungleich verteilt [P3, P7]. Es kam zur **Risikoselektion.** Einige Krankenkassen haben vermehrt junge Mitglieder mit gutem Einkommen und wenig Vorerkrankungen aufgenommen (**cream skimming**) [P4]. Bei anderen Kassen haben sich Mitglieder mit sogenannten „schlechten Risiken", das heißt mit kostenintensiven Grunderkrankungen, und Mitglieder mit geringem Einkommen gesammelt. Damit diese Krankenkassen nicht finanziell benachteiligt werden [P6], wurde der **Risikostrukturausgleich (RSA)** zwischen allen Kassen eingeführt. Nur die landwirtschaftlichen Krankenkassen nehmen am RSA nicht teil. Durch den RSA müssen Krankenkassen mit vielen Mitgliedern mit hohem Einkommen und „guten Risiken" Ausgleichszahlungen an Krankenkassen mit vielen Mitgliedern mit geringem Einkommen und „schlechten Risiken" leisten. Dadurch sollte der Anreiz [P8] reduziert werden, dass Krankenkassen gezielt um Mitglieder werben, die ein hohes Einkommen und „gute Risiken" haben. Der RSA wurde zum **morbiditätsorientierten Risikostrukturausgleich (Morbi-RSA)** weiterentwickelt. Im **Morbi-RSA** werden neben dem Alter, dem Geschlecht und dem Bezug einer Erwerbsminderungsrente aktuell rund 80 Erkrankungen der Versicherten berücksichtigt. Diese werden vom Bundesversicherungsamt festgelegt. Es handelt sich dabei um chronische Erkrankungen, bei denen die Ausgaben die durchschnittlichen Ausgaben aller Versicherten um mindestens 50 % übersteigen. Krankenkassen, bei denen Patienten mit diesen Erkrankungen versichert sind, erhalten neben der **Grundpauschale** einen **Morbiditätszuschlag.** Dies hat für Krankenkassen den Anreiz gesetzt [P8], von den behandelnden Ärzten die Kodierung der Diagnosen ihrer Versicherten überprüfen zu lassen, um möglichst viele Zuschläge aus dem Morbi-RSA zu erhalten [P4]. Im System des Morbi-RSA gibt es **Nettoempfängerkassen** und **Nettozahlerkassen.** Zu den Nettoempfängern gehören die Allgemeinen Ortskrankenkassen und zu den Nettozahlern die Ersatzkassen. Durch den Morbi-RSA wurden im Jahr 2009 13,8 Mrd. EUR zwischen den Krankenkassen umverteilt. Dies entspricht einem Anteil von 8,3 % der gesamten Ausgaben der GKV in Höhe von 167 Mrd. EUR.

Seit der Einführung des einheitlichen Beitragssatzes für alle Krankenkassen haben diese weniger Möglichkeiten, sich von anderen zu differenzieren [P7] und damit attraktiv für die Mitglieder zu sein. Folgende Differenzierungsmöglichkeiten bestehen aber weiterhin:

- Wirtschaftliches Arbeiten mit Rückerstattung von Beiträgen bzw. kein Erheben von Zusatzbeiträgen
- Satzungsleistungen: Freiwillige Leistungen der Krankenkassen, die auf das Zielpublikum zugeschnitten sind, z. B. Akupunktur, Übernahme von noch nicht von der STIKO (Ständige Impfkommission am Robert-Koch-Institut) empfohlenen Impfungen, ambulante Vorsorgekuren, Haushaltshilfen
- Qualitativ hochwertige Versorgung durch Direktverträge mit Leistungserbringern (z. B. Hausarztversorgung)
- Service: Telefonische Beratung zu Gesundheitsthemen, schnelle Abwicklung von administrativen Anliegen

Bonusprogramme haben sich ökonomisch nicht bewährt. Bei diesen Programmen können die Krankenkassen den Versicherten Geld zurückzahlen oder Sachprämien gewähren, wenn die Versicherten an Maßnahmen zur Prävention teilnehmen. Dieser Anreiz [P8] hat aber nicht dazu geführt, dass vermehrt Versicherte präventiv tätig geworden sind. Stattdessen haben diejenigen Versicherten an den Programmen teilgenommen, die ohnehin schon etwas für ihre Gesundheit getan haben. Durch die Rückerstattung von Beiträgen sind die Einnahmen der Krankenkassen gesunken.

Als innovativen Service betreibt die AOK beispielsweise eine Außenstelle an den Flughäfen Berlin-Schönefeld, Hamburg, Frankfurt und München. Dort kann man auch noch „Last Minute" eine Auslandskrankenversicherung abschließen. Auch nach dem Flug am Zielort wird mittlerweile Service von Krankenkassen angeboten. Die AOK betreibt eine Außenstelle in Palma de Mallorca.

Seit der Gesundheitsreform 2004 dürfen gesetzliche Krankenkassen **Zusatzversicherungen** von den privaten Krankenversicherungen weitervermitteln. Es gibt Zusatzversicherungen für Pflege, Zahnbehandlung, akutstationäre Behandlung und für die ambulante ärztliche Behandlung. Es handelt sich meist um Gruppenversicherungen mit günstigeren Prämien als beim Einzelvertrag.

Andere Krankenkassen haben versucht, eigenständige Profile aufzubauen. Die BKK Essanelle sieht sich selbst als Krankenkasse für Wellness, Lifestyle und Sport. Die BKK Salvina versteht sich als „Frauenkrankenkasse".

Die Krankenkassen sind innerhalb ihrer Krankenkassenart auf Landesebene in **Landesverbänden** organisiert. Diese führen Verhandlungen mit den Leistungserbringern (Krankenhäuser, KVen) durch. Auf Bundesebene existieren **Bundesverbände**, die sich um bundesweite Verträge und die bundespolitische Interessenvertretung kümmern. Alle Krankenkassen zusammen sind im **GKV-Spitzenverband** organisiert. Dieser nimmt die Interessenvertretung der Krankenkassen und der Pflegekassen wahr, vereinbart Rahmenverträge mit den Leistungserbringern (Bundesmantelverträge) und bestimmt mittels der Sitze im Gemeinsamen Bundesausschuss über den Leistungskatalog in der GKV mit.

Die Krankenkassen unterhalten einen **Medizinischen Dienst der Krankenkassen** (**MDK**). Dieser führt sozialmedizinische Einzelbegutachtungen bei Arbeitslosigkeit durch, überprüft die Notwendigkeit medizinischer Leistungserbringung (z. B. während des stationären Aufenthalts), berät die Krankenkassen in Fragen der Qualitätssicherung, bezüglich neuer Untersuchungs- und Behandlungsmethoden und bei der Krankenhausplanung. Für die Pflegekassen führt der MDK die Begutachtung der Pflegebedürftigkeit durch. Die Pflegekassen agieren unter dem Dach der Krankenkassen.

Die Verwaltungsausgaben bei den gesetzlichen Krankenkassen sind mit 5,6 % im Vergleich zum gesamten Gesundheitswesen überdurchschnittlich hoch, der Durchschnitt beträgt 5,2 %. Die Verwaltungsausgaben der gesetzlichen Krankenkassen betrugen im Jahr 2007 absolut 8,1 Mrd. EUR. Es besteht also noch Rationalisierungspotenzial [P4]. Im Gesundheitswesen beliefen sich die Verwaltungsausgaben in demselben Jahr auf insgesamt 13,2 Mrd. EUR. Die Zahl der Krankenkassen ist in den letzten Jahren stark gesunken. Existierten 1991 noch 1.209 Krankenkassen, so betrug die Anzahl im September 2009 186. Mit weiteren Fusionen wird gerechnet. Vor allem bei den Betriebskrankenkassen ist es zu Fusionen gekommen, da bei diesen aufgrund der geringen Mitgliederzahl großes Einsparpotenzial besteht. Bei Krankenkassen mit geringer Mitgliederzahl sind die Verwaltungsausgaben relativ zu der Mitgliederzahl besonders hoch. Außerdem tragen kleine Kassen ein höheres wirtschaftliches Risiko [P6] bei kostenintensiven Fällen. Aber auch bei den großen Krankenkassen ist es zu Fusionen gekommen, z. B. zwischen der AOK Rheinland-Pfalz und der AOK Hamburg, zwischen der Knappschaft, der Bahnkasse und der Seekasse, zwischen der Techniker Krankenkasse und der IKK Direkt. Durch den Zusammenschluss von Barmer und Gmünder Ersatzkasse (GEK) ist die größte deutsche gesetzliche Krankenkasse entstanden (Barmer GEK). Experten gehen davon aus, dass langfristig ungefähr 50 gesetzliche Krankenkassen bestehen bleiben. Neben der Einsparung von Verwaltungskosten durch Synergieeffekte [P4] und einer besseren Verteilung der Risiken erlangen die Krankenkassen auch aufgrund der Größe eine höhere Verhandlungsmacht gegenüber den Leistungsanbietern [P8].

Der Zugang zum Markt zur Behandlung von GKV-Patienten ist eingeschränkt. Damit Leistungserbringer Leistungen zu Lasten der GKV erbringen dürfen [P5], müssen folgende Voraussetzungen erfüllt sein:

• Ärzte, Zahnärzte und Medizinische Versorgungszentren (MVZs) müssen Mitglied in der Kassenärztlichen Vereinigung sein.
• Krankenhäuser müssen durch die Aufnahme in den Krankenhaus- oder Hochschulklinikplan staatlich autorisiert worden sein.

Sind diese Voraussetzungen nicht erfüllt, müssen die Leistungserbringer mit den Krankenkassen Versorgungsverträge abschließen, ansonsten dürfen sie keine Leistungen zu Lasten der GKV erbringen. Welche Leistungen zu Lasten der gesetzlichen Krankenversicherung erbracht werden, entscheidet der **Gemeinsame Bundesausschuss** (**G-BA**), in dem insgesamt fünf Vertreter der Leistungsfinanzierer und fünf Vertreter der Leistungserbringer sitzen. Die Vertreter der Leistungsfinanzierer werden vom Spitzenverband Bund der Gesetzlichen Krankenversicherung (GKV-Spitzenverband) gestellt. Die Vertreter der Leistungserbringer setzen sich zusammen aus zwei Vertretern der Kassenärztlichen Bundesvereinigung (KBV), zwei Vertretern der Deutschen Krankenhausgesellschaft (DKG) und einem Vertreter der Kassenzahnärztlichen Bundesvereinigung (KZBV). Die Interessen beider Seiten sind höchst unterschiedlich.

Die Leistungsfinanzierer möchten aufgrund der begrenzten Einnahmen [P1] möglichst wenige Leistungen bezahlen [P4]. Die Leistungserbringer möchten zur Maximierung ihrer Einnahmen [P4] möglichst viele Leistungen erbringen. Zur Erleichterung der Entscheidungsfindung gibt es daher noch zwei unparteiische Mitglieder und einen unparteiischen Vorsitzenden. Des Weiteren sitzen im G-BA sechs Vertreter von Patientenorganisationen, die zwar ein Anhörungsrecht, aber kein Stimmrecht besitzen. Neben diesem Plenum existieren Unterausschüsse, in denen die fachlichen Grundlagen für die Beschlussfassungen ausgearbeitet werden. Die Beschlüsse des G-BA werden in Form von Richtlinien herausgegeben und im Bundesgesetzblatt veröffentlicht. Sie haben untergesetzlichen Normcharakter und sind damit rechtsverbindlich. Gegen die Beschlüsse kann allerdings vor den Sozialgerichten geklagt werden. Der Gemeinsame Bundesausschuss ist ebenso wie die Krankenkassen eine Körperschaft öffentlichen Rechts und damit mittelbare Staatsverwaltung. Im Rahmen der Selbstverwaltung wurden ihm hoheitliche Aufgaben übertragen.

Für den ambulanten Bereich gilt, dass Leistungen, die zu Lasten der gesetzlichen Krankenversicherung erbracht werden sollen, vom G-BA in den **Leistungskatalog** im Sinne einer Positivliste aktiv aufgenommen werden müssen. Diese wird als **Erlaubnisvorbehalt** bezeichnet. Im akutstationären Bereich können die Leistungen so lange zu Lasten der GKV erbracht werden, bis sie vom G-BA ausgeschlossen werden Dies wird **Verbotsvorbehalt** genannt. Er setzt den Anreiz [P8], dass viele Leistungen stationär erbracht werden (z. B. PET-CT), obwohl ein Krankenhausaufenthalt unter medizinischen Gesichtspunkten gar nicht notwendig wäre.

Die Beschlüsse des G-BA haben Auswirkungen auf alle gesetzlich Krankenversicherten, also auf 85,2 % der deutschen Bevölkerung. Der G-BA verfügt allerdings über keine demokratische Legitimation. Allenfalls die Vertreter der gesetzlichen Krankenkassen sind indirekt über die Sozialwahlen von den Mitgliedern der Krankenkassen gewählt worden. Die Deutsche Krankenhausgesellschaft ist als eingetragener Verein eine private Interessengemeinschaft der Krankenhäuser. Interessant ist bei diesem Konstrukt, dass auf der Seite der Leistungserbringer die Vertreter der Krankenhäuser, der ambulant tätigen Ärzte und der Zahnärzte über den Leistungsumfang der jeweiligen anderen Leistungserbringer mitentscheiden, obwohl sie eigentlich für die Beurteilung keine fachliche Expertise besitzen.

2.1.2 Private Krankenversicherung (PKV)

Die gesetzliche Krankenversicherung wurde ursprünglich zur Absicherung der Arbeiterschaft konzipiert. In den Anfängen war der Zugang zur GKV beschränkt. So kam es, dass nur rund 10 % der Bevölkerung im Krankheitsfall durch eine Versicherung abgesichert waren. Um auch dem Rest der Bevölkerung eine Absicherung im Krankheitsfall zu ermöglichen, wurde das System der privaten Krankenversicherung etabliert. Der Begriff „private Krankenversicherung" wurde erstmals 1903 durch das zuständige Aufsichtsamt geprägt. In der privaten Krankenversicherung müssen sich Bevölkerungsgruppen versichern, die dies nicht in der gesetzlichen Krankenversicherung können:

• Selbstständige
• Freiberufler
• Beamte

Arbeitnehmer, deren Jahreseinkommen drei Jahre lang die **Versicherungspflichtgren-ze** (im Jahr 2010 49.500 EUR) übersteigt, können sich entweder in der gesetzlichen Krankenversicherung freiwillig versichern oder in der privaten vollversichern. Eine Rückkehr in die gesetzliche Krankenversicherung ist für Angestellte nicht möglich, wenn eine GKV-Versicherungspflicht erst nach dem 55. Lebensjahr entsteht (z. B. bei Unterschreiten der Versicherungspflichtgrenze) und wenn in den letzten fünf Jahren keine Mitgliedschaft in der GKV bestanden hat. Neben der **Krankheitskos-tenvollversicherung** werden durch die PKV **Zusatzversicherungen** angeboten. Diese sollen die Absicherung von GKV-Versicherten erweitern. Es werden dabei **ambulan-te Tarife, Tarife für Wahlleistungen im Krankenhaus** und **Zahntarife** unterschieden. Zu den Leistungen der ambulanten Zusatzversicherungen zählen beispielsweise Zu-schüsse zu Arzneimitteln, Erstattung der Kosten für Brillen und Hörgeräte, für Vor-sorgeuntersuchungen und die Erstattung der Praxisgebühr. Durch Tarife für Wahl-leistungen im Krankenhaus werden die Unterbringung im Ein- oder Zweibettzimmer und die Behandlung durch den Chefarzt abgesichert. Durch die Zahntarife (das Lieblingswort von Vicco von Bülow alias „Loriot" ist übrigens „Zahnersatzzusatz-versicherung") werden prozentuale Zuschüsse bis zu einer festgelegten Höchstgren-ze für Zahnersatz gewährt. Die meisten Menschen werden mit einer **Auslandskran-kenversicherung** schon einmal die Dienste der privaten Krankenversicherung in Anspruch genommen haben.

Die Prämien in der PKV werden auf der Basis des **Äquivalenzprinzips** und **mor-biditätsorientiert** kalkuliert. Morbiditätsorientierte Kalkulation bedeutet, dass äl-tere Menschen und jene mit Vorerkrankungen eine höhere Prämie zahlen als jün-gere und die ohne Vorerkrankungen. Vor Vertragsabschluss findet eine Gesundheitsprüfung statt. Der Vertragsabschluss kann vom Versicherer verweigert werden und es kann für Vorerkrankungen ein **Risikoaufschlag** erhoben werden. Die Prämien sind damit äquivalent zum individuellen Risiko. Das Äquivalenzprinzip besagt auch, dass sich die Höhe der Prämien nach den gewünschten Leistungen richtet. Je mehr Leistungen ein Versicherungsnehmer im Krankheitsfall erhalten möchte, desto höhere Prämien muss er bezahlen. Sollte wieder eine Pflichtmitglied-schaft in der GKV entstehen (z. B. bei bestehender privater studentischer Versiche-rung nach der Beendigung eines Hochschulstudiums), kann während der Zeit der Pflichtversicherung in der GKV (Zeit bis zum dreijährigen Überschreiten der Versi-cherungspflichtgrenze) eine **Anwartschaft** in der PKV erhalten bleiben (Optionsta-rif). Bei dieser wird der Gesundheitszustand versicherungsrechtlich eingefroren. Bei Auftreten von Neuerkrankungen werden die Prämien dann nicht erhöht und die Zeit wird auch für die **Vorversicherungszeit** für den Leistungsanspruch bei der Pflegeversicherung berücksichtigt. Neben den **Regelleistungen** können **Wahlleistun-gen** (z. B. Ein- oder Zweibettzimmer im Krankenhaus, Chefarztbehandlung) ver-traglich vereinbart werden (**Cafeteria-Modell**). Der Versicherungsumfang ist also individuell gestaltbar, was als **Individualprinzip** bezeichnet wird.

Durch die Vielzahl der Tarife bestehen deutliche Unterschiede im Leistungsum-fang. Arbeitnehmer mit einer Krankheitskostenvollversicherung erhalten in Analogie zur paritätischen Finanzierung in der GKV von ihrem Arbeitgeber einen Zuschuss, der in der Höhe dem Arbeitgeberanteil in der GKV entspricht. Im Gegensatz zur GKV müssen für Kinder und erwerbslose Ehepartner separate Prämien entrichtet werden. Die PKV ist daher besonders für doppelverdienende Paare und Alleinste-hende attraktiv [P4]. Im System der PKV werden auch **Tarife mit Selbstbehalt** und **Tarife mit Rückerstattung bei Nichtinanspruchnahme** angeboten. Bei Tarifen mit

Selbstbehalt werden z. B. Arztkosten bis 600 EUR vom Versicherungsnehmer selbst getragen, was darüber hinausgeht, wird von der Versicherung erstattet. Beide Tarife sollen Anreize für den Versicherten sein [P8], die Inanspruchnahme der Gesundheitsleistungen zu minimieren [P4]. Durch den Selbstbehalt werden die Prämien etwas günstiger kalkuliert als die Prämien für Tarife ohne Selbstbehalt. Beide Tarife bergen die Gefahr, dass Krankheiten verschleppt werden und dann bei Fortschreiten der Erkrankung letztlich höhere Kosten entstehen als wenn die Erkrankung rechtzeitig behandelt würde. Die PKV-Versicherungsunternehmen bieten auch spezielle Prämien für bestimmte Berufsgruppen an, z. B. für Mediziner. Diese können ja ihr eigenes Rezept direkt in der Apotheke einreichen und sparen dadurch Arztkosten.

Die Versicherungsunternehmen konkurrieren um Neukunden [P7]. Anders als im System der GKV können private Krankenversicherungsunternehmen ihr Preis-Leistungs-Profil selbst gestalten und sich dadurch von andern Unternehmen im Wettbewerb abzuheben.

Die Finanzierung der Leistungen basiert in der PKV auf dem **Kapitaldeckungsverfahren.** In jungen Jahren, wo noch wenig für Krankheit ausgegeben wird, werden **Altersrückstellungen** gebildet, die die steigenden Ausgaben in höherem Alter mit höherer Erkrankungswahrscheinlichkeit abdecken sollen. Die Altersrückstellungen werden in der Zwischenzeit am Kapitalmarkt angelegt. Im Jahr 2007 (vor der Kapitalmarktkrise) betrugen die Kapitalerträge 6,482 Mrd. EUR. Das entspricht einem prozentualen Anteil von 17,4 % der gesamten Einnahmen der PKV von 37,255 Mrd. EUR. Die Verzinsung des eingesetzten Kapitals belief sich auf 4,75 %. Im Jahr 2007 ergaben die Altersrückstellungen der 8,5 Mio. Vollversicherten in den Mitgliedsunternehmen des PKV-Bundesverbandes insgesamt 106,49 Mrd. EUR oder rund 12.530 EUR pro Versichertem. Der Gesamtbetrag entspricht einem Anteil von 73,3 % der GKV-Ausgaben im Jahr 2007 in Höhe von 145,36 Mrd. EUR für die 70.314.011 GKV-Versicherten. Seit dem 01.01.2009 können diese Altersrückstellungen auch bei einem Wechsel der Versicherung mitgenommen werden, um den Wettbewerb um Bestandskunden zwischen den Unternehmen zu erhöhen [P7]. Diese Möglichkeit zur Mitnahme wird als **Portabilität** bezeichnet. Vor dem 01.01.2009 wäre ein Wechsel mit dem Verlust des angesparten Kapitals einhergegangen, was eine sehr viel höhere Prämie bei der neuen Versicherung bedeutet hätte. Es bestand daher bis vor kurzem kein Anreiz für privat Versicherte [P8] das Versicherungsunternehmen zu wechseln. Anders als im System der GKV sind in der PKV die Patienten, also die Leistungsempfänger, direkter Vertragspartner der Leistungserbringer. Sie müssen die Kosten für die Behandlung erst einmal selbst tragen, können dafür aber den Leistungserbringer frei wählen. Die Ausgaben werden dann von dem Versicherungsunternehmen erstattet, was als **Kostenerstattungsprinzip** bezeichnet wird. Die Verwaltungskosten sind mit 2,1 % (2007 783,1 Mio. EUR) sehr viel niedriger als in der GKV mit 5,6 %. Die privaten Krankenversicherungen profitieren aber zum Teil von der GKV, da sie sich einigen Vertragsverhandlungen mit den Leistungserbringern einfach anschließen. Nicht berücksichtigt bei den Verwaltungskosten der PKV sind die Kosten für den Versicherungsabschluss, das heißt die Provision für Versicherungsmakler. Diese werden letztlich von dem Versicherten getragen.

Private Krankenversicherungen agieren entweder in der Rechtsform der **Aktiengesellschaft** oder als **Versicherungsverein auf Gegenseitigkeit.** Bei der letzten Form handelt es sich um etwas Ähnliches wie die Genossenschaft, bei der man quasi Mitglied des Unternehmens wird und auch an den erwirtschafteten Überschüssen partizipiert. Aktiengesellschaften schütten die Gewinne an die Aktionäre aus [P6].

Die erwarten die Ausschüttung einer Dividende, andernfalls hätten sie ihr Kapital ja auch einfach auf dem Bankkonto mit einer garantierten Verzinsung liegen lassen können [P3]. Für notleidende Versicherungsunternehmen wurde die Auffanggesellschaft Medicator AG gegründet, die die Absicherung der Versicherten im Falle finanzieller Schwierigkeiten des Versicherungsunternehmens gewährleisten soll. Im Verband der Privaten Krankenversicherungen e. V. waren 2007 48 private Versicherungsunternehmen organisiert, davon 27 Aktiengesellschaften und 20 Versicherungsvereine auf Gegenseitigkeit. Bei diesen Unternehmen bestanden 8,55 Mio. Vollversicherungen und rund 20 Mio. Zusatzversicherungen.

Auch Versicherte im System der privaten Krankenversicherung nehmen am Solidaritätsausgleich mit den gesetzlich Krankenversicherten teil. Durch höhere Sätze in der Gebührenordnung für Ärzte und durch die Inanspruchnahme von Wahlleistungen (z. B. Einzelzimmer) wird die Infrastruktur in Arztpraxen und Krankenhäusern quersubventioniert. Steuern von privat Versicherten fließen in den Gesundheitsfonds der GKV und privat Versicherte sind überproportional an der Refinanzierung von Arzneimittelinnovationen beteiligt, da die Hersteller den privaten Versicherungsunternehmen anders als den gesetzlichen Krankenkassen keinen Zwangsrabatt auf verschreibungspflichtige Arzneimittel gewähren müssen. Das wissenschaftliche Institut der PKV (WIP) schätzt das Volumen für die Umverteilung auf einen Betrag von 9,692 Mrd. EUR. für das Jahr 2006. Der **Solidaritätsausgleich** im deutschen Gesundheitssystem findet somit nicht nur innerhalb der gesetzlichen Krankenkasse statt, sondern auch zwischen privater und gesetzlicher. Auch außerhalb des Gesundheitswesens finden in der Wirtschaft Solidaritätsausgleiche statt. Das Beispiel aus der Luftfahrt verdeutlicht dies:

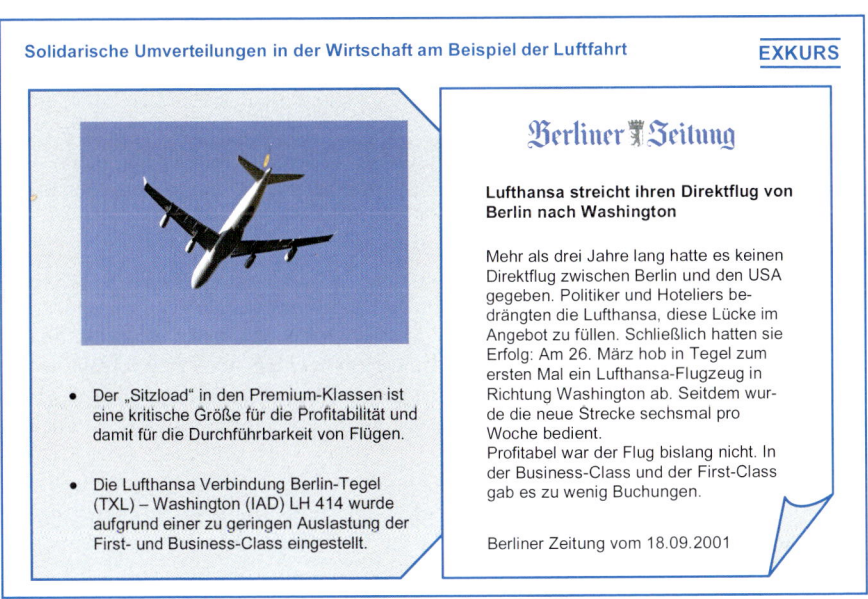

Abb. 2.9: Ebenso wie im Gesundheitswesen existieren auch in der freien Wirtschaft solidarische Umverteilungen.

Die Angleichung der Systeme von GKV und PKV ist seit vielen Jahren politisch beabsichtigt. Ein direkter Wettbewerb um Versicherte zwischen GKV und PKV [P7] besteht bezüglich der Angestellten, die die Versicherungspflichtgrenze überschreiten. Diese können sich entweder in der der GKV freiwillig versichern oder einen Vertrag bei einem privaten Versicherungsunternehmen abschließen. Um die GKV für diese gutverdienende Zielgruppe attraktiver zu gestalten, wurden im GKV-System Wahltarife eingeführt, die den Verträgen in der PKV ähneln. Verpflichtende Tarife müssen alle Krankenkassen anbieten, freiwillige Tarife können die Krankenkassen im eigenen Ermessen einführen.

- Verpflichtende Tarife für die Teilnahme an besonderen Behandlungsformen
  - Disease-Management-Programme
  - Hausarztzentrierte Versorgung
  - Modellvorhaben
  - Integrierte Versorgung
  - Besondere ambulante ärztliche Versorgung
- Freiwillige Tarife
  - Selbstbehalttarife: Versicherte bezahlen einen Teil der Behandlungskosten selbst, im Gegenzug zahlen sie geringere Beiträge.
  - Tarife für Rückerstattung bei Nichtinanspruchnahme von Leistungen
  - Kostenerstattungstarife: Der Versicherte bezahlt den Leistungsfinanzierer direkt und bekommt das Geld von der Krankenkasse zurückerstattet.

Die private Krankenversicherung wurde im Gegenzug verpflichtet, einen **Basistarif** anzubieten. Für diesen Tarif existiert eine **Beitragskappung**: Die Prämien dürfen nicht höher als in der GKV sein. Die Leistungen entsprechen in der Art, dem Umfang und der Höhe denen der GKV. Die Prämienkalkulation erfolgt anhand des Eintrittsalters und des Geschlechts, aber unabhängig vom Gesundheitszustand. Alle Anwärter müssen aufgenommen werden, es besteht wie in der GKV ein Kontrahierungszwang. Die Versorgung der Versicherten im Basistarif wird wie in der GKV durch die Kassenärztlichen und die Kassenzahnärztlichen Vereinigungen sichergestellt. In den Tarif können nur Personen wechseln, die bereits privat versichert waren oder gesetzlich Versicherte, die die Versicherungspflichtgrenze überschreiten. Der Basistarif ist für Versicherer wenig lukrativ [P4, P6] und auch für die Versicherten mit einem hohen bürokratischen Aufwand verbunden.

Seit der Gesundheitsreform im Jahr 2007 können die GKV und PKV durch die Vermittlung von privaten Zusatzversicherungen durch die GKV miteinander kooperieren. Das beste Beispiel ist die R+V Versicherung: Als private Krankenkasse hat sie eine eigene gesetzliche Betriebskrankenkasse (BKK R+V) und kann so die Kooperation unter einem Dach durchführen. Dies hat auch Vorteile für die Versicherten, die einen einzigen Ansprechpartner für alle Belange haben. Das Gleiche gilt auch für die KKH-Allianz.

Im Jahr 2007 sind 233.700 Menschen von der GKV in die PKV gewechselt und 154.700 Menschen von der PKV in die GKV. Dies entspricht einem Nettozugang von 79.000 Menschen in die PKV. Die Zahl der Wechsler in die GKV ist im Vergleich zum Vorjahr um 10.800 gestiegen, während die Zahl der Wechsler in die PKV um 51.000 gesunken ist. Abbildung 2.10 fasst die wesentlichen Merkmale und damit die Unterschiede zwischen gesetzlicher und privater Krankenversicherung noch einmal übersichtsartig zusammen.

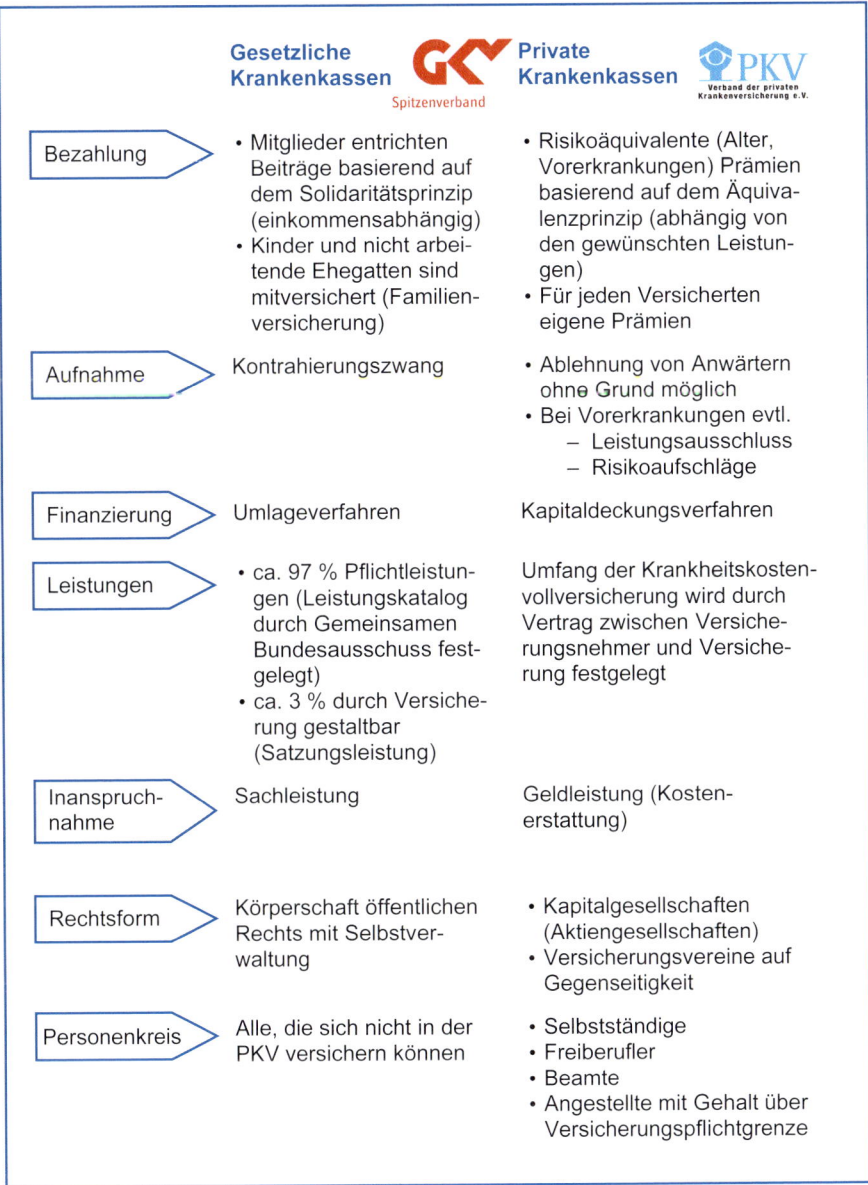

Abb. 2.10: Unterschiede zwischen gesetzlicher und privater Krankenversicherung

2.1.3   Gesetzliche Unfallversicherung (GUV)

Die gesetzliche Unfallversicherung wurde im Rahmen der Bismarckschen Gesetzgebung im Jahr 1884 eingeführt. Träger der gesetzlichen Unfallversicherung (GUV)

53

sind die Berufsgenossenschaften. Insgesamt gab es im Jahr 2007 56 gewerbliche und öffentliche Berufsgenossenschaften. Gewerbliche Berufsgenossenschaften sind für die Absicherung der Beschäftigten in der freien Wirtschaft zuständig, die öffentlichen Berufsgenossenschaften übernehmen die Absicherung von Beschäftigten im öffentlichen Dienst, von Schülern und von Studenten. Daneben gibt es noch die Landwirtschaftlichen Berufsgenossenschaften, die Gartenbau-Berufsgenossenschaft und die See-Berufsgenossenschaft. Die Berufsgenossenschaften sind im Spitzenverband der Deutschen Gesetzlichen Unfallversicherung organisiert, der auch hoheitliche Aufgaben wahrnimmt. Anders als bei der Krankenversicherung werden die Prämien ausschließlich vom Arbeitgeber bezahlt. Die Höhe der Prämien richtet sich nach dem Industriezweig und der Unfall- bzw. der Erkrankungshäufigkeit. Durch die Kopplung der Prämie an die Unfallhäufigkeit entsteht ein Anreiz [P8] für den Arbeitgeber, durch betrieblichen Unfallschutz und betriebliche Gesundheitsvorsorge die Leistungsinanspruchnahme der GUV zu verringern. Dies folgt dem Grundsatz der GUV „Prävention vor Entschädigung" [P4].

Zu den gesetzlichen Aufgaben der GUV gehört die Absicherung von Arbeits- und Wegeunfällen sowie Berufskrankheiten:

• Heilung und Linderung von Beschwerden: Heilbehandlung, Körperersatzstücke, orthopädische Hilfsmittel
• Wiederherstellung der Erwerbsfähigkeit
• Berufshilfe, z. B. Umschulung
• Pflegeleistungen bei Pflegebedürftigkeit
• Geldleistungen für den Versicherten, Angehörige oder Hinterbliebene

Neben der Absicherung ist die GUV auch für die Prävention der Arbeits- und Wegeunfälle und der Berufskrankheiten zuständig. Den Trägern der GUV ist es daher auch erlaubt, den betrieblichen Arbeitsschutz zu überprüfen und Verbesserungsvorschläge zu unterbreiten. Dies ist eine Möglichkeit um die Beiträge zu minimieren [P4].

Durch die Verpflichtung zu Geldleistungen bei Berufsunfähigkeit und zu Pflegeleistungen bei Pflegebedürftigkeit haben die Träger einen starken Anreiz [P8], die medizinische Versorgung zu optimieren, um so die Folgekosten zu reduzieren. In diesem Kontext ist auch der Grundsatz „Reha vor Rente" zu sehen [P4]. Im Rahmen des **H-Arzt-** und des **D-Arzt-Verfahrens**, das nur von speziell autorisierten Ärzten durchgeführt werden darf, sollen die Behandlungsabläufe des Patienten im Sinne eines optimalen Einzelfallmanagements optimiert werden [P4]. Dieses **Case Management** ist eine in den USA weit verbreitete Versorgungsform des **Managed Care**.

Die Berufsgenossenschaften sind sowohl Leistungsfinanzierer als auch Leistungserbringer. Sie verfügen über eigene Krankenhäuser, eigene Rehabilitationskliniken und auch ein Universitätsklinikum gehört in das Portfolio einer Berufsgenossenschaft (Berufsgenossenschaftliches Universitätsklinikum Bergmannsheil). Dieses Prinzip „Alles aus einer Hand" ist aus den USA von den „Health Maintenance Organizations" (HMOs) bekannt und setzt Anreize [P8] für eine qualitativ hochwertige und wirtschaftliche Versorgung [P4]. Die Anzahl an Arbeitsunfällen ist in den letzten Jahren kontinuierlich gesunken. Die gesetzliche Unfallversicherung ist die einzige Säule im Gesundheitswesen, in der die Beitragssätze in den letzten Jahren gesenkt werden konnten und die zurzeit auf einem historischen Tiefstand sind.

2.1.4 Gesetzliche Rentenversicherung (GRV)

Auch die gesetzliche Rentenversicherung wurde 1889 im Rahmen der Bismarck-schen Sozialgesetzgebung implementiert. Versicherungspflichtig sind Angestellte, Auszubildende, pflegende Angehörige, Kindererziehende, Wehr- und Zivildienst-leistende und Arbeitslose. Hebammen und Entbindungspfleger sind ebenfalls pflicht-versichert, alle anderen Selbstständigen können in den ersten Jahren der Selbststän-digkeit der gesetzlichen Rentenversicherung freiwillig beitreten. Bestimmte Berufsgruppen, z. B. Ärzte, können sich von der GRV befreien lassen, wenn sie in einem berufsständischen Versorgungswerk versichert sind.

Die Beiträge werden wie in der Krankenversicherung paritätisch vom Arbeitgeber und Arbeitnehmer finanziert. Ebenso wie in der GKV existiert eine **Beitragsbemes-sungsgrenze**; es wird also nicht das gesamte Einkommen für die Beitragszahlung berücksichtigt. Diese Grenze betrug im Jahr 2009 66.000 EUR für die alten Bun-desländer und 55.800 EUR für die neuen. Die GRV im Rahmen der Deutschen Rentenversicherung basiert auf dem **Umlageverfahren**. Im ärztlichen Versorgungs-werk hingegen werden die Leistungen zu 2/3 kapitalgedeckt und zu 1/3 durch das Umlageverfahren finanziert. Neben den Beiträgen der Mitglieder bilden Bundeszu-schüsse die Finanzierungsgrundlage.

Durch die Rentenversicherung werden das Risiko Alter und Erwerbsminderungen in Folge von Krankheit in Form von Rentenzahlungen abgesichert. **Erwerbsminde-rung** liegt vor, wenn die Leistungsfähigkeit auf dem Arbeitsmarkt eingeschränkt oder aufgehoben ist. Eine **teilweise Erwerbsminderung** liegt vor, wenn die mögliche tägliche Arbeitsleistung zwei bis fünf Stunden beträgt. Ist sie noch geringer, liegt eine volle Erwerbsminderung vor. Die Leistungsfähigkeit wird dabei unabhängig vom erlernten Beruf gemessen. Für die Gewährung von Renten ist eine **Mindestver-sicherungszeit** erforderlich, wobei bestimmte Zeiten ohne Arbeitstätigkeit anerkannt werden. Hierzu zählen Arbeitsunfähigkeit wegen Krankheit, Schwangerschaft, Mut-terschutz, und Arbeitslosigkeit. Nach dem **Äquivalenzprinzip** ist die Höhe der ge-zahlten Rente abhängig von der Höhe der gezahlten Beiträge.

Die gesetzliche Rentenversicherung finanziert sowohl Maßnahmen zur **berufli-chen Rehabilitation** als auch der **medizinischen Rehabilitation**. Es gilt der Grundsatz „Reha vor Rente" [P4]. Zur beruflichen Rehabilitation zählen Maßnahmen zur Wiedereingliederung in das Arbeitsleben, z. B. Umschulungen und Arbeitsplatzver-besserung. Eine medizinische Rehabilitation in Anschluss an einen akutstationären Aufenthalt wird **Anschlussheilbehandlung** (AHB) genannt. **Onkologische Rehabi-litationen** und **Entwöhnungsbehandlungen** sind spezielle Formen der medizinischen Rehabilitation.

Die Träger der gesetzlichen Rentenversicherung sind auch Träger von Rehabili-tationskliniken und haben einen hohen Anreiz [P8], die medizinische Versorgung ihrer Versicherten so zu optimieren, so dass die Rentenleistungen minimiert werden [P4]. Sie sind damit wie die Berufsgenossenschaften und die Knappschaft sowohl Leistungsfinanzierer als auch Leistungserbringer und erfüllen damit die Eigenschaf-ten einer „Health Maintenance Organization" (HMO).

2.1.5 Gesetzliche Pflegeversicherung (GPV)

Die gesetzliche Pflegeversicherung wurde 1994 als weitere Säule im System der sozialen Sicherung eingeführt. Hintergrund war, dass zuvor Pflegebedürftige regelmäßig auf Sozialhilfe angewiesen waren. Sozialhilfe ist aber für regelhafte Leistungen nicht konzipiert. Nach dem **Subsidiaritätsprinzip** ist die Sozialhilfe nur dann zuständig, wenn alle anderen Leistungsfinanzierer nicht in Frage kommen. Am 01.01.1995 wurde mit der Erhebung der Beiträge zur Pflegeversicherung begonnen. Die Leistungen wurden jedoch erst seit dem 01.04.1995 im ambulanten und seit dem 01.07.1996 im stationären Bereich gewährt. Durch den versetzten Beginn der Leistungsgewährung konnte eine finanzielle Rücklage gebildet werden.

Zur Reduzierung des Verwaltungsaufwandes [P4] ist die Pflegeversicherung unter dem Dach der Krankenkassen organisiert. Die Pflegeversicherung der gesetzlichen Krankenversicherung wird als **soziale Pflegeversicherung** (SPV) bezeichnet, das Pendant bildet die **private Pflegeversicherung** (PPV). Beide zusammen werden als **gesetzliche Pflegeversicherung** (GPV) bezeichnet. In der privaten Pflegeversicherung werden diejenigen versichert, die über eine private Krankheitskostenvollversicherung verfügen, also Selbstständige, Beamte, Freiberufler, und Angestellte mit Überschreiten der Versicherungspflichtgrenze. Freiwillig gesetzlich Krankenversicherte können zwischen der sozialen und der privaten Pflegeversicherung wählen.

Die Pflegeversicherung finanziert Leistungen zur Grundpflege und **hauswirtschaftlichen Versorgung**. Zur **Grundpflege** gehören Körperpflege, Ernährung, und Mobilität. Zur **hauswirtschaftlichen Versorgung** zählen Wohnungspflege, Einkaufen und Kochen. Medizinische Behandlungspflege, wie z. B. Verbandswechsel oder das Verabreichen von subkutanen Injektionen, ist keine Leistung der Pflegeversicherungen, sondern der Krankenkassen. Vor der Leistungsgewährung ist eine **Vorversicherungszeit** von mindestens zwei Jahren erforderlich. In der sozialen Pflegeversicherung werden die Leistungen nach der Feststellung der Pflegebedürftigkeit durch den Medizinischen Dienst der Krankenkassen (MDK) gewährt. Unternehmen der privaten Pflegeversicherung haben einen eigenen Begutachtungsdienst aufgebaut. **Pflegebedürftigkeit** ist definiert als Hilfebedürftigkeit in erheblichem Maße für die gewöhnlich und regelmäßig wiederkehrenden Verrichtungen des täglichen Lebens für die Dauer von voraussichtlich mindestens sechs Monaten aufgrund einer Krankheit oder Behinderung. Nach Feststellung der Pflegebedürftigkeit ordnet der MDK dem Pflegebedürftigen in Abhängigkeit vom Pflegebedarf eine **Pflegestufe** zu, von der die Höhe der Leistungsgewährung abhängig ist:

- **Pflegestufe 0**: Voraussetzung der Pflegestufen noch nicht erfüllt, aber trotzdem erhebliche Einschränkung der Alltagskompetenz
- **Pflegestufe I** (Erhebliche Pflegebedürftigkeit): Täglicher Hilfebedarf von mindestens 90 Minuten Dauer
- **Pflegestufe II** (Schwerpflegebedürftigkeit): Dreimal täglicher Hilfebedarf von mindestens drei Stunden Dauer
- **Pflegestufe III** (Schwerstpflegebedürftigkeit): Hilfe rund um die Uhr erforderlich, mindestens fünf Stunden Dauer
- **Härtefallregelung**: Bei Vorliegen von Pflegestufe III und außergewöhnlich hohem Pflegeaufwand
- **Erheblich eingeschränkte Alltagskompetenz**: Z. B. bei Demenz und anderen neurologischen Erkrankungen

In der Vergangenheit hat die Begutachtung durch den MDK nach Antragsstellung sehr lange Zeit in Anspruch genommen, da die Pflegekassen keinen Anreiz [P8] zur schnellen Bearbeitung hatten. Es wurde daher eine gesetzliche Regelung geschaffen, nach der die Begutachtung nun innerhalb von fünf Wochen nach Antragsstellung erfolgen muss. Gegen die Festsetzung kann Widerspruch eingelegt und ggf. auch vor den Sozialgerichten geklagt werden. Die Einstufung erfolgt dynamisch, d. h., bei Verschlechterung des Zustandes kann eine **Höherstufung** beantragt werden, die eine **Folgebegutachtung** nach sich zieht.

Als Leistungen werden in der SPV gewährt:

- **Geldleistungen**: Für pflegende Angehörige, zur Bezahlung von selbst organisierten Einzelpflegekräften
- **Sachleistungen**: Ambulanter Pflegedienst, stationäre Pflege
- **Kombinationsleistungen**: Wenn die Pflegesachleistung nicht in vollem Umfang ausgeschöpft wird, kann die Differenz in Geld ausgezahlt werden.

Der **Sicherstellungsauftrag** für ein qualitatives und wirtschaftliches Angebot an Pflegesachleistungen liegt bei den Pflegekassen. Zur Erfüllung dieses Auftrags schließen die sozialen Pflegekassen Versorgungsverträge mit den Leistungserbringern ab. In der privaten Pflegeversicherung werden ausschließlich Geldleistungen gewährt. Abbildung 2.11 fasst die Leistungen der Pflegeversicherung zusammen und zeigt die diesbezügliche aktuelle Verteilung der Pflegebedürftigen.

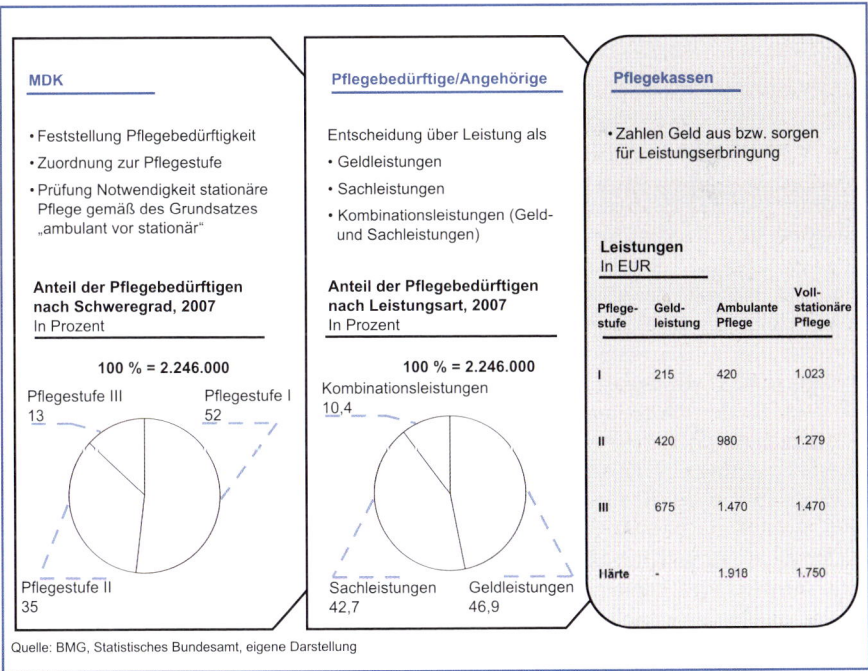

Abb. 2.11: Leistungsflow in der sozialen Pflegeversicherung

57

Im Jahr 2010 und 2012 sollen Anpassungen der Leistungen der SPV erfolgen. Ab 2015 wird in Abständen von jeweils drei Jahren überprüft, ob eine Anpassung an die Preisentwicklung erforderlich ist. Zusätzlich zu den oben genannten Leistungen haben Pflegebedürftige auch Anspruch auf Wohnungsumbauten, technische Hilfen und Pflegehilfsmittel, wie z. B. Lagerungsmittel und Rollstühle. Bei pflegenden Angehörigen wird bei Urlaub oder Krankheit für bis zu vier Wochen eine sogenannte **Verhinderungspflege** bezahlt. Der Gesetzgeber hat mit der Pflegereform im Jahr 2007 für Betroffene und Angehörige einen gesetzlichen Anspruch auf eine individuelle und umfassende Pflegeberatung im Sinne eines Fallmanagements eingeräumt.

Die Pflegeversicherung ist von Anfang an als Teilkaskoversicherung konzipiert worden, dass heißt, es werden nicht alle Kosten durch die Pflegeversicherung erstattet. Hintergrund ist, dass bestimmte Kostenfaktoren in einem Pflegeheim, wie Unterkunft und Ernährung, auch im häuslichen Umfeld ohne Vorliegen einer Pflegebedürftigkeit entstehen würden. Die Investitionskosten für die Bauten und die Einrichtung in der stationären Pflege sind anteilig durch den Pflegebedürftigen zu tragen. Sollte das Einkommen und das Vermögen des Pflegebedürftigen nicht ausreichen, um den Eigenanteil abzudecken, haften die unmittelbaren Angehörigen der ersten Linien. Dazu gehören Eltern und Kinder. Diese können sich aber durch private Zusatzversicherungen vor dem Risiko absichern. Auch für einen selbst gibt es private Zusatzversicherungen für die Abdeckung der „Pflegelücke". Diese sogenannte **Pflegekostenversicherung** übernimmt dabei die Differenz zwischen den Istkosten und der Erstattung durch die gesetzliche Pflegeversicherung je nach Vertrag entweder ganz oder teilweise. Bei der **Pflegetagegeldversicherung** bzw. der **Pflegerentenversicherung** werden vorab definierte Sätze ausgezahlt. Wenn die Pflegelücke weder durch den Pflegebedürftigen noch durch die Angehörigen aufgebracht werden kann, springt gemäß des Subsidiaritätsprinzips die Sozialhilfe mit der „Hilfe zur Pflege" ein.

Der Beitragssatz beträgt in der SPV 1,95 % und wird wie die Krankenversicherung und die Rentenversicherung paritätisch, also jeweils hälftig vom Arbeitgeber und Arbeitnehmer finanziert. Da durch die Einführung der Pflegeversicherung für die Arbeitgeber eine zusätzliche Belastung entstanden ist, wurde zur Finanzierung der Buß- und Bettag abgeschafft (außer in Sachsen, wo dafür der Arbeitnehmeranteil höher ist). Kinderlose zahlen einen Zuschlag von 0,25 Prozentpunkten, d. h. also insgesamt 2,2 %. Analog zur GKV wird nur das Einkommen bis zur Beitragsbemessungsgrenze berücksichtigt. Der Beitragssatz wurde durch das Pflegeweiterentwicklungsgesetz ab dem Jahr 2008 erstmals seit der Einführung der Pflegeversicherung angehoben, nachdem seit 1999 die Ausgaben die Einnahmen überstiegen (s. Abb. 2.12). Mit der Anhebung um 0,25 Prozentpunkte soll die Finanzierungsproblematik der Pflege kurzfristig verbessert werden.

Auch in der SPV existiert wie in der GKV eine **Familienversicherung**, also eine Mitversicherung von Kindern und erwerbslosen Ehepartnern.

In der PPV wird die Prämie nach dem **Äquivalenzprinzip** risikoabhängig kalkuliert. Anders als bei der privaten Krankenversicherung besteht bei der privaten Pflegeversicherung **Kontrahierungszwang**, d. h., es müssen alle Anwärter aufgenommen werden, und Kinder sind kostenlos mitversichert. Die Prämienkalkulation erfolgt geschlechtsunabhängig. Der Versicherte erhält vom Arbeitgeber einen Zuschuss, der in der Höhe dem Arbeitgeberanteil in der SPV entspricht.

Wie die Krankenversicherung basieren die soziale Pflegeversicherung auf dem Umlageverfahren und die private Pflegeversicherung auf dem Kapitaldeckungsverfahren. Bei der privaten Pflegeversicherung wird der kapitalgedeckte Anteil allerdings um einen unternehmensübergreifenden umlagefinanzierten Anteil ergänzt. Beim Umlageverfahren in der privaten Pflegeversicherung werden alle Unternehmen einbezogen. Im Jahr 2007 betrugen die Altersrückstellungen für die 8,55 Mio. privat Versicherten 17,15 Mrd. EUR. Zur Erhöhung des Wettbewerbs zwischen den privaten Pflegekassen [P7] können beim Wechsel des Anbieters die Altersrückstellungen mitgenommen werden, was als **Portabilität** der Altersrückstellungen bezeichnet wird. Das Umlageverfahren in der sozialen Pflegeversicherung bei der Einführung der Pflegeversicherung im Jahr 1994 entsprach dem politischen Willen, dass alle Versicherten in der GKV in den Genuss von Leistungen der Pflegeversicherung kommen sollten. Dadurch konnten auch Menschen Leistungen erhalten, die erst kürzlich in die Versicherung eingezahlt haben.

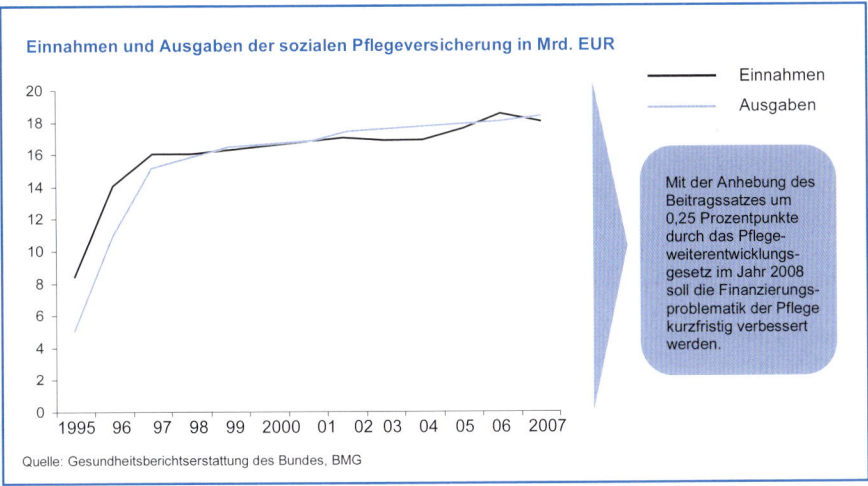

Abb. 2.12: Trotz anfänglicher Rücklagen sind in der sozialen Pflegeversicherung seit 1999 die Ausgaben größer als die Einnahmen.

Zwischen den Pflegekassen in der SPV existiert ein **allgemeiner Finanzausgleich**, d. h., alle Leistungs- und Verwaltungsausgaben werden von allen Pflegekassen gemeinsam getragen. Virtuell sind die Pflegekassen damit eine einzige Versicherung. Anreize [P8] für ökonomisches Wirtschaften und zum Erbringen qualitativ hochwertiger Leistungen bestehen somit nicht. Auch der gesetzlich vorgeschriebene einheitliche Beitragssatz in der sozialen Pflegeversicherung ist kein Anreiz [P8] zum wirtschaftlichen Verhalten der Pflegekassen. Die Wahrscheinlichkeit für Pflegebedürftigkeit steigt mit dem Alter drastisch an. 28,4 % der 80-jährigen sind pflegebedürftig. Aktuell sind rund 2,2 Mio. Menschen in Deutschland pflegebedürftig. Das Statistische Bundesamt rechnet aufgrund des demografischen Wandels mit 2,91 Mio. Pflegebedürftigen im Jahr 2020 und 3,3 Mio. 2030. Neben der demografischen Entwicklung wird auch die Singularisierung der Haushalte mit rückläufiger Angehörigenpflege zu einer steigenden Nachfrage nach professioneller Pflege und damit zu einem erhöhten Ressourcenbedarf im Bereich der Pflege führen. Die Beitragssätze der Pflegeversicherung müssen daher entweder steigen oder die Leistungen gekürzt werden.

2.1.6 Ökonomische Effekte bei Versicherungen

Bei der Verpflichtung zur Versicherung und bei der Freiwilligkeit zum Abschluss einer Versicherung ergeben sich unterschiedliche Anreize für potenzielle Versicherungsnehmer [P8]. Bei einer Freiwilligkeit von Versicherungen ist zu befürchten, dass gerade diejenigen eine Versicherung abschließen, die diese besonders nötig haben. In der Versicherung sammeln sich dann bestimmte Risiken, es kommt zur **Adversen Selektion**. Daher wird es auch keine reine Versicherung für Sehhilfen geben. Diese würde nur von Trägern von Brillen oder Kontaktlinsen nachgefragt werden. Das Versicherungsprinzip würde durchbrochen. Die PKV bietet zwar sogenannte „**Spezielle Ausschnittsversicherungen**" für diesen Bereich an. Es handelt sich aber de facto nicht um eine Versicherung, sondern um einen individuellen Sparplan. Aufgrund der Verwaltungs- und Transaktionskosten (Prämie für den Versicherungsmakler) beim Versicherungsgeber, die auf die Prämie umgeschlagen werden, wäre das Geld alternativ auf dem Kapitalmarkt eventuell besser angelegt [P3, P4].

Bei der Verpflichtung zur Versicherung ist das Phänomen des **Moral Hazard** zu beobachten. Es besagt, dass Menschen ihr Risikoverhalten ändern, wenn sie versichert sind. So besteht beispielsweise kein monetärer Anreiz [P8] für Gewichtsreduktion bei einem Übergewichtigen, da die Kosten der Folgekrankheiten wie Herzinfarkt oder Schlaganfall ja von der Solidargemeinschaft getragen werden. Bei einer Versicherungspflicht entstehen außerdem sogenannte **Mitnahmeeffekte**. Die Versicherung wurde ja bezahlt, also können Leistungen uneingeschränkt in Anspruch genommen werden [P4]. Dieses Phänomen ist uns allen von „All-inclusive"-Hotels und „All you can eat"-Buffets bekannt. Die dahinter steckende Eigenschaft des Individuums wird oftmals als **Vollkaskomentalität** abgetan. Im Endeffekt handelt es sich aber um die Anwendung des ökonomischen Prinzips [P4], indem der Versicherte für seinen Versicherungsbeitrag ein Maximum an Nutzen erzielen möchte. Neben der Kontrolle der ärztlich abgerechneten Leistungen sollen Patientenquittungen dazu dienen, dem Patienten die von ihm in Anspruch genommenen Leistungen widerzuspiegeln. Durch die Auflistung der abgerechneten Positionen und der entstandenen Kosten sollen sie an das moralische Verhalten des Patienten appellieren, so wenige Leistungen wie möglich in Anspruch zu nehmen. Dies steht aber im völligen Widerspruch zum ökonomischen Verhalten. Für den Patienten ist es vollkommen rational, so viele Leistungen wie möglich in Anspruch zu nehmen [P4]. Der medizinische Laie kann außerdem nicht sachgerecht beurteilen, ob die erbrachten Leistungen medizinisch erforderlich gewesen sind. Hinzu kommt ein hoher administrativer Aufwand. Empirische Untersuchungen haben gezeigt, dass sich durch Patientenquittungen keine Kosten sparen lassen.

2.2   Das staatliche Sicherungssystem

Neben den Versicherungen, bei denen das Zahlen von Beiträgen bzw. Prämien zu einem Leistungsanspruch im Bedarfsfall führt, existieren in Deutschland staatliche Systeme. Ein Anspruch auf Leistung entsteht nicht durch Zahlung eines Beitrags, sondern durch die Zugehörigkeit zum Staat bzw. durch das Wohnen im deutschen Staatsgebiet. Die Mittel werden aus Steuern aufgebracht.

2.2.1   Versorgungsprinzip

Nach dem Versorgungsprinzip sollen Personen entschädigt werden, die bei der Erledigung von Aufgaben von staatlichem Interesse Schaden erleiden. Dazu gehören Kriegsopfer, Vertriebene und Geschädigte bei offiziell empfohlenen Impfungen. Auch Opfer von Gewalttaten und politische Gefangene werden durch das Versorgungsprinzip entschädigt. Träger sind die Versorgungsämter der Bundesländer.

2.2.2   Fürsorgeprinzip

In Deutschland ist das **Sozialstaatsprinzip** in der Verfassung verankert. Es besagt, dass Not leidenden Menschen durch den Staat geholfen werden muss. Der Staat hat also eine Fürsorgepflicht für seine Bewohner, was als **Fürsorgeprinzip** bezeichnet wird. Dem kommt er durch **Sozialhilfe** nach. Um Menschen ein menschenwürdiges Dasein zu ermöglichen, wird Unterhalt gewährt. Bezüglich des Gesundheitswesens werden „**Hilfe zur Gesundheit**", „**Hilfe zur Pflege**" und „Hilfe in besonderen Lebenslagen" zugestanden. Hilfe zur Gesundheit wird beispielsweise Menschen in Not ohne Krankenversicherungsschutz gewährt, Hilfe zur Pflege wird zur Deckung der Pflegelücke bewilligt und **Hilfe in besonderen Lebenslagen** beispielsweise im Rahmen der Blindenhilfe. Es gilt dabei das **Subsidiaritätsprinzip**, d. h., es müssen erst alle anderen Möglichkeiten wie Versicherungen, Vermögen oder Hilfe durch Angehörige ausgeschöpft worden sein, ehe Sozialhilfe gewährt wird. Die Leistungsgewährung ist damit von einer **Einzelfallprüfung** abhängig.

2.3   Vergütungsformen

Nachdem die verdienten Euros durch die Versicherungen und den Staat eingesammelt wurden, müssen sie nach der Leistungserbringung dem Leistungserbringer zugeführt werden [P5]. In Deutschland existieren zurzeit folgende Vergütungsformen:

* Einzelleistungsvergütung („fee for service")
* Konsultationskomplex
* Fallpauschale

- Zusatzentgelt
- Tagesgleicher Pflegesatz
- Festes Budget
- Zuschlag

Durch die Art der Vergütungsform werden unterschiedliche Anreize gesetzt [P8].

2.3.1 Einzelleistungsvergütung

Bei der Einzelleistungsvergütung wird jede einzeln erbrachte Leistung separat vergütet, also jede Blutdruckmessung, jeder Verbandswechsel, jedes EKG etc. Der Vorteil dabei ist, dass der tatsächliche Ressourcenverbrauch relativ genau erfasst werden kann. Zur Einkommensmaximierung [P4] besteht ein Anreiz für die Leistungserbringer, die Leistungen auszuweiten und ggf. auch medizinisch nicht notwendige zu erbringen. Dem Patienten werden so Leistungen angeboten, die er andernfalls nicht nachgefragt hätte, was als **angebotsinduzierte Nachfrage** bezeichnet wird. Die Einzelleistungsvergütung findet Anwendung im ambulanten ärztlichen und zahnärztlichen Bereich und bei nichtärztlichen Leistungserbringern.

2.3.2 Konsultationskomplex

In sogenannten **Konsultationskomplexen** werden medizinische Basisleistungen wie einfache körperliche Untersuchungen, Beratungen, Ausstellen eines Rezeptes etc. zusammengefasst, was den Abrechnungsaufwand reduziert [P4]. Sie nehmen damit eine Zwischenstellung zwischen der Einzelleistungsvergütung und den Fallpauschalen ein. Der Konsultationskomplex ist eine Vergütungsform im ambulanten ärztlichen und zahnärztlichen Bereich. Ein ähnliches Konstrukt ist der **Leistungskomplex** im Rahmen der häuslichen Krankenpflege und der ambulanten Pflege, bei dem mehrere einzelne Positionen zusammengefasst sind.

2.3.3 Fallpauschale

Bei Fallpauschalen erhalten die Leistungserbringer für die gesamte Behandlung eine einzige Pauschale. Im Gegensatz zu der Einzelleistungsvergütung wird dadurch der Anreiz [P8] zur Leistungsausweitung genommen. Bei dieser Vergütungsform besteht allerdings der Anreiz [P8] gemäß des ökonomischen Prinzips [P4], zu wenige Leistungen zu erbringen und den Patienten im Falle der stationären Aufnahme zu früh zu entlassen. Für die Versorgung über die Grenzen einzelner Sektoren hinaus werden sogenannte **Komplexpauschalen** gezahlt. Eine intersektorale Versorgung wäre beispielsweise die Akutbehandlung in einem Krankenhaus mit anschließender ambulanter oder stationärer Rehabilitation. Der Nachteil bei den Fallpauschalen ist, dass ihre Bildung einschließlich einer möglichst genauen Abbildung des Ressourcenaufwandes mit einem hohen administrativen Aufwand verbunden ist. Mit Fallpauschalen wird der Großteil der akutstationären Leistungen abgebildet. Für die Kalkulation dieser DRG-Fallpauschalen wurde ein eigenes Institut gegründet, das Institut für Entgeltsysteme im Krankenhaus (InEK). In der ambulanten Versorgung können die Leistungserbringer mit den Krankenkassen **Vergütungspauschalen** vereinbaren. Mit der Vergütungspauschale sind dann alle Leistungen des Arztes für den Patienten abgegolten.

2.3.4 Zusatzentgelt

Durch Zusatzentgelte wird die Kalkulation von Fallpauschalen erleichtert. Sie werden für besonders kostenintensive Maßnahmen, die nur bei wenigen Patienten zur Anwendung kommen, zusätzlich zu einer Fallpauschale gezahlt, wie z. B. bei der intermittierenden Hämodialyse. Aber auch viele Arzneimittel werden durch Zusatzentgelte vergütet. Die Zusatzentgelte finden ebenso wie die DRG-Fallpauschalen Anwendung zur Vergütung der akutstationären Leistungen.

2.3.5 Tagesgleicher Pflegesatz

Bei tagesgleichen Pflegesätzen wird die Vergütung exakt an die tatsächliche Verweildauer des Patienten angepasst. Es wird pro Tag ein zwischen den Leistungserbringern und den Leistungsfinanzierern ausgehandelter Tagessatz bezahlt. Dadurch besteht der Anreiz [P8], den Patienten länger als medizinisch notwendig im Krankenhaus zu behalten. Tagesgleiche Pflegesätze sind daher ideal geeignet für die vor- und nachstationäre Versorgung. Im Bereich der stationären Psychiatrie und Psychosomatik sind sie noch die dominierende Vergütungsform. Die Höhe wird mit den Spitzenverbänden der Krankenkassen ausgehandelt. Tagesgleiche Pflegesätze werden auch im Bereich der stationären Rehabilitation gezahlt. Eine Umstellung auf Fallpauschalen im psychiatrischen und psychosomatischen Bereich und für die Rehabilitationskliniken ist geplant.

2.3.6 Festes Budget

Beim festen Budget überweist der Leistungsfinanzierer dem Leistungserbringer einen festen Betrag, mit dem alle Leistungen unabhängig von der erbrachten Menge abgegolten sind. Damit wird das Morbiditätsrisiko und dadurch das Versicherungsrisiko von dem Versicherungsträger auf den Leistungserbringer übertragen. Das feste Budget setzt ebenso wie die Fallpauschale den Anreiz [P8], dass medizinisch notwendige Leistungen nicht erbracht werden. Das feste Budget findet Anwendung bei einem Modellprojekt zur integrierten Versorgung, dem Projekt „Gesundes Kinzigtal". Das dortige Netz aus Leistungsanbietern übernimmt für alle eingeschriebenen AOK-Patienten die komplette medizinische Versorgung. Nimmt ein Patient einen Leistungserbringer außerhalb des Gesundheitsnetzes in Anspruch, müssen auch diese Kosten von dem Netz aus dem Budget finanziert werden. Es bestehen so Anreize [P8], die Patienten durch eine qualitativ hochwertige Versorgung an die Anbieter des Netzes zu binden.

2.3.7 Gehalt

Die Ärzte sind angestellt und erhalten ein festes Gehalt unabhängig von der erbrachten Leistung. Dies ist eine Vergütungsform für die ambulante Versorgung in Regionen mit Unterversorgung. Dadurch sollen Anreize [P8] für Ärzte geschaffen werden, in diesen Regionen tätig zu werden. Das Gehalt ist attraktiv gestaltet und es entfällt der Aufwand für Abrechnungen. Durch das Gehalt werden die Einnahmeausfälle durch die geringe Inanspruchnahme in den dünn besiedelten Gebieten kompensiert.

2.3.8 Zuschlag

Zuschläge werden im Rahmen von Sicherstellungen und für ausbildende Institutionen gezahlt. Letztere erhalten die Zuschläge für die Kompensation der Kosten ihrer Ausbildungsleistungen, zu denen beispielsweise die Ausbildung von Gesundheits- und Krankenpflegern gehört. Zu den Sicherstellungen zählt die Teilnahme von Krankenhäusern an der Notfallversorgung.

In anderen Gesundheitssystemen gibt es noch weitere Vergütungsformen:

- Kopfpauschale (capitation)
- Pauschale für eingeschriebene Patienten
- Pauschale für potenzielle Patienten
- Erstattung der Selbstkosten
- „Pay for Performance" (P4P)

Bei der Kopfpauschale wird dem Leistungserbringer eine Pauschale für jeden Patienten gezahlt, der in einen bestimmten Zeitraum die Leistung in Anspruch genommen hat. Diese wird unabhängig von der Frequenz und der Art der Inanspruchnahme gezahlt.

In manchen Gesundheitssystemen werden auch Pauschalen an die Leistungserbringer gezahlt, wenn sich Patienten bei ihnen für die Behandlung eingeschrieben haben. Die Pauschale wird dann unabhängig davon gezahlt, ob der Patient die Leistung tatsächlich in Anspruch genommen hat oder nicht.

Pauschalen für potenzielle Patienten werden den Leistungserbringern für die Anzahl der Bewohner in ihrem Umkreis gezahlt, die im Krankheitsfall den Leistungserbringer in Anspruch nehmen könnten. Diese Vergütungsform wäre beispielsweise eine Alternative zum festen Gehalt in Regionen mit Unterversorgung.

Die Erstattung der Selbstkosten hat es bis 1993 noch in deutschen Akutkrankenhäusern gegeben. Es wurden die tatsächlich entstanden Kosten im darauf folgenden Jahr kompensiert. Bei diesem **Selbstkostendeckungsprinzip** war kein Anreiz [P8] zum wirtschaftlichen Verhalten der Krankenhäuser vorhanden.

„Pay for Performance" (P4P) ist ein relativ neues Konzept, bei dem ein Teil der Erstattung an die Qualität der Ergebnisse geknüpft wird. Dadurch wird ein Anreiz zum Erbringen qualitativ hochwertiger Leistungen gesetzt [P8]. Es ist allerdings oftmals schwierig, die Qualität der erbrachten Leistung zu messen und der Verwaltungsaufwand steigt an.

Die Vergütungsformen beschrieben den Modus, über den die Gesundheitsleistung monetär abgegolten wird. Eine andere Frage ist, ob die Vergütung direkt durch den Leistungsempfänger oder über den Versicherungsträger erfolgt. Beim **Sachleistungsprinzip** erfolgt die Finanzierung durch den Versicherungsträger. Ein Versicherungsnachweis (Krankenschein, Chipkarte) legitimiert den Patienten zur Inanspruchnahme der Leistung. Beim **Kostenerstattungsprinzip** leistet der Patient die Zahlung direkt an den Leistungserbringer und bekommt anschließend das Geld vom Versicherungsträger zurückerstattet. Beide Prinzipien haben Vor- und Nachteile (s. Abb. 2.13).

	Kostenerstattung	**Sachleistung**
Vorteile	• Erhöhung Transparenz • Vermeidung unnötiger Doppeluntersuchungen und „Doktorhopping" • Freier Dienstleistungsverkehr innerhalb der EU erleichtert • Vorheriges Gespräch über Leistungen fördert mündige Patienten • Freie Arztwahl	• Bequem für Patienten • Einfache Inanspruchnahme • Administrierte Preise
Nachteile	• Gefahr des Unterlassens notwendiger Behandlung mit Gefahr der Verschlimmerung und Erhöhung der Kosten • Arzt muss Solvenz des Patienten prüfen und trägt Ausfallrisiko • Evtl. Vorschuss hoher Rechnungsbeträge mit hohen Opportunitätskosten • Mehraufwand für Patienten	• Freifahrer-Mentalität • Moral Hazard • Beschränkung auf Vertragsärzte • Angebotsinduzierte Nachfrage • Kürzungs- und Regressgefahr • Missbrauchsgefahr der Chipkarte

Abb. 2.13: Jeweilige Vor- und Nachteile des Kostenerstattungs- und des Sachleistungsprinzips

Fragen zur Selbstkontrolle:

1. Welche drei Prototypen der Gesundheitssysteme gibt es?
2. Was besagt das Versicherungsprinzip?
3. Was ist die Versicherungspflichtgrenze und wie unterscheidet sie sich von der Beitragsbemessungsgrenze?
4. Was besagt das Solidaritätsprinzip?
5. Was leitet sich aus dem Bedarfsdeckungsprinzip ab?

6. Was wird durch die sogenannte Chronikerregelung begrenzt?
7. Worin unterscheiden sich Sachleistungs- und Kostenerstattungsprinzip und in welchen Versicherungen kommen diese jeweils hauptsächlich vor?
8. Worin unterscheiden sich Pflicht- von Satzungsleistungen?
9. Was bedeutet der Kontrahierungszwang?
10. Wozu dient der Morbiditätsorientierte Risikostrukturausgleich?
11. Was besagt der Verbotsvorbehalt und was der Erlaubnisvorbehalt?
12. Was versteht man unter Portabilität?
13. Was bedeutet die allgemeine Versicherungspflicht?
14. Aus welchen Teilen setzt sich die gesetzliche Pflegeversicherung zusammen?
15. Welche Leistungen werden in der sozialen Pflegeversicherung gewährt?
16. Was besagen die Begriffe „Moral Hazard" und „Adverse Selektion"?
17. Was ist das Subsidiaritätsprinzip?
18. Wann greift das Versorgungsprinzip und wann das Fürsorgeprinzip?
19. Welche ökonomischen Anreize ergeben sich jeweils durch Einzelleistungsvergütung, tagesgleiche Pflegesätze und Fallpauschalen?

3 Die Leistungserbringung von Gesundheitsleistungen oder warum am Wochenende in Berlin mehr rosafarbene Autos auf den Straßen unterwegs sind und man nicht mehr so oft montags aus dem Krankenhaus entlassen wird

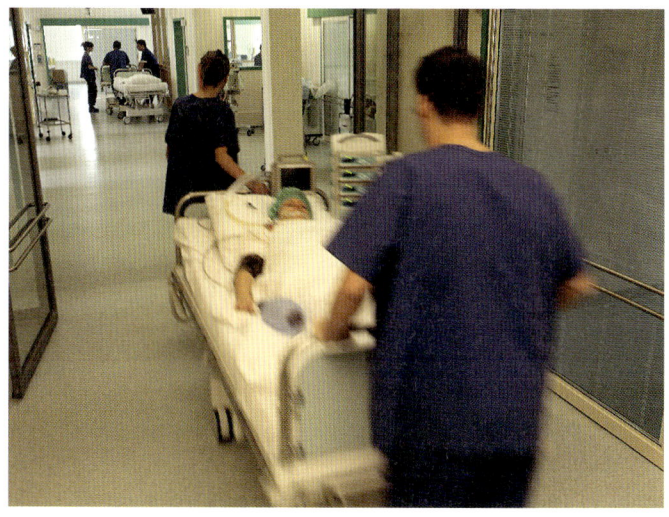

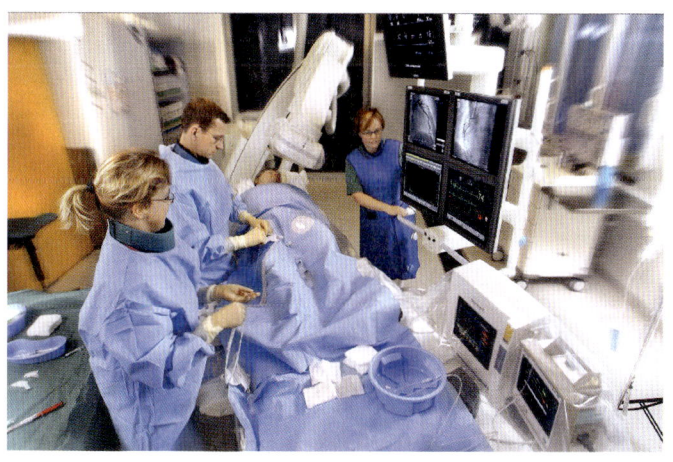

3.1   Ambulante Versorgung
3.1.1   Ärztliche Versorgung
3.1.1.1   Versorgung in freien ärztlichen Praxen
3.1.1.2   Medizinische Versorgungszentren (MVZ)
3.1.1.3   Ambulante Versorgung im Krankenhaus
3.1.2   Zahnärztliche Versorgung
3.1.3   Versorgung durch nichtärztliche Einrichtungen
3.2   Stationäre Versorgung
3.2.1   Akutkrankenhäuser
3.2.2   Rehabilitationskliniken
3.2.3   Pflegeheime
3.2.4   Hospize
3.3   Integrierte Versorgung (IV)

Gesundheitsleistungen umfassen Maßnahmen zur **Prävention, Kuration, Rehabilitation** und **Pflege**. Prävention bedeutet die Verhütung einer Erkrankung oder die Verhinderung einer Verschlimmerung einer Krankheit. Die Kuration beinhaltet Maßnahmen zur Diagnostik und Therapie von Erkrankungen. Im Rahmen der Rehabilitation wird eine Behinderung verbessert, verhindert oder deren Verschlimmerung verhindert. Bei der Pflege wird der Mensch bei seinen Grundbedürfnissen unterstützt. Die Ausübung der schulmedizinischen Heilkunde ist in Deutschland Ärzten vorbehalten. Diese können ausgewählte Tätigkeiten an speziell geschultes medizinisches Personal delegieren. Die Versorgung mit Gesundheitsleistungen ist in Deutschland relativ strikt in einen ambulanten und einen stationären Teil getrennt. Es existiert jeweils eine Vielzahl von Leistungsarten (s. Abb. 3.1).

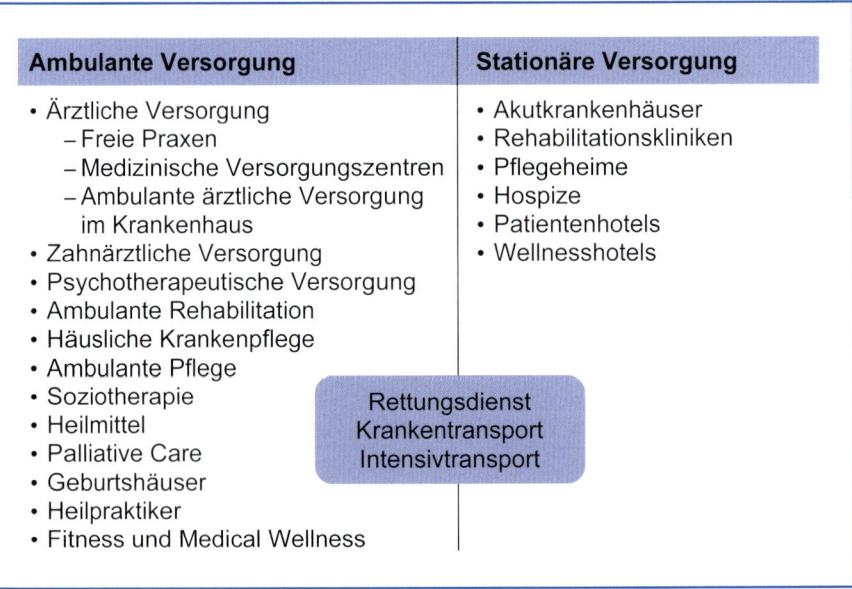

Ambulante Versorgung	Stationäre Versorgung

• Ärztliche Versorgung
   – Freie Praxen
   – Medizinische Versorgungszentren
   – Ambulante ärztliche Versorgung
     im Krankenhaus
• Zahnärztliche Versorgung
• Psychotherapeutische Versorgung
• Ambulante Rehabilitation
• Häusliche Krankenpflege
• Ambulante Pflege
• Soziotherapie
• Heilmittel
• Palliative Care
• Geburtshäuser
• Heilpraktiker
• Fitness und Medical Wellness
	• Akutkrankenhäuser
	• Rehabilitationskliniken
	• Pflegeheime
	• Hospize
	• Patientenhotels
	• Wellnesshotels

Rettungsdienst
Krankentransport
Intensivtransport

Abb. 3.1: Leistungserbringer im deutschen Gesundheitswesen

3.1   Ambulante Versorgung

Die ambulante Versorgung mit Gesundheitsleistungen umfasst die ärztliche und zahnärztliche Versorgung sowie die durch nichtärztliche Einrichtungen.

3.1.1   Ärztliche Versorgung

Die ambulante ärztliche Versorgung erfolgt in freien ärztlichen Praxen, Medizinischen Versorgungszentren (MVZ) und im Krankenhaus.

3.1.1.1   Versorgung in freien ärztlichen Praxen

Die in einer Praxis tätigen selbstständigen Ärzte führen ihre Tätigkeit **freiberuflich** aus. Damit unterscheidet sich diese ambulante ärztliche Tätigkeit von einem Gewerbe, was steuerrechtliche Konsequenzen hat. Die Tätigkeit kann dabei alleine oder mit Kollegen erfolgen. Es werden folgende Organisationsformen der Praxis unterschieden:

- **Einzelpraxis**: Der Arzt ist alleine in seiner Praxis tätig.
- **Praxisgemeinschaft**: Es sind mehrere Ärzte in einer Praxis tätig, die getrennt abrechnen.
- **Gemeinschaftspraxis**: Es sind mehrere Ärzte in einer Praxis beschäftigt, die gemeinsam abrechnen.
- **Laborgemeinschaft**: Mehrere Ärzte unterhalten gemeinsam ein Laboratorium und teilen sich die Kosten für die Apparate, Materialien und das Assistenzpersonal. Die Leistungen werden getrennt abgerechnet.
- **Apparategemeinschaft**: Mehrere Ärzte nutzen Geräte gemeinsam für Diagnostik und Therapie, v. a. bei kostenintensiven Geräten wie z. B. in der Radiologie.
- **Praxisklinik**: Sie enthält Belegbetten.

Aus ökonomischer Sicht kann eine Kollaboration sinnvoll sein, wenn bei Erhalt des Umsatzes die Kosten für gemeinsames Personal, Räumlichkeiten und Geräte aufgeteilt werden können [P4]. Es entstehen Synergieeffekte durch die Aufteilung der fixen Kosten auf mehrere Schultern. Allerdings erfordert eine Kollaboration einen erhöhten Abstimmungsbedarf und eine kollegiale Zusammenarbeit.

Ärzte können als reine **Privatärzte** arbeiten. Dann können sie nur selbstzahlende Privatpatienten behandeln. Als **Vertragsärzte** sind sie für die Behandlung von GKV-Patienten autorisiert, dürfen zusätzlich aber auch privat versicherte Patienten und Selbstzahler behandeln. Im Notfall dürfen Privatärzte GKV-Patienten auch zu Lasten der gesetzlichen Krankenversicherungen behandeln. Im Jahr 2008 waren von den insgesamt 138.300 ambulant tätigen Ärzten 119.800 als Vertragsärzte tätig (86,6 %) und 5.900 als reine Privatärzte (4,3 %). Der Rest (9,1 %) arbeitete als angestellte Ärzte. Für die Tätigkeit als Vertragsarzt müssen einige Voraussetzungen erfüllt sein:

- Approbation als Arzt und Führen einer Gebietsbezeichnung
- Teilnahme an einem Einführungslehrgang
- Alter < 55 Jahre
- Persönliche Eignung
  - Es dürfen nicht mehr als 13 Stunden wöchentlich für andere Tätigkeiten verwendet werden.
  - Keine Alkohol- oder Drogensucht in den letzten fünf Jahren
  - Keine Interessen- oder Pflichtenkollision durch andere Tätigkeiten

Sind die Voraussetzungen erfüllt, kann das **Zulassungsverfahren** zum Vertragsarzt beginnen. Es läuft in zwei Stufen ab:

1. Beantragung der Eintragung in das **Arztregister** der zuständigen Kassenärztlichen Vereinigung. Der Arzt wird mit der Eintragung außerordentliches Mitglied.
2. Nach der Eintragung entscheidet der **Zulassungsausschuss** in Abhängigkeit von der Versorgungslage. In den meisten Fachdisziplinen und Regionen ist eine Zulassung allerdings nur durch Übernahme einer freiwerdenden Praxis oder Bildung von Gemeinschaftspraxen mit bereits zugelassenen Ärzten möglich.

Die Angebotsseite für den ambulanten GKV-Markt ist also streng reguliert und zentral geplant. Zum einen dürfen nur bestimmte Ärzte an der Versorgung teilnehmen und zum anderen ist die Anzahl der teilnehmenden Ärzte zentral begrenzt. Die Tätigkeiten von Vertragsärzten umfassen:

- Behandlung der Patienten
- Verordnung von Heil- und Hilfsmitteln
- Überweisung zu Ärzten anderer Fachdisziplinen
- Einweisung in Krankenhäuser
- Ausstellung von Arbeitsunfähigkeitsbescheinigungen

Für Vertragsärzte besteht eine **Behandlungspflicht** von GKV-Patienten. Umgekehrt haben diese bei einem Vertragsarzt einen **Behandlungsanspruch**. Es besteht außerdem die Pflicht zur persönlichen Leistungserbringung, das heißt, ein Vertragsarzt kann sich bei Urlaub, Krankheit und Fortbildung nur für die Dauer von maximal drei Monaten im Jahr durch einen anderen Arzt vertreten lassen. Die Leistungserbringung in Form von persönlichen Sprechstunden beträgt mindestens 20 Stunden pro Woche. Vertragsärzte haben die Verpflichtung zur Teilnahme an Fortbildungen, die von den Ärztekammern zertifiziert wurden. Sollte dieser Verpflichtung nicht nachgekommen werden, drohen Honorarkürzungen und bei bestehender Weigerung der Entzug der Zulassung. Auch bei Verstoß gegen andere vertragliche oder gesetzliche Pflichten kann der **Disziplinarausschuss** der KV Verwarnungen, Verweise und Geldbußen verhängen und sogar die Zulassung entziehen. GKV-Versicherte haben zwischen den Vertragsärzten freie Arztwahl. Dies gilt allerdings nicht für Hausbesuche. Wird ohne einen zwingenden Grund ein anderer als der nächst gelegene Vertragsarzt gewählt, muss der Patient die evtl. entstehenden Mehrkosten tragen. Bei der Tätigkeit als Vertragsarzt werden die **haus-** und die **fachärztliche Versorgung** unterschieden. Für beide existieren unterschiedliche Budgets. An der hausärztlichen Versorgung nehmen teil:

- Fachärzte für
  - Allgemeinmedizin
  - Pädiatrie
  - Innere Medizin
- Praktische Ärzte

Fachärzte für Innere Medizin können zwischen der hausärztlichen und der fachärztlichen Versorgung wählen. Ärzte ohne Gebietsbezeichnung werden nicht mehr zur vertragsärztlichen Tätigkeit zugelassen – mit Ausnahme der praktischen Ärzte. Sie haben noch Bestandsschutz. Von den im Jahr 2008 135.388 tätigen Vertragsärzten waren 58.095 als Hausärzte (42,9 %) und 77.293 als Fachärzte (57,1 %) tätig. Fachärzte arbeiten in ihrem entsprechenden Gebiet. Jene mit einer Subspezialisierung werden in der Regel vor allem in diesem Bereich tätig. Im Vergleich zu anderen Ländern wie z. B. dem Vereinigten Königreich oder den Niederlanden ist in Deutschland die ambulante Versorgung durch Fachärzte sehr ausgeprägt. In anderen europäischen Ländern wird sie hauptsächlich an Krankenhäusern durchgeführt. Die „doppelte Facharztschiene" in Deutschland wird oftmals kritisiert [P4]. Andererseits existieren in Deutschland keine langen Wartelisten und auch die Möglichkeit zur Einholung einer Zweitmeinung innerhalb einer relativ kurzen Zeit hat zu einer hohen Patientenzufriedenheit mit dem System geführt.

Die **Kassenärztlichen Vereinigungen** (KVen) haben bei der ambulanten Versorgung von GKV-Patienten eine herausragende Rolle. Sie haben drei Aufgaben:

1. **Sicherstellungsauftrag**: Die Kassenärztlichen Vereinigungen müssen jederzeit die ärztliche Versorgung der Versicherten sicherstellen. Dazu muss ein qualitativ angemessenes, örtlich und jederzeit bedarfsdeckendes und wirtschaftliches Versorgungsangebot bestehen. Dies schließt auch das Bereithalten eines Notdienstes außerhalb der üblichen Sprechzeiten ein. Hierzu haben ausgewählte Praxen am Wochenende geöffnet und die KVen halten Erste-Hilfe-Stellen vor. Außerdem ist ein mobiler KV-Notdienst im Einsatz. Vertragsärzte müssen sich an diesem mobilen Bereitschaftsdienst beteiligen. In Berlin sind die rosafarbenen PKW der KV neben dem Bereitschaftsarzt mit einem Erste-Hilfe-Koffer und einem Fahrer ausgestattet. Dieser Notdienst darf nicht mit dem qualifizierten Rettungsdienst verwechselt werden, der für Notfälle eingerichtet ist, bei denen die Vitalfunktionen gestört sind oder ihre Störung zu erwarten ist.
2. **Gewährleistungsauftrag**: Die Kassenärztlichen Vereinigungen müssen gewährleisten, dass die gesetzlichen und vertraglichen Anforderungen in der ambulanten vertragsärztlichen Versorgung erfüllt werden. Dazu gehört auch eine ausreichende zweckmäßige, qualitative und wirtschaftliche Versorgung mit medizinisch Notwendigem.
3. **Interessenvertretung**: Die KVen vertreten die gesundheitspolitischen Interessen der Vertragsärzte.

Im ambulanten Bereich haben die KVen also ein Monopol für die Behandlung von GKV-Patienten. Ein Wettbewerb [P7] findet nicht statt. In Deutschland gibt es 17 KVen, für jedes Bundesland eine, bis auf Nordrhein-Westfalen, wo die KV Nordrhein und die KV Westfalen-Lippe existieren. Die KVen sind von der Rechtsform ebenso wie die gesetzlichen Versicherungen und wie der Gemeinsame Bundesausschuss eine Körperschaft öffentlichen Rechts. Damit gehören sie zur mittelbaren

Staatsverwaltung und ihnen wurden hoheitliche Aufgaben übertragen. Insofern wird auch die Aufgabe der Interessenvertretung der Vertragsärzte durchaus kritisch betrachtet. Organ der KVen ist die **Vertreterversammlung** der Mitglieder. Diese wählt einen **Vorstand**, der eine hauptamtliche **Geschäftsführung** bestellt.

Die **Kassenärztliche Bundesvereinigung** (**KBV**) ist für die Sicherstellung der vertragsärztlichen Versorgung auf Bundesebene zuständig und schließt hierfür unter anderem Bundesmantelverträge ab. Auch die KBV ist als Körperschaft öffentlichen Rechts mittelbare Staatsverwaltung. Im Rahmen der **Selbstverwaltung** ist die KBV als Mitglied des Gemeinsamen Bundesausschusses an der Festlegung des Leistungskatalogs für GKV-Patienten beteiligt. Sie stellt zwei der insgesamt fünf Vertreter der Leistungserbringer im Gemeinsamen Bundesausschuss.

Im Rahmen des Gewährleistungsauftrags führen die Kassenärztlichen Vereinigungen **Bedarfsplanungen** für eine ausreichende und flächendeckende ambulante Versorgung durch. Dabei werden **Verhältniszahlen** aus den Einwohnern einer Region und den tätigen Ärzten gebildet. Freie **Vertragsarztsitze** werden im Rahmen des Zulassungsverfahrens durch den Zulassungsausschuss vergeben. Eine **Überversorgung** einer Arztgruppe liegt bei Überschreiten der geplanten Arztdichte von ≥ 10 % vor. Der Zulassungsausschuss kann dann eine **Zulassungsbeschränkung** anordnen, es besteht also eine **Niederlassungssperre**. Bei einer Unterversorgung setzen die KVen Anreize zur vermehrten Niederlassung [P8], z. B. durch eine Mindestumsatzgarantie, Finanzierung und Organisation von Weiterbildungen oder Vergabe von zinsgünstigen Krediten für die Praxisfinanzierung. Solche Anreize werden zurzeit für das Fach Allgemeinmedizin in Brandenburg und Mecklenburg-Vorpommern gesetzt [P8]. Durch das Vertragsarztrechtsänderungsgesetz soll bestehende Unterversorgung behoben und die ambulante ärztliche Tätigkeit flexibler gestaltet werden. Durch das Gesetz wurden örtliche und überörtliche **Berufsausübungsgemeinschaften** auch über die Grenzen von KV-Gebieten hinaus ermöglicht. So können neuerdings Vertragsärzte untereinander und in Kooperation mit MVZs gegenseitig die Räumlichkeiten nutzen. Außerdem kann ein Vertragsarzt beispielsweise morgens in seiner eigenen Praxis arbeiten und nachmittags in einer Praxis in einer Region mit Unterversorgung. Ärzte können auch sowohl im Krankenhaus als auch als Vertragsarzt arbeiten, was z. B. für Oberärzte attraktiv sein kann. Es handelt sich dann um **Teilzulassungen**. Vertragsärzte dürfen auch über das Gebiet einer KV hinaus tätig sein und eine unbegrenzte Anzahl von Ärzten auch fachübergreifend anstellen. Die Altersbegrenzung von 68 Jahren für die Tätigkeit als Vertragsarzt wurde aufgehoben.

Insgesamt sollte man als junger Mediziner flexibel sein, wenn man von einer eigenen Praxis träumt. Bei festgelegter Fachrichtung muss man eventuell räumliche Veränderungen in Kauf nehmen, wenn an dem Wunschort Zulassungssperren existieren. Sollte die angestrebte Fachrichtung noch nicht endgültig feststehen, kann man durch die strategische Wahl die Wahrscheinlichkeit zur Niederlassung an dem gewünschten Ort gezielt erhöhen. Es muss allerdings beachtet werden, dass die Weiterbildungszeit sehr lange dauert und sich die Bedingungen beim Abschluss der Weiterbildung geändert haben können. In gesperrten Zulassungsbezirken können Ärzte trotzdem von Vertragsärzten angestellt werden, es darf dadurch allerdings nicht zur Leistungsausweitung kommen, dass heißt, die Vertragsarztpraxis darf dadurch nicht mehr Leistungen erbringen. Assistenzärzte zur Weiterbildung dürfen unabhängig von der Versorgungssituation, also immer eingestellt werden.

Ein Arzt in einer eigenen Praxis ist als Unternehmer tätig. Die Praxis kann nur bestehen, wenn die Einnahmen die Ausgaben langfristig übersteigen [P6]. Die Ressourcen in der Arztpraxis sind begrenzt [P1]. Zu ihnen gehören die Räumlichkeiten, die personelle und die apparative Ausstattung. Gemäß des ökonomischen Prinzips [P4] gilt es, mit den begrenzten zur Verfügung stehenden Ressourcen die Einnahmen der Praxis zu maximieren. Es existieren folgende Einnahmequellen:

1. GKV-Vergütungen im Rahmen der Gesamtvergütung
2. GKV-Vergütungen außerhalb der Gesamtvergütung (freie Leistungen)
3. Privatliquidation und individuelle Gesundheitsleistungen
4. Behandlung von Versicherten der gesetzlichen Unfallversicherung und Beziehern von Sozialhilfe
5. Zweiter Gesundheitsmarkt

Der Promotion dieser ärztlichen Leistungen sind allerdings durch das ärztliche Berufsrecht und das Heilmittelwerbegesetz enge Grenzen gesetzt.

1. Einnahmen von GKV-Patienten im Rahmen der Gesamtvergütung
Die Krankenkassen zahlen mit befreiender Wirkung an die jeweilige Kassenärztliche Vereinigung die sogenannte **Morbiditätsbedingte Gesamtvergütung (MGV)**. Die MGV ist das Ausgabenvolumen für die Gesamtheit der zu vergütenden regulären vertragsärztlichen Leistungen. Mit der Zahlung der Gesamtvergütung an die KV [P5] sind die meisten vertragsärztlichen Leistungen abgegolten. Die Krankenkassen zahlen für Ihre Versicherten einen Betrag an die KVen, der den vorhersehbaren Bedarf decken soll. Dieser wird auf der Basis der Abrechnungsdaten des vorletzten Kalenderjahrs ermittelt. Nicht vorhersehbarer Bedarf (z. B. im Rahmen einer Grippe-Pandemie) kann mit den KVen nachverhandelt werden. Zwischen den Krankenkassen und den Vertragsärzten besteht also über die KVen ein **Kollektivvertrag**. Von der **Nettogesamtvergütung** der Krankenkassen werden die Verwaltungskosten für die KVen sowie die Sicherstellungskosten für die Behebung der Unterversorgung und für die Organisation des Bereitschaftsdienstes abgezogen. Diese **Bruttogesamtvergütung** wird dann durch den sogenannten **Trennungsfaktor** für die hausärztliche und die fachärztliche Vergütung aufgeteilt. Durch Schlüsselung wird das Budget dann auf die verschiedenen Fachrichtungen getrennt aufgeteilt. Dies geschieht durch den sogenannten **Honorarverteilungsmaßstab**. Die einzelnen Ärzte rechnen dann quartalsweise mit den Kassenärztlichen Vereinigungen basierend auf dem **Einheitlichen Bewertungsmaßstab (EBM)** jede einzelne erbrachte Leistung ab; die Basis der Abrechnung ist also eine Einzelleistungsvergütung.

Bei dem EBM handelt es sich um einen Katalog, in dem die zu Lasten der GKV erbringbaren ärztlichen Leistungen enthalten sind. Jede Leistung enthält eine detaillierte **Beschreibung**, eine **Positionsnummer** und eine **Punktzahl**. Nicht jede Leistung darf von jedem Arzt erbracht werden, es gibt spezifische Leistungen, die einer entsprechenden Weiterbildung bedürfen, um abrechnungsfähig zu sein. Im EBM existieren einige allgemeine Positionen für alle Arztgruppen, wie z. B. die Abrechnung für das Versenden eines Arztbriefes. Die Punktzahl gibt den relativen Wert der Leistung an. Die Vergütungshöhe in EUR ergibt sich durch Multiplikation der Punktzahl mit dem **Punktwert**. Die Abrechnung mit der KV erfolgt quartalsweise. Zur Sicherung der finanziellen Basis des Vertragsarztes erfolgen monatliche Abschlagszahlungen.

Am Ende des Quartals werden alle Leistungen summiert. Moderne **Praxissoftware** hat die Abrechnung erheblich erleichtert.

Alle innerhalb eines Quartals erbrachten Leistungen an demselben Patienten heißen **Behandlungsfall.** Bei einem **Krankheitsfall** werden alle Leistungen der zugrunde liegenden Erkrankung zugeordnet. Der Krankheitsfall kann sich über verschieden Quartale erstrecken. Bei dem **Arztfall** werden alle Leistungen des Versicherten einem Arzt zugeordnet. Dies ist relevant, wenn der Arzt an mehreren Stätten tätig ist. Die Fallunterscheidung ist für die Überprüfung der Abrechnungen durch die KVen wichtig.

Das Budget der Krankenkassen für die ambulante Versorgung war bis vor kurzem aufgrund des Grundsatzes der Beitragsstabilität gedeckelt und an die Entwicklung der Grundlohnsumme der Mitglieder gekoppelt, weswegen das Budget auch als **einnahmeorientierte Gesamtvergütung** bezeichnet wurde. Der zu verteilende Kuchen war also immer gleich groß. Der **Auszahlungspunktwert,** also der monetäre Wert des einzelnen Abrechnungspunkts, hing deshalb davon ab, wie viele Vertragsärzte tätig waren und wie viele Einzelleistungen sie insgesamt zusammen erbracht haben. Die Zahl der Vertragsärzte ist kontinuierlich gestiegen. Die einzelnen Ärzte haben daher versucht [P4, P8], den Einnahmeverlust durch Leistungsausweitung zu kompensieren. Dies haben aber nicht nur einzelne Ärzte getan, denn die Leistungsausweitung ist ein weit verbreitetes Phänomen. Es wurden also insgesamt immer mehr Leistungen abgerechnet, das Budget ist aber nicht weiter gestiegen. Die Folge war, dass der Punktwert gesunken ist und sich damit für die Ärzte kein positiver Nettoeffekt ergeben hat. Dies wird als sogenannter **Hamsterradeffekt** bezeichnet. Letztlich war der Punktwert für das jeweilige Quartal vollkommen ungewiss und wechselte ständig, das heißt, er „floatierte". Die Einnahmebasis der einzelnen Praxis war nicht vorherzusehen, für den Arzt bestand also eine geringe Planungssicherheit. Zur Behebung dieses Problems wurden zum 01.01.2009 die sogenannten **arztgruppenspezifischen Regelleistungsvolumina** eingeführt. Diese geben pro Arzt in einer bestimmten Fachrichtung die Leistungsmenge vor, für die ein fester Punktwert garantiert wird, der als **Regelleistungspunktwert** bezeichnet wird. Die Planungssicherheit für den einzelnen Arzt wird so erhöht. Werden mehr Leistungen erbracht als durch die Regelleistungsvolumina vorgegeben, ist der Punktwert für die Mehrleistungen wieder floatierend. Neben den Einzelleistungen werden im EBM 2009 auch Komplexpauschalen in Form von **Versichertenpauschalen** bezahlt. Mit diesen Pauschalen ist ein großer Anteil an einzelnen Leistungen für einen Versicherten bereits abgegolten. Dies dient der Vereinfachung der Abrechnung [P4].

Nachdem der Arzt die erbrachten Leistungen bei der KV zur Abrechnung eingereicht hat, führt diese **Plausibilitätsprüfungen, Auffälligkeitsprüfungen** und **Wirtschaftlichkeitsprüfungen** durch. Bei den Plausibilitätsprüfungen wird überprüft, ob der Umfang der je Tag abgerechneten Leistungen und der damit verbundene Zeitaufwand realistisch ist; bei den Auffälligkeitsprüfungen wird geschaut, ob bestimmte Leistungen besonders häufig erbracht wurden. Auch das Verordnungsverhalten bezüglich der Arzneimittel wird von den KVen überprüft. Die monetäre Höhe der Verordnungen ist durch die **Arzneimittelrichtgrößen** begrenzt [P1]. Sollte die Praxis durch besonders hohe Arzneimittelverordnungen im Rahmen der Wirtschaftlichkeitsprüfungen auffallen, können seitens des Vertragsarztes **Praxisbesonderheiten** geltend gemacht werden. Dazu zählen eine besondere Lage der Praxis (z. B. Landarztpraxis), ein besonderer Patientenkreis (z. B. viele multimorbide Patienten) oder eine von dem Arzt bevorzugt angewandte Behandlungsmethode. Bei Fehlern in der Abrechnung wird die **Honorarforderung** des Vertragsarztes durch die KV berichtigt. Bei der Feststellung von bewussten Täuschungen im Rahmen der **Abrechnungsprü-**

fung werden disziplinarische Maßnahmen eingeleitet und Strafanzeige wegen **Abrechnungsbetrug** gestellt. Am Ende des Abrechnungsverfahrens steht der **Honorarbescheid.** Interessanterweise sind viele Ärzte nicht in der Lage, den Honorarbescheid zu lesen und zu verstehen. Die KVen bieten daher extra Seminare zum Erlernen der Interpretation des eigenen „Einkommensbescheids" an. **Fremdärzte,** das heißt Vertragsärzte, die Patienten mit einem Wohnsitz außerhalb der KV des Arztes behandelt haben (z. B. weil der Patient im Urlaub krank geworden ist oder innerhalb seiner KV nicht schnell genug einen Termin bekommen hat), stellen der nach dem Wohnsitz des Patienten zuständigen KV die entstandenen Kosten in Rechnung.

2. Einnahmen von GKV-Patienten außerhalb der Gesamtvergütung (freie Leistungen)
Außerhalb der Gesamtvergütung werden von den KVen vergütet:

- Belegärztliche Leistungen
- Besondere ambulante ärztliche Versorgung
- Drogensubstitutionsbehandlung
- Hausarztzentrierte Versorgung
- Modellvorhaben
- Prävention
  - Früherkennungsmaßnahmen
  - Mutterschaftsvorsorgeleistungen
- Integrierte Versorgung
- Strukturierte Behandlungsprogramme (Disease-Management-Programme)

Durch eine aktive Bereitschaft zur Teilnahme an diesen Versorgungsformen kann die Einnahmesituation der Arztpraxis verbessert werden. Bei der besonderen ambulanten ärztlichen Versorgung, der hausarztzentrierten Versorgung, der integrierten Versorgung und den Modellvorhaben schließen die Leistungserbringer direkt mit den gesetzlichen Krankenkassen Verträge ab. Das Monopol der KVen soll so abgeschwächt werden und der Wettbewerb [P7] zwischen den Leistungserbringern und auch zwischen den Leistungsfinanzierern erhöht werden.

Belegärzte sind niedergelassene Ärzte, die ihre Patienten bei elektiven Operationen selbst im Krankenhaus operieren. Zwischen dem Belegarzt und dem Krankenhaus wird ein **Belegarztvertrag** geschlossen. Das Krankenhaus stellt die notwendige Infrastruktur zur Verfügung und sichert eine Notfallbereitschaft. Der Belegarzt rechnet seine Leistungen nach dem Einheitlichen Bewertungsmaßstab (EBM) ab. Das Krankenhaus bekommt von der Krankenkasse eine DRG-Fallpauschale, die speziell für Belegabteilungen kalkuliert ist. Das Belegarztwesen findet sich vor allem in den Bereichen HNO, Gynäkologie und Orthopädie. Es existieren reine **Belegkliniken,** die sich auf diese Versorgungsform spezialisiert haben.

Bei der **besonderen ambulanten ärztlichen Versorgung** schließen die Ärzte oder Ärztegemeinschaften mit den Krankenkassen unter Umgehung der KVen Direktverträge ab. Der Sicherstellungsauftrag der KV für den vertraglich vereinbarten **Versorgungsauftrag** wird im Gegenzug aufgehoben. Im Rahmen dieser Versorgungsform sollen innovative Projekte gefördert werden. Ein Beispiel ist die Versorgung von Kindern und Jugendlichen mit ADHS in Baden-Württemberg.

Voraussetzung für die **Drogensubstitutionsbehandlung** ist die suchttherapeutische Qualifikation des behandelnden Arztes. Es existiert eine spezielle Fachkunde „Suchtmedizinische Grundversorgung". Der durchführende Arzt muss dem Bundesinstitut für Arzneimittel (BfArm) den Beginn und die Art der Substitution anzeigen. Durch Urintests muss der Beigebrauch von weiteren Drogen kontrolliert werden und würde bei Nachweis zum Abbruch der Substitution führen. Die Abrechnung für diese Leistungen erfolgt über die KVen, die auch für diesen Bereich den Sicherstellungsauftrag haben.

Seit der Gesundheitsreform im Jahr 2004 konnten Krankenkassen freiwillig eine hausarztzentrierte Versorgung anbieten, seit dem 1. Juli 2009 sind sie dazu verpflichtet. Vorreiter war das **Hausarzt-Modell** der Barmer Ersatzkasse. Teilnehmende Patienten verpflichten sich, im Krankheitsfall immer zuerst ihren Hausarzt aufzusuchen, der die Grundversorgung übernimmt und über eine Überweisung zum Facharzt entscheidet. Dieses Modell wird als **Gatekeeping** bezeichnet. Die Patienten sind ein Jahr an den Hausarzt gebunden und dürfen nur aus wichtigem Grund wechseln. Im Gegenzug erhalten sie von ihrer Krankenkasse einen Bonus, wie z. B. den Erlass der Praxisgebühr [P8]. Die Versicherten können auch einen eigenständigen Versicherungstarif für diese Versorgungsform wählen, den sogenannten **Hausarzttarif**. Die Krankenkassen schließen für die Versorgung mit den Hausärzten **Direktverträge** unter Umgehung der KV ab und vergüten sie auch direkt. Die Gesamtvergütung an die KV wird dann entsprechend reduziert. In mehreren Bundesländern hat die AOK landesweit in Zusammenarbeit mit dem Deutschen Hausärzteverband ein Hausarztprogramm eingerichtet. Durch die Stärkung der Hausärzteverbände sind Parallelorganisationen zu den Kassenärztlichen Vereinigungen entstanden, was die Monopolstellung der KVen abschwächen und den Wettbewerb zwischen den Leistungserbringern erhöhen soll [P7]. Politisches Ziel der hausarztzentrierten Versorgung ist es, die Besuche beim Facharzt zu reduzieren. Die häufige Inanspruchnahme von unterschiedlichen Fachärzten durch den Patienten wird als „Ärztehopping" bezeichnet. Facharztbesuche sind mit durchschnittlich höheren Kosten verbunden als Besuche beim Hausarzt. Allerdings ist empirisch nicht nachgewiesen, dass sich durch die hausarztzentrierte Versorgung insgesamt Kosten einsparen lassen, da sich Erkrankungen durch den zeitlichen Verzug verschlimmern können oder durch falsche Therapie sogar unnötige Kosten entstehen. Außerdem hat eine Reduktion der Besuchsfrequenz im deutschen Gesundheitssystem sowieso keine unmittelbare kostensparende Wirkung, da die Ausgabenvolumina für den ambulanten Bereich budgetiert sind. Die hausarztzentrierte Versorgung müsste mit einer Reduktion der fachärztlichen Vertragsarztsitze und des fachärztlichen Budgets einhergehen, um Einsparungseffekte zu erzielen

Modellvorhaben können mit einzelnen Kassen oder kassenübergreifend durchgeführt werden. Es werden **Strukturmodelle** und **Leistungsmodelle** unterschieden. Bei den Strukturmodellen geht es um neue Vergütungsformen, Organisations- und Verfahrensabläufe. Beispielsweise können die Kassen im Rahmen von Strukturverträgen mit den Leistungserbringern Vergütungspauschalen vereinbaren. Die Leistungserbringer tragen dann die Verantwortung für die Wirtschaftlichkeit der Leistungen. Zur Verbesserung der Organisationsabläufe können sich Ärzte in **Arztnetzen** zusammenschließen. Die Teilnahme der Ärzte und Patienten an diesen Verträgen ist freiwillig. Bei den Leistungsmodellen können innovative Leistungen zur Früherkennung und zur Therapie, also neue Untersuchungs- und Behandlungsmethoden, angewendet werden, die noch nicht im Leistungskatalog der GKV enthalten sind. Die Leistungsmodelle müssen dann aber durch eine wissenschaftliche Evaluation begleitet werden.

Für neue Untersuchungs- und Behandlungsmethoden besteht im ambulanten Bereich für die Versorgung von GKV-Patienten ein **Erlaubnisvorbehalt**. Die neuen

Verfahren müssen erst durch den Gemeinsamen Bundesausschuss (G-BA) in den Leistungskatalog aufgenommen werden, ehe sie regulär zu Lasten der GKV erbracht werden dürfen. Durch die Modellvorhaben gibt es somit einen Weg, auch GKV-Patienten ohne vorherigen Beschluss des Gemeinsamen Bundesausschusses schnell Innovationen zugänglich zu machen.

Gesetzlich Krankenversicherte haben ab dem 35. Lebensjahr alle zwei Jahre das Recht auf einen **Gesundheits-Checkup** zur Erkennung der häufigen Zivilisationskrankheiten. Der Checkup beinhaltet die körperliche Untersuchung, Blutentnahmen und EKG und wird umgangssprachlich als „Blüm-TÜV" bezeichnet. Gesetzlich krankenversicherte Frauen haben außerdem ab dem 20. Lebensjahr und Männer ab dem 45. Lebensjahr Anspruch auf eine jährliche **Krebsfrüherkennungsuntersuchung**. Ab dem 50. Lebensjahr wird eine jährliche Untersuchung des Stuhls auf okkultes Blut und mit 55 Jahren und dann alle weiteren zehn Jahre eine Darmspiegelung erstattet. Für Kinder gibt es die Kindervorsorgeuntersuchungen U1-U9 und für Jugendliche zwei weitere im 13./14. Lebensjahr.

In den Medien hört man oftmals Begriffe wie Über-, Unter- oder Fehlversorgung im Gesundheitswesen. Diese Begriffe wurden vom sogenannten Sachverständigenrat geprägt. Er begutachtet das Gesundheitswesen im Auftrag des Bundesgesundheitsministerium (BMG) in der Regel alle zwei Jahre. Eine **bedarfsgerechte Versorgung** besteht bei medizinisch adäquater, den Bedürfnissen des Patienten entsprechende Versorgung. Für **nicht bedarfsgerechte Versorgungen** verwendet der Sachverständigenrat folgende Unterformen:

- **Unterversorgung**: Verweigerung oder nicht zuzumutende erreichbare Versorgung mit individuellen, professionellen und wissenschaftlich anerkannten Leistungen bei bestehendem Bedarf
- **Fehlversorgung**: Bei der Fehlversorgung entsteht ein vermeidbarer Schaden bzw. der Schaden oder das Schadenpotenzial übersteigen den Nutzen der Intervention deutlich.
- **Überversorgung**: Die Versorgung geht über den Bedarf hinaus oder es werden Leistungen ohne Nutzennachweis erbracht.

In einem Gutachten hat der Sachverständigenrat das gleichzeitige Bestehen von Über-, Unter- und Fehlversorgung bei chronischen Erkrankungen in Deutschland festgestellt. Als Reaktion darauf wurden sogenannte **„strukturierte Behandlungsprogramme"**, auch **„Disease-Management-Programme"** (DMP) genannt, für häufige chronische Erkrankungen eingeführt. Das Konzept der DMPs stammt von der US-amerikanischen **„Managed Care"**-Versorgung und dient der koordinierten, evidenzbasierten Behandlung von Patienten mit chronischen Erkrankungen [P4]. Hintergrund ist, dass Patienten mit chronischen Erkrankungen hohe Kosten im Gesundheitswesen verursachen. Durch DMPs sollen Folgekosten durch die Verhinderung von Folgeerkrankungen verhindert werden [P4]. Zurzeit existieren in Deutschland Programme für folgende sehr häufig vorkommende chronische Erkrankungen:

- Asthma bronchiale/COPD
- Diabetes mellitus Typ 1 und 2
- Koronare Herzerkrankung (KHK)
- Mammakarzinom

Die Behandlung der an den DMPs teilnehmenden Patienten soll durch besonders qualifizierte und routinierte Ärzte erfolgen. Die Teilnahme ist für den Patienten freiwillig. Im Gegenzug kann er von seiner Krankenkasse einen Bonus erhalten, wie z. B. den Erlass der Praxisgebühr [P8]. Seit dem 01.04.2007 gibt es einen eigenen Versicherungstarif für die Teilnahme an den DMPs. Der „Disease-Manager" koordiniert auch die Behandlung des Patienten bei den anderen Leistungserbringern, wie z. B. Physiotherapeuten, Akutkrankenhäusern und Rehabilitationseinrichtungen. Im angloamerikanischen Sprachraum wird hierfür der Begriff **Case Management** verwendet. Teilnehmende Ärzte erhalten dafür konkrete Behandlungsempfehlungen. Die wissenschaftliche Grundlage dafür liefern Experten und Arbeitsgruppen. Das Institut für Qualität und Wirtschaftlichkeit im Gesundheitswesen (IQWiG) bewertet die Behandlungsempfehlungen. Die teilnehmenden Patienten werden schematisiert und regelmäßig untersucht. Die Untersuchungsergebnisse werden standardisiert dokumentiert. Bis Ende 2008 haben die Krankenkassen für jeden in ein DMP eingeschriebenen Patienten einen Ausgleich aus dem Risikostrukturausgleich erhalten. Dies war ein Anreiz [P8] für die Krankenkassen, dass so viele Patienten wie möglich in die Programme eingeschrieben werden. Von den Ärzten wird vielfach der mit den DMPs verbundene hohe administrative Aufwand beklagt. Der empirische Nachweis für die Wirksamkeit von DMPs muss allerdings noch erbracht werden. Bei der Evaluation besteht die Gefahr der systematischen Verzerrung durch Selection-Bias, da möglicherweise hauptsächlich diejenigen Patienten an solchen Programmen teilnehmen, die ohnehin bewusst an ihrem Gesundheitszustand arbeiten. Eine andere mögliche Verzerrung wäre dadurch gegeben, dass durch die finanziellen Anreize zur Teilnahme [P8] vermehrt Patienten mit einem geringen sozioökonomischen Status teilnehmen.

3. Privatliquidation und individuelle Gesundheitsleistungen
Die Privatliquidation wird bei der Abrechnung der Leistungen für privat versicherte Patienten oder reine Selbstzahler angewendet. Abrechnungsgrundlage ist die **Gebührenordnung für Ärzte (GOÄ)**. Die GOÄ wird mit Zustimmung des Bundesrats durch das Bundesministerium für Gesundheit (BMG) per Rechtsverordnung erlassen. Die jeweilige **Leistungsposition** enthält eine GOÄ-Nummer und eine dazugehörige **Punktzahl**. Die Multiplikation der Punktzahl mit dem festen Punktwert von 0,0582873 EUR ergibt den **Einfachsatz** der Vergütung. Dieser kann mit einem Hebesatz (Steigerungssatz) bei schwierigen und zeitaufwendigen Leistungen multipliziert werden. Folgende **Steigerungssätze** kommen üblicherweise zur Anwendung:

- 1,0–1,15 für Laboratoriumsleistungen
- 1,0–1,8 für medizinisch-technische Leistungen mit hohem Sachkostenanteil
- 1,0–2,3 für persönlich erbrachte Leistungen

Die Multiplikation der Einfachsätze mit den oben genannten höchsten Steigerungssätzen ergibt die **Regelhöchstsätze**. Bei den meisten privatärztlichen Rechnungen werden diese angewendet, da bis zu diesen keine Begründungspflicht gegenüber den Krankenkassen besteht. Bei Vorliegen von Gründen und schriftlicher Stellungnahme können diese jedoch überschritten werden und bis zu folgende **Höchstsätze** als Multiplikator Anwendung finden:

- 1,3 für Laboratoriumsleistungen
- 2,5 für medizinisch-technische Leistungen mit hohem Sachkostenanteil
- 3,5 für persönlich erbrachte Leistungen

Aber auch diese Höchstsätze können prinzipiell noch überschritt
raussetzung ist eine schriftliche **Honorarvereinbarung** zwischen dem
dem Arzt vor der Behandlung. Bei Abschluss des Versicherungsvertrages
private Krankenversicherung allerdings die Erstattung auf den Höchstsatz na
GOÄ beschränken und der Patient muss die Differenz dann selbst bezahlen.
Patient erhält eine Rechnung mit einer Aufstellung der Leistungen. Bei der Privatliquidation ist der Patient der direkte Vertragspartner des Arztes. Er muss die Rechnung zunächst selbst bezahlen und lässt sich anschließend den Betrag von seiner
privaten Krankenversicherung zurückerstatten. Nach Angaben des PKV-Bundesverbandes sind die Geldwerte der abgerechneten Leistungen bei Privatpatienten
dreimal so hoch wie bei GKV-Patienten. Begründet wird dies durch einen besseren
Service, kürze Wartezeiten, schnellere Terminvergabe, höherer Qualität der Leistung
und längere Dauer des persönlichen Arzt-Patienten-Gesprächs. In einer Studie der
Hans-Böckler-Stiftung wurde für PKV-Patienten ein 2,3-fach höheres Honorar als
bei GKV-Patienten ermittelt. Obwohl es sich bei der Privatliquidation also um ein
lukratives Geschäft handelt, bemängeln viele Ärzte die schlechte Zahlungsmoral
vieler Patienten im Rahmen der Privatliquidation. Eine Anzahlung vorab würde das
Arzt-Patienten-Verhältnis belasten und widerspricht dem deutschen ärztlichen
Selbstverständnis. Viele Ärzte haben die Abrechnung für Privatpatienten daher an
professionelle privatärztliche Verrechnungsstellen ausgelagert, die die Zahlung der
Rechnungen gewährleisten sollen.

Im Rahmen der Privatliquidation werden auch sogenannte **Individuelle Gesundheitsleistungen (IGel)** nach der GOÄ abgerechnet. Es handelt sich um Diagnose- und
Behandlungsmethoden, die nicht im Leistungskatalog der GKV enthalten sind, weil
es keine wissenschaftliche Evidenz für den Nutzen dieser Leistungen gibt. Dies kann
daran liegen, dass der Nutzen in Studien nicht nachgewiesen wurde oder dass die
Leistungen noch nicht ausreichend untersucht wurden. Der Patient muss vor der
Durchführung über den möglichen individuellen Nutzen und die entstehenden Kosten aufgeklärt werden. Er kann dann über das zusätzliche Angebot entscheiden und
muss vor der Leistungserbringung schriftlich zustimmen. Beispiele für individuelle
Gesundheitsleistungen sind:

- Zusätzliche zu den drei von der GKV bezahlten Ultraschalluntersuchung bei
  normal verlaufender Schwangerschaft
- Messung des Augeninnendrucks zum Screening auf Glaukom
- Gesundheitsuntersuchung („Intervall-Check")
- Ultraschall der inneren Organe („Sono-Check")
- Sportmedizinische Beratungen
- Stressbewältigungstherapie

4. Abrechnung über die Sozialhilfe und die gesetzliche Unfallversicherung
Zur Sicherstellung der durch die Kommunen zu betreuenden und nicht in der gesetzlichen Krankenversicherung versicherten Patienten schließen die örtlichen Träger der Sozialhilfe Versorgungsverträge direkt mit den Kassenärztlichen Vereinigungen und den Ärzten ab. Die Träger der Sozialhilfe stellen Behandlungsausweise zum
Nachweis der Leistungsfinanzierung für die Patienten aus. Der Vertragsarzt rechnet
nach dem Einheitlichen Bewertungsmaßstab (EBM) wie für GKV-Versicherte ab
und reicht die Rechnung bei der KV ein. Diese leitet die Rechnung an die Träger
der Sozialhilfe weiter.

Für die Behandlung von Berufskrankheiten, Arbeits- und Wegeunfällen und für die Prävention von Berufskrankheiten, z. B. im Rahmen des Hautarztverfahrens, existiert eine eigenständige **Unfallversicherungsgebührenordnung** (UV-GOÄ). Nach dieser werden die Einzelleistungen vergütet. Die UV-GOÄ ist analog der GOÄ mit Position, Nummer, Punktzahl, einfachem Satz und Regelhöchstsätzen aufgebaut. Der Gewährleistungsauftrag für die Leistungen im Rahmen der gesetzlichen Unfallversicherung liegt bei der Kassenärztlichen Bundesvereinigung. Bei der Behandlung von Patienten mit Leistungsfinanzierung durch die gesetzliche Unfallversicherung werden die allgemeine Heilbehandlung und die besondere Heilbehandlung unterschieden. Die **allgemeine Heilbehandlung** umfasst z. B. die Erstversorgung im Rahmen von Unfällen. Sie kann von allen Vertragsärzten der KVen vorgenommen werden. Die **besondere Heilbehandlungen** umfasst die fachärztliche Behandlung einer Unfallverletzung und ist besonders autorisierten Ärzten vorbehalten. Hierfür wurden die Begriffe H-Arzt und D-Arzt-Verfahren geprägt.

3.1.1.2 Medizinische Versorgungszentren (MVZ)

Medizinische Versorgungszentren sind fachübergreifende ärztlich geleitete Einrichtungen zur ambulanten ärztlichen Versorgung. Das MVZ ist als Einrichtung zur Behandlung von GKV-Versicherten zugelassen. Damit unterscheidet es sich von den freien Praxen, bei denen die Ärzte persönlich als Vertragsärzte zur Behandlung von GKV-Patienten zugelassen sind. Grundlage für ein MVZ ist ein Gesellschaftsvertrag und die Benennung des ärztlichen Leiters. Anders als bei den freien Praxen, die als Personengesellschaften geführt werden, kann das MVZ auch in der Rechtsform einer Kapitalgesellschaft agieren, z. B. als GmbH. Durch die Wahl der Rechtsform ergeben sich Konsequenzen bezüglich der Haftung und Buchführung. Wird das MVZ in Form einer Kapitalgesellschaft geführt, übernimmt die Geschäftsführung den Verwaltungs- und kaufmännischen Teil. Die Ärzte können sich auf Ihre Kernkompetenz, das heißt auf die medizinische Versorgung ihrer Patienten konzentrieren. Im MVZ sind die Ärzte als Angestellte tätig. Daneben können aber auch Vertragsärzte mit eigener Praxis zusätzlich im MVZ als Freiberufler partizipieren. Aufgrund der vorgeschriebenen Interdisziplinarität des MVZ müssen die Ärzte über unterschiedliche Gebietsbezeichnungen verfügen, wobei bereits verschiedene Subspezialisierungen für die Interdisziplinarität als Voraussetzung ausreichend sind. Im MVZ können auch nichtärztliche Heilberufler angestellt sein, z. B. Physiotherapeuten. Ziel des MVZ soll es sein, dem Patienten eine „Versorgung aus einer Hand" anbieten zu können. Nicht verwechselt werden dürfen MVZs mit Ärztehäusern, in denen mehrere Einzel- oder Gemeinschaftspraxen in einem Haus (meist mit Apotheke im Erdgeschoss) untergebracht sind.

Die Idee der MVZs hat ihren Ursprung in den Polikliniken, die es bereits in Athen im antiken Griechenland (polis = griechischer Begriff für Stadt) gab und die flächendeckend in der DDR vorhanden waren. Die noch vorhandenen Polikliniken aus den Zeiten der DDR haben Bestandsschutz. Ende 2008 gab es in Deutschland 1.206 MVZs mit 5.536 Ärzten, davon 4.270 als Angestellte (77,1 %). Nur wenige MVZs haben eine bedeutsame Größe erlangt. Die durchschnittliche Zahl der ärztlich Beschäftigten liegt bei 4,6. Über dem Durchschnitt liegt das MVZ „POLIKUM", das jeweils 100 Ärzte an jedem der fünf Standorte (drei in Berlin, jeweils einer in Hamburg und München) beschäftigt. Es möchte unter der Marke neben der weiteren

Expansion in Berlin auch in anderen deutschen Großstädten expandieren. Pro Standort werden im POLIKUM jährlich 100.000 Patienten behandelt. Dem Wachstum von MVZs sind allerdings Grenzen gesetzt, da hierfür die Übernahme von Vertragsarztsitzen erforderlich ist, die der Bedarfsplanung unterliegen und damit begrenzt sind [P1]. Mit den MVZs wurde ein Weg für die Leistungsfinanzierer eröffnet, auch selbst an der Leistungserbringung teilzunehmen. Die Techniker-Krankenkasse hat dies mit ATRIO-MED versucht.

Für Ärzte sind MVZs als Arbeitgeber eine durchaus attraktive Alternative zur eigenen Niederlassung. Die Vorteile bestehen in geregelten Arbeitszeiten und der Abnahme von bürokratischen Tätigkeiten durch das Management. Das MVZ trägt außerdem das unternehmerische Risiko. Der Arzt kann sich so ganz auf die Tätigkeiten am Patienten konzentrieren. Andererseits besteht ein Dienstherrenverhältnis mit Weisungsbefugnis und das Einkommen ist durchschnittlich geringer als in der eigenen Praxis. Das POLILIKUM z. B. bezahlt nach eigenen Angaben ein zu einem Oberarzt im Krankenhaus vergleichbarem Gehalt.

3.1.1.3 Ambulante Versorgung im Krankenhaus

Krankenhäuser sind ebenso wie andere Betriebe Wirtschaftssubjekte und möchten mit ihren begrenzten vorhandenen Ressourcen [P1] den Umsatz maximieren [P4]. Sie agieren daher zunehmend auch in den ambulanten Markt und nehmen an der ambulanten Versorgung teil. Es gibt zahlreiche Leistungsangebote (s. Abb. 3.2).

Angestellte Krankenhausärzte mit speziellen Kenntnissen und Fertigkeiten können mit Zustimmung des Krankenhausträgers vom Zulassungsausschuss der KV zur ambulanten Behandlung von GKV-Versicherten ermächtigt werden, wenn die Versorgung ohne das spezielle Wissen und Können des Krankenhausarztes nicht sichergestellt ist. Diese Form der Zulassung zur ambulanten Versorgung von GKV-Patienten hat allerdings nachlassende Bedeutung, da die speziellen Leistungen auch primär von Vertragsärzten erbracht werden sollen.

Krankenhäuser als solche können für ein ganzes Fachgebiet zur ambulanten Versorgung zugelassen werden, wenn in der Region Unterversorgung für dieses Fachgebiet besteht.

37,4 % der Medizinischen Versorgungszentren sind in der Trägerschaft von Krankenhäusern, für die das eine lukrative Einnahmequelle ist. Durch die Übernahme der Verwaltungstätigkeiten durch den Krankenhausträger können in MVZs mehr Patienten behandeln werden als durch einen Vertragsarzt. MVZs in Krankenhäusern sind auch bezüglich der Öffnungszeiten flexibler. Durch das eigene MVZ wird die Einweisung von Patienten sichergestellt [P7]. Ausgabenintensive Geräte, wie z. B. CT, MRT, können vom Krankenhaus und dem MVZ gemeinsam genutzt werden, was zu einem höheren Nutzungsgrad führt [P4]. Für Krankenhausärzte kann durch die teilzeitige Arbeit im MVZ die Tätigkeit attraktiver gestaltet werden.

Die Errichtung von eigenen MVZs hat in der Vergangenheit zu nicht unerheblichen Spannungen zwischen Vertragsärzten und Krankenhäusern geführt. Vertragsärzte haben sich nach Ankündigung einer Neugründung eines MVZ durch ein Krankenhaus zum Teil geweigert, dem Krankenhaus Patienten einzuweisen. Ein echter Wettbewerb [P7] findet somit zwischen den Vertragsärzten und den Krankenhäusern nicht statt, die Vertragsärzte können ihre Monopolstellung ausnutzen. Zur Vermeidung dieser Spannungen kann die Gründung eines MVZ durch ein

Krankenhaus gemeinsam mit den Vertragsärzte im Sinne eines „shared decision making" erfolgen.

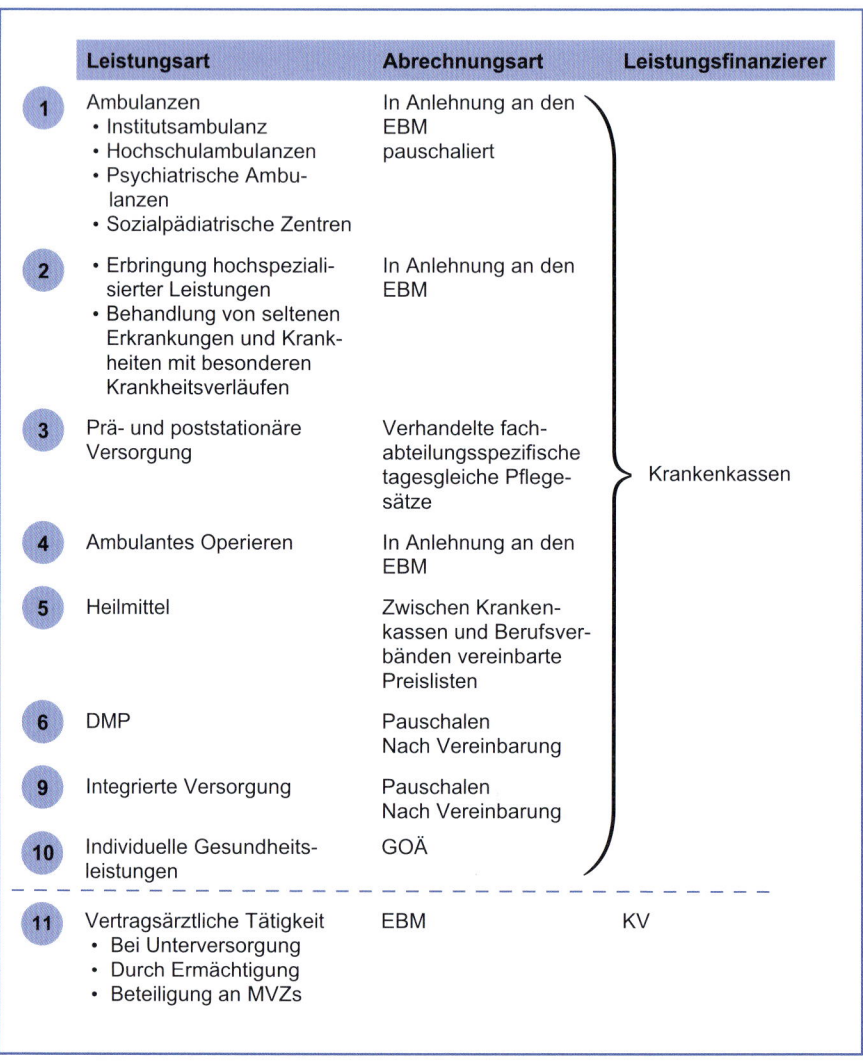

Leistungsart	Abrechnungsart	Leistungsfinanzierer
1 Ambulanzen • Institutsambulanz • Hochschulambulanzen • Psychiatrische Ambulanzen • Sozialpädiatrische Zentren	In Anlehnung an den EBM pauschaliert	
2 • Erbringung hochspezialisierter Leistungen • Behandlung von seltenen Erkrankungen und Krankheiten mit besonderen Krankheitsverläufen	In Anlehnung an den EBM	
3 Prä- und poststationäre Versorgung	Verhandelte fachabteilungsspezifische tagesgleiche Pflegesätze	Krankenkassen
4 Ambulantes Operieren	In Anlehnung an den EBM	
5 Heilmittel	Zwischen Krankenkassen und Berufsverbänden vereinbarte Preislisten	
6 DMP	Pauschalen Nach Vereinbarung	
9 Integrierte Versorgung	Pauschalen Nach Vereinbarung	
10 Individuelle Gesundheitsleistungen	GOÄ	
11 Vertragsärztliche Tätigkeit • Bei Unterversorgung • Durch Ermächtigung • Beteiligung an MVZs	EBM	KV

Abb. 3.2: Möglichkeiten für Krankenhäuser zur Erbringung ambulanter Leistungen

In Institutsambulanzen (z. B. Rettungsstellen) wird die Notfallbehandlung vorgenommen. Im Notfall kann sich auch jeder GKV-Versicherte an jeden Arzt wenden. Die Leistung wird nicht im Rahmen des Sicherstellungsauftrages der KVen erbracht und daher von den Krankenkassen direkt vergütet. Die ambulante Behandlung in Hochschulambulanzen dient v. a. der Forschung und Lehre. In psychiatrischen Institutsambulanzen und sozialpädiatrischen Zentren sollen diejenigen Patienten behandelt werden, die aufgrund ihrer Erkrankung oder zu großer Entfernung zu einem entsprechenden Vertragsarzt auf die Behandlung angewiesen sind.

Zu den hochspezialisierten Leistungen zählen die CT/MRT-gestützten interventionellen schmerztherapeutischen Leistungen und die Brachytherapie. Zu den seltenen Erkrankung und denen mit besonderen Krankheitsverläufen zählt der Gesetzgeber beispielsweise:

- Hämophilie
- HIV/AIDS
- Mukoviszidose
- Multiple Sklerose
- Onkologische Erkrankungen
- Rheumatologische Erkrankungen

Damit ein Krankenhaus diese Leistungen ambulant erbringen kann, muss es im Krankenhausplan des Landes unter Berücksichtigung der lokalen vertragsärztlichen Situation dafür bestimmt worden sein.

Eine prästationäre ambulante Behandlung kann zur Klärung der Notwendigkeit einer vollstationären Behandlung und zur Vervollständigung der Diagnostik erforderlich sein. Eine poststationäre ambulante Behandlung kann zur Sicherung des Behandlungserfolges notwendig sein.

Das ambulante Operieren wird politisch gefördert, um medizinisch nicht notwendige Krankenhausaufenthalte zu reduzieren. Der medizinisch-technische Fortschritt mit weniger invasiven Prozeduren sowie Verbesserungen in der Anästhesiologie haben den Trend zum ambulanten Operieren ermöglicht. Im Jahr 2007 wurden bereits 12,3 % (1.638.911) aller Operationen in Krankenhäusern in Deutschland (14.927.202) ambulant durchgeführt. Außer in Krankenhäusern werden ambulante Operationen auch in OP-Zentren oder in den Arztpraxen direkt durchgeführt. Von den gesamten Ausgaben der gesetzlichen Krankenversicherung für ambulante Operationen im Jahr 2007 von rund 2,1 Mrd. EUR entfielen rund 1,5 Mrd. EUR auf OP-Zentren außerhalb von Krankenhäusern. Für diese gibt es mobile Anästhesisten zur Durchführung und Überwachung der anästhesiologischen Verfahren oder zum Stand-by während des Eingriffs. Im „Katalog für ambulante Operationen" sind die abrechenbaren Operationen festgelegt. Für bestimmte Eingriffe wird in diesem Katalog sogar definiert, dass diese primär ambulant zu erbringen sind. Bei stationärer Leistungserbringung besteht Begründungspflicht gegenüber den Versicherungsträgern.

3.1.2 Zahnärztliche Versorgung

Zahnärzte können analog zu den Ärzten als **Privatzahnarzt** oder als **Vertragszahnarzt** tätig werden. Im Jahr 2007 waren 55.799 Zahnärzte niedergelassen, darunter 55.223 als Vertragszahnärzte für die Behandlung von GKV-Patienten. Vertragszahnärzte sind Mitglieder der **Kassenzahnärztlichen Vereinigungen (KZVen)**. Die KZVen sind analog den KVen als Körperschaften des öffentlichen Rechts organisiert und haben mit dem **Sicherstellungsauftrag**, dem **Gewährleistungsauftrag** und der **Interessenvertretung** auch dieselben Aufgaben wie die KVen. In Analogie zur Kassenärztlichen Bundesvereinigung (KBV) gibt es auch eine **Kassenzahnärztliche Bundesvereinigung (KZBV)**. Der Zugang zum Markt für die zahnärztliche Behandlung von GKV-Versicherten ist durch das Monopol der KZVen begrenzt. Für die zahnärztliche Behandlung von privat versicherten Patienten und Selbstzahlern gibt es in Analogie zur Gebührenordnung für Ärzte (GOÄ) eine **Gebührenordnung für Zahnärzte (GOZ)**. Die Vergütung für GKV-Patienten erfolgt nach dem „**Bewertungsmaßstab zahnärztlicher Leistungen**" (**Bema**). GKV-Patienten müssen wie beim Besuch eines Vertragsarztes eine Praxisgebühr von 10 EUR pro Quartal entrichten. Bei Vorsorgeuntersuchungen entfällt die Praxisgebühr, um einen Anreiz zur Teilnahme zu setzen [P8]. Für Zahnersatz erhalten GKV-Patienten **befundorientierte Festzuschüsse** basierend auf der Regelversorgung, d. h., Patienten mit demselben Befund bekommen denselben Zuschuss von ihrer GKV. Auf Basis einer umfangreichen Befunderhebung und Diagnostik wird vor der Behandlung ein sogenannter **Heil- und Kostenplan** erstellt, der die Gesamtkosten und die Höhe der Eigenbeteiligung enthält. Entscheidet sich der Patient für eine höherwertige Versorgung als die GKV-Regelversorgung, erhöht sich die Eigenbeteiligung entsprechend. Die KZVen haben Stellen zum Einholen einer Zweitmeinung eingerichtet. Die hohen Eigenbeteiligungen haben teilweise dazu geführt, dass die Patienten die Leistungen im Sinne eines „Medizintourismus" im kostengünstigeren Ausland erbringen lassen [P4, P7]. Nach dem „Grundsatz des freien Warenverkehrs" in der EU können GKV-Patienten Leistungen auch in anderen Mitgliedsstaaten der Europäischen Union basierend auf dem Kostenerstattungsprinzip in Anspruch nehmen [P7]. Einige Reiseveranstalter haben sich auf die Organisation entsprechender Reisen spezialisiert.

3.1.3   Versorgung durch nichtärztliche Einrichtungen

Ambulante Rehabilitation

Nach der Definition der World Health Organization (WHO) dient die Rehabilitation dazu, behindernde und benachteiligende Umstände zu beheben bzw. zu verringern oder deren Verschlimmerung zu verhindern. Es wird die **medizinische Rehabilitation** von der **Teilhabe am Arbeitsleben** unterschieden. Die Teilhabe am Arbeitsleben dient der Eingliederung bzw. der Wiedereingliederung in die berufliche Tätigkeit. Dazu gehören beispielsweise behinderungsbedingte Umschulungsmaßnahmen. Rehabilitation wird auch zur Frühförderung behinderter oder von Behinderung bedrohter Kinder durchgeführt. Vor der Rehabilitation wird ein **Rehabilitationsplan** aufgestellt. Voraussetzungen für eine Rehabilitation sind:

- **Rehabilitationsbedürftigkeit**: Es muss ein wichtiger Grund vorliegen.
- **Rehabilitationsfähigkeit**: Der Rehabilitand muss in der Lage sein, bei den Maßnahmen aktiv mitzuwirken.
- **Positive Rehabilitationsprognose**: Der Gesundheitszustand muss prinzipiell durch die Rehabilitationsmaßnahmen verbesserungsfähig sein.

Bei der ambulanten Rehabilitation ist im Kontext der Rehabilitationsfähigkeit auch die Mobilität, die Erreichbarkeit der Einrichtung innerhalb von 45 Minuten vom Wohnort und die Sicherstellung der häuslichen Versorgung zu sehen. Eine ambulante Rehabilitation kommt daher für viele, v. a. multimorbide Patienten, nicht in Betracht.

Je nach Ursache und Konsequenz der Behinderung oder der drohenden Behinderung kommen die Rentenversicherung, die Pflegeversicherung, die Unfallversicherung und die Krankenversicherung als Leistungsfinanzierer in Betracht. Es gelten dabei die Prinzipien „**Reha vor Rente**" und „**Reha vor Pflege**". Die Rehabilitation erfolgt auf Antrag des Rehabilitanden. Sie kann wegen einer chronischen Erkrankung oder nach einem akutstationären Aufenthalt notwendig werden. Da in der Vergangenheit oftmals Probleme bezüglich der ungeklärten Zuständigkeit des Leistungsfinanzierers mit einer erheblichen Verzögerung des Antrages bestanden, haben die unterschiedlichen Versicherungsträger eine gemeinsame Servicestelle, die **Bundesarbeitsgemeinschaft Rehabilitation** (**BAR**) eingerichtet. Der Antrag muss innerhalb von zwei Wochen an den zuständigen Leistungsfinanzierer weitergeleitet werden und wird dort vom medizinischen Dienst überprüft. Im Bereich der gesetzlichen Krankenversicherung als Leistungsfinanzierer darf die Verordnung nur von einem speziell geschulten Vertragsarzt ausgestellt werden. Bei der gesetzlichen Unfallversicherung wird das gesamte Fallmanagement ohnehin von einem speziell autorisiertem Arzt, dem D-Arzt durchgeführt. Die Abrechnung der Einrichtungen erfolgt für gesetzlich Versicherte nach dem Sachleistungsprinzip direkt mit den Leistungsfinanzierern. Werden im Rahmen der sogenannten **trägerübergreifenden Rehabilitation** mehrere Leistungen von unterschiedlichen Versicherungsträgern gewährt, kann anstelle der Sachleistung auch ein **persönliches Budget** gewährt werden. Der Rehabilitand kann flexibel über das Budget für die Leistungserbringung verfügen. Rehabilitation soll gemäß des Prinzips „**ambulant vor stationär**" primär ambulant durchgeführt werden. Im Jahr 2007 sind Rehabilitationen zu Pflichtleistungen in der gesetzlichen Krankenversicherung geworden. Es ist daher eine steigende Nachfrage nach ambulanten Rehaleistungen zu erwarten. Für GKV-Versicherte betragen die Zuzahlungen zur ambulanten Reha pro Tag 10 % der Kosten, mindestens jedoch 5 EUR und maximal 10 EUR.

Ambulante Rehabilitationsleistungen werden noch hauptsächlich von stationären Rehabilitationskliniken erbracht. Da sich Rehabilitationskliniken oftmals in landschaftlich reizvollen Gebieten befinden, ist die ambulante Rehabilitation in Ballungsgebieten schwerer möglich als in den Einzugsgebieten der ländlichen Kliniken. Die Akutkrankenhäuser drängen daher in diesen Markt und bieten zur Umsatzmaximierung [P4] auch ambulante Rehabilitationsleistungen zunehmend an. In Ballungszentren wurden aber zum Teil auch schon eigenständige ambulante Rehabilitationszentren gegründet.

Fitness und Wellness

Fitnessstudios und Wellnessanbieter sind die institutionalisierten Anbieter von Leistungen für einen individuellen gesundheitsbewussten Lebensstil zur Verhinderung von Krankheiten, also zur Primärprävention. Durch ein steigendes Gesundheitsbewusstsein gehen immer mehr Menschen regelmäßig in kommerzielle Fitnessstudios. Im Jahr 2009 waren es rund 7,2 % der deutschen Bevölkerung. Die Fitnessbranche expandiert dabei sogar trotz der allgemeinen konjunkturellen Schwäche. 2008 wurden rund 3 Mrd. EUR für kommerzielle Fitnessstudios ausgegeben. Fitness wird zum Teil durch Bonusprogramme der gesetzlichen Krankenkassen finanziell unterstützt [P8]. Adipositas (Fettleibigkeit) ist ein bedeutendes Problem in Industrienationen. Die Bundesregierung hat eine Präventionskampagne zur Förderung der Bewegung gestartet (s. Abb. 3.3).

Auch im stationären Bereich hat sich Wellness entwickelt. Waren früher SPA-Bereiche (sana per aqua) ausgewählten 5-Sterne-Hotels vorbehalten, ist ein Saunabereich mittlerweile auch im 4-Sterne-Bereich Standard. Krankenkassen bezuschussen zum Teil Wellnessreisen in ausgewählte Wellnesshotels („**Kurlaub**"). Die Techniker Krankenkasse beispielsweise unterstützt Reisen zu den heißen Quellen in Bad Waldsee mit Ernährungs- und Sportberatung, Nordic Walking und Fitnessprogrammen. Die KKH Allianz schickt ihre Versicherten zum Nordic Walking in das mallorquinische Can Picafort. Nachweise über die Wirksamkeit dieser Reisen gibt es nicht, geschweige denn gesundheitsökonomische Evaluationen über das Kosten-Nutzen-Verhältnis.

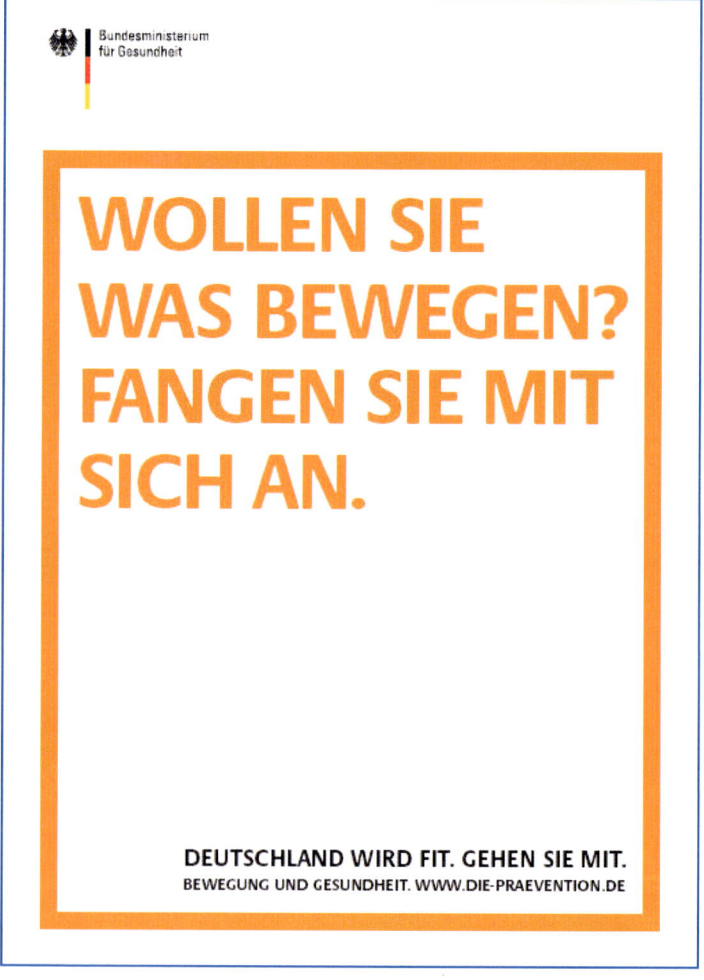

Abb. 3.3: Kampagne der Bundesregierung gegen Übergewicht

Geburtshäuser

Gesetzlich Krankenversicherte haben Anspruch auf ambulante Entbindung in einer von Hebammen geleiteten Einrichtung, einem sogenannten Geburtshaus. Eine ambulante Geburt ist nur bei regelhaftem Verlauf möglich. Bei Komplikationen muss ein Arzt hinzugezogen und eine Verlegung in ein Akutkrankenhaus veranlasst werden. Die Vergütung erfolgt pauschal und beträgt zurzeit 550 EUR bei vollendeter Geburt. Wird die Geburt nicht im Geburtshaus beendet und eine Verlegung veranlasst, erfolgen entsprechende Abschläge.

Häusliche Krankenpflege und ambulante Pflege

Obwohl es einige Gemeinsamkeiten gibt, sind häusliche Krankenpflege und ambulante Pflege völlig unterschiedliche Systeme. Erstere wird durch die Krankenkassen finanziert, letztere durch die Pflegekassen. Die Akkreditierung und Verhandlung über die Pflegesätze erfolgt getrennt.

Im Rahmen der häuslichen Krankenpflege wird **medizinische Behandlungspflege**, **Grundpflege** und **hauswirtschaftliche Versorgung** erbracht. Zur medizinischen Behandlungspflege gehören beispielsweise ein Verbandswechsel und das Verabreichen von subkutanen Injektionen. Ein Beispiel für die Grundpflege ist die Körperpflege. Von spezialisierten Anbietern wird auch **Intensivpflege** erbracht, dazu zählt beispielsweise die Heimbeatmung. Die ambulante Pflege umfasst nur Grundpflege und hauswirtschaftliche Versorgung. Es gilt der Grundsatz **„ambulant vor stationär"** [P4]. Dementsprechend wird häusliche Krankenpflege verordnet, wenn dadurch eine Krankenhauseinweisung vermieden werden kann, oder nach einem stationären Aufenthalt, um den Behandlungserfolg zu sichern oder fortzuführen. In Deutschland existierten im Jahr 2007 insgesamt 11.529 ambulante Pflegedienste, die meisten davon (6.903 oder 59,9 %) waren in privater Trägerschaft. Häusliche Krankenpflege und ambulante Pflege werden meistens von denselben Anbietern durchgeführt (97 % der Anbieter von ambulanter Pflege bieten auch häusliche Krankenpflege an), es wird aber durchaus unterschiedlich qualifiziertes Personal eingesetzt. Für GKV-Versicherte muss häusliche Krankenpflege von einem Vertragsarzt verordnet werden. Die Zuzahlungen durch diese betragen bei der häuslichen Krankenpflege 10 % der Kosten zuzüglich zu einer Einmalzahlung von 10 EUR pro Verordnung.

Da der Sicherstellungsauftrag für die Pflege bei den Pflegekassen liegt, schließen diese Versorgungsverträge mit den Anbietern ab und vereinbaren auch eine angemessene Vergütung. Private und freigemeinnützige Anbieter werden nach dem Subsidiaritätsprinzip bevorzugt. Öffentliche Anbieter werden nur dann herangezogen, wenn die Versorgung anderweitig nicht sichergestellt ist. Es besteht Kontrahierungszwang, das heißt, die Pflegekassen müssen einen Versorgungsvertrag abschließen, wenn die Einrichtung von einer ausgebildeten Pflegekraft geleitet wird, ein Qualitätsmanagementsystem implementiert hat und eine leistungsfähige wirtschaftliche Versorgung gewährleisten kann. Der Wettbewerb zwischen den Anbietern ist dadurch eingeschränkt [P7]. Es erfolgt keine zentrale Bedarfsplanung, die Kapazität wird über die Versorgungsverträge geregelt.

Die Vergütung ist abhängig von der erforderlichen Zeit und den erbrachten Einzelleistungen. Es werden auch sogenannte Leistungskomplexe gebildet, z. B. „kleine Körperpflege" und „Hilfe bei der Nahrungsaufnahme". Die Einzelleistungen und die Leistungskomplexe sind mit Punktzahlen versehen. Die Multiplikation mit dem Punktwert ergibt den Wert in EUR. Allgemeine Kosten wie Fahrtkosten, Behördengänge und hauswirtschaftliche Versorgung werden mit vergütet. Vor der Leistungserbringung schließen der Leistungserbringer und der Patient einen **Pflegevertrag** ab.

Durch das Einrichten von **Pflegestützpunkten** soll die Koordination der pflegerischen Aktivitäten für den einzelnen Patienten in Zukunft verbessert werden. In diesen werden der Pflegebedürftige und seine Angehörigen beraten. Eine innovative Form der Leistungserbringung stellen **Senioren-WGs** dar, in denen die ambulanten Pflegeleistungen auch gemeinsam in Anspruch genommen werden können. Dies wird als **Pooling** der Leistungen bezeichnet.

Heilmittel

Heilmittel sind persönlich zu erbringende medizinische Maßnahmen. Hierbei werden **physikalische Therapie** (z. B. Massage), **Podologie** (Versorgung des Fußes), **Ergotherapie** (Behebung von motorischen, sensomotorischen und neurophysiologischen Störungen) und **Sprachtherapie** unterschieden. Durch den sogenannten **Arztvorbehalt** zahlen bei GKV-Versicherten die Krankenkassen diese Leistungen nur, wenn sie vertragsärztlich verordnet wurden. Es bestehen Rahmenverträge zwischen dem GKV-Spitzenverband und der Kassenärztlichen Bundesvereinigung. Die gesetzlichen Krankenkassen verhandeln direkt mit den Leistungserbringern die Preise, die Art der Versorgung und den Abrechnungsweg. Die Landesorganisationen der gesetzlichen Krankenkassen müssen den Leistungserbringern eine Abrechnungserlaubnis erteilen. Zur Vergütung sind Einzelleistungsvergütungen und Pauschalen möglich. Für GKV-Patienten betragen die Zuzahlungen für Heilmittel 10 % der Kosten zuzüglich zu einer Einmalzahlung von 10 EUR pro Verordnung. Im Jahr 2005 wurden pro GKV-Versichertem durchschnittlich 3,5 Heilmittelbehandlungen verordnet (3,2 Physiotherapie, 0,2 Ergotherapie, 0,1 Logopädie); die meisten durch die Disziplinen Allgemeinmedizin und Orthopädie. Für privat versicherte Patienten können die Leistungserbringer die Preise frei festsetzen, weswegen einige Versicherungsunternehmen Erstattungseinschränkungen in den Versicherungsvertrag aufnehmen.

Heilpraktiker

Heilpraktiker repräsentieren die sogenannte Laienmedizin. Im Jahr 2007 waren rund 24.000 Heilpraktiker in Deutschland tätig. Die Ausbildung zum Heilpraktiker ist nicht standardisiert. Am Ende steht eine staatliche Abschlussprüfung, nach der der Heilpraktiker zur Ausübung der Heilkunde zugelassen ist. Die Behandlung gewisser Erkrankungen, wie z. B. Infektionskrankheiten und Erkrankungen der Geschlechtsorgane sowie die Erbringung gewisser Leistungen wie Geburtshilfe, Verschreibung von verschreibungspflichtigen Arzneimitteln, und zahnärztliche Leistungen, sind Heilpraktikern prinzipiell untersagt. Da die Wirksamkeit vieler der von ihnen angewendeten Verfahren wissenschaftlich nicht bewiesen ist, dürfen die Leistungen nicht zu Lasten der gesetzlichen Krankenversicherung erbracht werden. Bei vielen Verträgen in der privaten Krankenversicherung können die Kosten für die Behandlung durch Heilpraktiker erstattet werden. Die privaten Krankenversicherungen haben 2007 insgesamt 186,6 Mio. EUR für Behandlungen durch Heilpraktiker ausgegeben. Offensichtlich haben viele Menschen ein Bedürfnis für diese

Leistungen. Dies ist möglicherweise dadurch zu erklären, dass sich Heilpraktiker im Vergleich zu Ärzten sehr viel mehr Zeit nehmen – auch für Gespräche – und die Menschen offensichtlich dafür auch bereit sind, privat zu bezahlen.

Palliativversorgung

Durch palliativmedizinische Versorgung soll die Lebensqualität von unheilbaren Kranken verbessert werden. Die „**spezialisierte ambulante Palliativversorgung (SAP)**" umfasst sowohl ärztliche als auch pflegerische Leistungen und deren Koordination. Sie wird von speziellen qualifizierten Palliativ-Care-Teams erbracht. Die Versorgung muss von einem Vertragsarzt verordnet werden.

Psychotherapeutische Versorgung

Die psychotherapeutische Versorgung wird entweder von Ärzten oder von Psychologen mit jeweils psychotherapeutischer Zusatzausbildung durchgeführt. Psychotherapeuten können auch Patienten zu Lasten der GKV behandeln, wenn sie als Vertragspsychotherapeuten Mitglied einer Kassenärztlichen Vereinigung sind. Patienten können diese Psychotherapeuten dann direkt aufsuchen, allerdings müssen sie sich spätestens nach dem dritten Besuch bei einem Vertragsarzt vorstellen, um eine organische Ursache für die Beschwerden ausschließen zu lassen. In Analogie zum Vertragsarzt muss ein GKV-Patient auch bei einem Vertragspsychotherapeuten eine Praxisgebühr entrichten.

Rettungsdienst und Krankentransport

Die Erstversorgung im Notfall und der Transport in das Krankenhaus werden in Deutschland von einem hochqualifizierten Rettungswesen durchgeführt. Es sind Notärzte, das heißt Ärzte mit dem Fachkundenachweis Rettungsdienst, sowie Rettungsassistenten und -sanitäter tätig. In Deutschland wird bereits am Notfallort eine qualitativ hochwertige Versorgung gewährleistet. Dieses System wird als „**stay and play**" bezeichnet. Deutschland unterscheidet sich damit von vielen anderen Industrienationen, wie z. B. den USA oder dem Vereinigten Königreich, in denen der Patient ausschließlich von nichtärztlichem Personal (Paramedics) mehr oder weniger eingesammelt und so schnell wie möglich ins Krankenhaus gebracht wird. Dieses System wird als „**scoop and run**" bezeichnet.

Es gibt den bodengebundenen und den Luftrettungsdienst. Es werden folgende bodengebundene Transport- und Luftrettungsmittel unterschieden:

- **Notarztwagen** (NAW): Qualitativ hochwertig ausgestattete Fahrzeuge zum Transport von Patienten mit Einschränkung der lebensnotwendigen Funktionen (Vitalfunktionen) in notärztlicher Begleitung
- **Rettungshubschrauber** (RTH): Dieser ist mit einem Notarzt besetzt und kann Patienten transportieren. Er wird wie ein Notarztwagen eingesetzt.
- **Rettungswagen** (RTW): Qualitativ hochwertig ausgestattete Fahrzeuge zum Transport von Patienten, bei denen die Vitalfunktionen nicht eingeschränkt sind. Er ist in erster Linie mit nichtärztlichem Personal besetzt.
- **Notarzteinsatzfahrzeug** (NEF): Es handelt sich um einen PKW mit Notfallausrüstung, mit dem der Notarzt zum Einsatzort gefahren wird und dort eine Erst-

versorgung übernehmen kann. Der Patient wird dann mit einem RTW zum Krankenhaus transportiert. Durch die Begleitung des Patienten durch den Notarzt in dem RTW wird er per definitionem zum NAW.
- **Intensivtransportwagen** (ITW): Mit diesem werden Intensivpatienten zwischen Krankenhäusern transportiert, z. B. Brandverletzte aus einem erstversorgenden Krankenhaus in ein Spezialklinikum.
- **Intensivtransporthubschrauber** (ITH): Der ITH wird wie ein ITW eingesetzt.
- **Krankentransportwagen** (KTW): Dieser wird ausschließlich für den Transport von Nichtnotfallpatienten eingesetzt, also z. B. bei Verlegung zwischen Krankenhäusern.

Als **Primäreinsatz** bezeichnet man das Rufen zu einem Notfall, der **Sekundäreinsatz** ist ein Einsatz für eine Verlegung zwischen zwei Einrichtungen. Der Rettungsdienst darf nicht mit dem Bereitschaftsdienst der Kassenärztlichen Vereinigungen verwechselt werden, durch den die hausärztliche Versorgung außerhalb der üblichen Sprechzeiten gewährleistet werden soll. Die Verantwortung für den Rettungsdienst liegt bei den Bundesländern. Träger des Rettungsdienstes sind die öffentlichen Gebietskörperschaften, also die Stadt- oder Kreisverwaltungen, die den Rettungsdienst oftmals durch die Feuerwehren durchführen lassen. Zum Teil wird diese Aufgabe nach dem Subsidiaritätsprinzip auch auf freigemeinnützige Hilfsorganisationen, wie das Deutsche Rote Kreuz, den Arbeiter-Samariter-Bund, die Malteser oder die Johanniter, und auf private Anbieter übertragen. Notarztwagen sind meist an Kliniken stationiert, die auch die Notärzte zur Verfügung stellen. Der Luftrettungsdienst wird vom ADAC und von der Bundeswehr (SAR) durchgeführt. An der Wasserrettung sind die Wasserwacht, die Deutsche Lebensrettungsgesellschaft und die Deutsche Gesellschaft zur Rettung Schiffsbrüchiger beteiligt. Für die Mittelgebirge und die Alpen gibt es eine spezialisierte Bergwacht.

Der Krankentransport wird meistens von privaten Unternehmen erbracht. Die Einsätze werden durch Pauschalen vergütet. Die Tarife werden durch die Satzung der Träger festgelegt und sind sehr unterschiedlich, was ein erhebliches Einsparpotenzial [P4] aufzeigt. In Rheinland-Pfalz beispielsweise bestehen Preisunterschiede von bis zu 77 % zwischen den Leistungserbringern. Krankentransporte zu ambulanten Leistungserbringern werden von der gesetzlichen Krankenversicherung nur noch in Ausnahmefällen gezahlt, z. B. den Transport zur Dialyse, zur Chemotherapie oder bei ambulanten Operationen. GKV-Versicherte Patienten müssen grundsätzlich 10 % der Kosten selbst tragen, höchstens jedoch 10 EUR. Die größten Kosten in diesem Komplex entstehen durch das flächendeckende und jederzeit verfügbare Bereithalten der Infrastruktur wie Fahrzeuge und Personal, also durch Fixkosten. Die variablen Kosten, also die eingesetzten Verbrauchsmittel wie Arzneimittel, Verbandmittel, Tuben etc., machen den geringsten Anteil aus. Im Jahr 2007 wurden insgesamt 4,3 Mrd. EUR für Transporte ausgegeben oder 1,7 % der gesamten Gesundheitsausgaben von 252,8 Mrd. EUR.

Soziotherapie

Die Soziotherapie dient der Behandlung schwerst psychisch kranker Patienten. Sie ist indiziert, wenn Betroffene nicht selbstständig ärztliche Leistungen in Anspruch nehmen können und ohne die Soziotherapie daher ein stationärer Aufenthalt erforderlich wäre. Durch diese Therapie werden die erforderlichen ärztlichen Leistungen koordiniert und der Patient wird auf eine eigenständige Lebensführung vorbereitet. Für die Versorgung mit Soziotherapie schließen die gesetzlichen Krankenkassen Versorgungsverträge mit den Leistungserbringern ab. Auch für die Soziotherapie müssen GKV-Versicherte Zuzahlungen leisten; diese betragen 10 % der Kosten, mindestens jedoch 5 und maximal 10 EUR.

3.2 Stationäre Versorgung

Ein stationärer Aufenthalt ist erforderlich, wenn der Patient aufgrund der Art und Schwere der Erkrankung nicht ambulant behandelt bzw. begleitet werden kann. Bei der **vollstationären Behandlung** ist der Patient rund um die Uhr stationär untergebracht, bei der **teilstationären Behandlung** partiell, z. B. nachts im Rahmen einer psychiatrischen Behandlung oder zur Dialyse. Die stationäre Versorgung von Patienten wird in Akutkrankenhäusern, Rehabilitationskliniken, Pflegeheimen und Hospizen erbracht.

3.2.1 Akutkrankenhäuser

Die Akutkrankenhäuser beanspruchen die meisten Ressourcen im Gesundheitswesen (s. Abb. 1.2, S. 24) und sind mit rund 1,1 Mio. Beschäftigten dessen größter Wirtschaftszweig. Im Vordergrund stehen die Erkennung, Heilung und Linderung von Beschwerden und die Geburtshilfe.

Krankenhäuser stehen fachlich-medizinisch unter ständiger ärztlicher Leitung, haben jederzeit ärztliches, pflegerisches und medizin-technisches Personal verfügbar und können Patienten unterbringen und verpflegen. Nach dem **Grundsatz „ambulant vor stationär"** [P4] kommt eine stationäre Behandlung nur in Betracht, wenn aufgrund der Art und Schwere der Erkrankung oder dem Umfang der Leistung eine ambulante Behandlung nicht möglich ist. Für GKV-Patienten ist eine Selbsteinweisung nur in Notfällen möglich, für elektive Leistungen ist eine vertragsärztliche Verordnung notwendig, die von der Krankenkasse zu genehmigen ist. GKV-Patienten dürfen nur in ein für die GKV-Behandlung zugelassenes Krankenhaus eingewiesen werden; der Wettbewerb zwischen den Leistungsanbietern ist dadurch eingeschränkt [P7]. Wählt der Patient ein anderes als in der Verordnung festgelegtes Krankenhaus, muss er bei Entstehen von Mehrkosten diese selbst zahlen. In Abhängigkeit von dem Versicherungsvertrag können privat versicherte Patienten eine freie Krankenhauswahl haben. Die meisten Patienten werden geplant ins Krankenhaus aufgenommen (s. Abb. 3.4).

Krankenhäuser können nach vier Merkmalen unterschieden werden (s. Abb. 3.5). **Allgemeine Krankenhäuser** dienen der generellen Krankenversorgung, **Spezialkliniken** ausschließlich der psychiatrischen oder neurologischen Versorgung.

Allgemeine Krankenhäuser können nach dem Grad des Leistungsangebots, das heißt nach der **Versorgungsstufe**, weiter unterteilt werden. Häuser der **Grund- und Regelversorgung** verfügen über die Fächer Chirurgie und Innere Medizin und meistens noch über ein weiteres Fach, z. B. Gynäkologie/Geburtshilfe. Sie sind flächen-

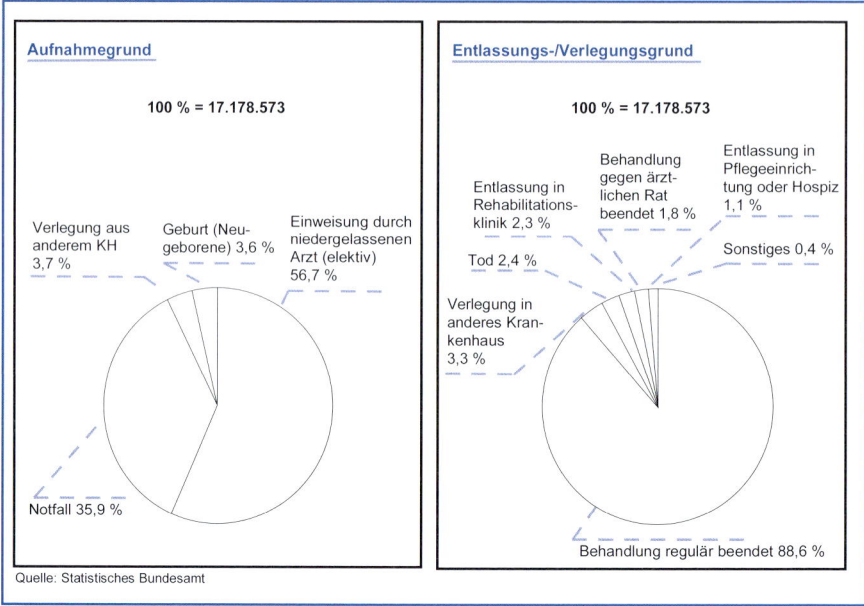

Abb. 3.4: Aufnahme- und Entlassungsgründe in Krankenhäusern im Jahr 2007

Unterscheidungsmerkmale von Akutkliniken	
Spezialisierung	**Trägerschaft**

• Allgemeine Krankenhäuser
• Fachkrankenhäuser
   - Neurologie
   - Psychiatrie
   - Lungenerkrankungen
	• Öffentlich
	• Freigemeinnützig
	• Privat

Versorgungsstufe	**Zulassung für GKV-Patienten**
• Grund- und Regelversorgung • Schwerpunktversorgung • Maximalversorgung	• Plankrankenhäuser (aufgenommen in Landeskrankenhausplan) • Hochschulkliniken • Krankenhäuser mit Versorgungsvertrag mit den Krankenkassen • Privatkliniken ohne Zulassung für GKV-Patienten (nur Selbstzahler)

Abb. 3.5: Unterscheidungsmerkmale von Krankenhäusern

deckend vorhanden und stellen die akutstationäre Basisversorgung der Bevölkerung sicher. Häuser der **Schwerpunktversorgung,** in manchen Bundesländern werden sie auch Häuser der **Zentralversorgung** genannt, bieten Subdisziplinen der Inneren

Medizin (z. B. Kardiologie, Nephrologie, Pulmologie, Angiologie) und der Chirurgie (Allgemein- und Viszeralchirurgie, Unfallchirurgie) an. Darüber hinaus verfügen sie über weitere Fächer wie Neurologie, Pädiatrie, Ophthalmologie und andere. Ihr Einzugsgebiet ist regional. In Häusern der **Maximalversorgung** wird ein breites Spektrum der Medizin angeboten und Großgeräte wie CT und MRT sind jederzeit verfügbar. Das Einzugsgebiet ist überregional. Universitätskliniken gehören zu dieser Kategorie. Ihnen und anderen Maximalversorgern ist meistens die Behandlung von seltenen Erkrankungen vorbehalten. Für einen jungen Assistenzarzt kann eine Ausbildung in einem kleineren Haus, das heißt der Grund- und Regelversorgung, sehr interessant sein, da das Krankheitsspektrum äußerst breit ist. Als Internist muss man beispielsweise auch neurologische Fälle mit behandeln und man kann schnell Verantwortung übernehmen.

Krankenhäuser im Eigentum der Kommunen, der Bundesländer und des Bundes (z. B. Bundeswehrkrankenhäuser) sind **öffentlich**. In Deutschland sind nach wie vor die meisten Akutkrankenhäuser in öffentlicher Trägerschaft (s. Abb. 3.6).

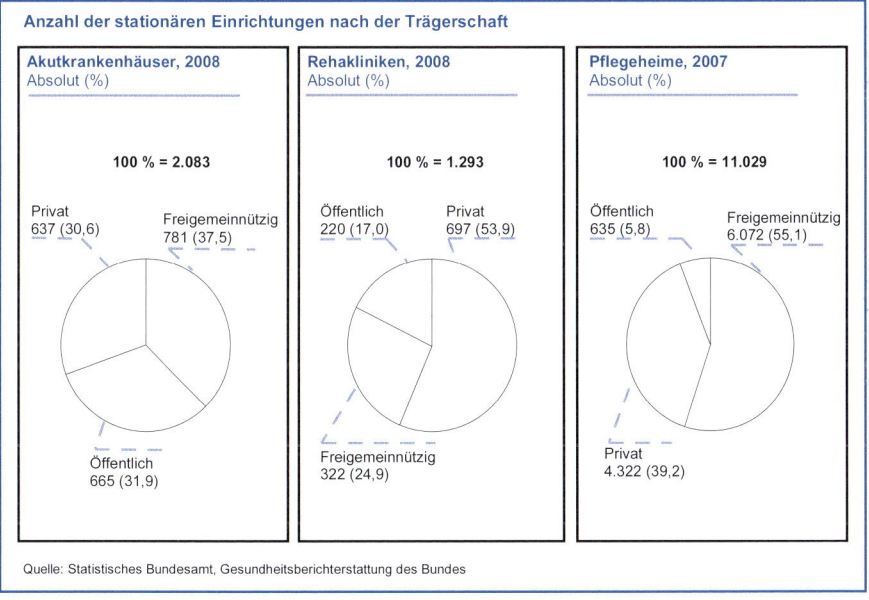

Abb. 3.6: Die dominierende Trägerschaft der stationären Einrichtungen ist in den verschiedenen Sektoren unterschiedlich.

Die dominierende öffentliche Trägerschaft ist historisch bedingt durch den bei den Bundesländern liegenden Sicherstellungsauftrag für die stationäre Versorgung zu erklären. Der Marburger Bund sieht sich als Interessengemeinschaft und Gewerkschaft der in öffentlichen Krankenhäusern arbeitenden Ärzte. Er handelt entsprechende Tarifverträge aus, die sich zwischen Universitätskliniken und nicht universitären Einrichtungen unterscheiden. Es gibt aber auch Krankenhäuser in öffentlichem

93

Eigentum, die von privaten Klinikketten wie Asklepios oder Sana betrieben werden. Es bestehen dann sogenannte Managementverträge.

Krankenhäuser, die die erwirtschafteten Gewinne wieder in den Krankenhausbetrieb investieren und über eine entsprechende steuerrechtliche Anerkennung verfügen, sind **freigemeinnützig**. Sie sind meist in kirchlichem Eigentum oder im Eigentum freier Wohlfahrtsverbände und genießen bestimmte Vorteile bei der Besteuerung. Es gelten dort andere Tarifverträge als für den öffentlichen Bereich und ein eingeschränktes Mitbestimmungsrecht für die Mitarbeiter.

Krankenhäuser, die die Gewinne an die Anteilseigner ausschütten, sind **privat**. Es handelt sich um einzelne Krankenhäuser oder um Einrichtungen der großen Klinikketten. Aufgrund der oftmals defizitären Lage der öffentlichen Krankenhäuser und der jeweils tragenden Gebietskörperschaften (Kommunen) sind in den letzten Jahren vermehrt Krankenhäuser privatisiert worden, was als **Privatisierungswelle** bezeichnet wird. In den öffentlichen Kliniken ist häufig nicht sehr viel betriebswirtschaftliches Wissen vorhanden, weswegen oft auch von „**Verwaltungswirtschaft**" gesprochen wird. Aufgrund der Wirtschaftskrise und den damit einhergehenden Steuerausfällen in den Kommunen wird eine weitere Privatisierungswelle erwartet. Das Bundeskartellamt überprüft die Übernahmen, um zu verhindern, dass der ohnehin geringe Wettbewerb [P7] zwischen den Akutkrankenhäusern noch weiter eingeschränkt wird. In Hamburg hat das Bundeskartellamt dem Klinikkonzern Asklepios die Übernahme eines Krankenhauses aufgrund der Befürchtung von zu hoher Marktmacht untersagt. Gemessen an der Bettenzahl haben die privaten Klinikketten aber immer noch einen geringen Marktanteil, da von den privaten Anbietern oftmals kleinere Häuser der Grund- und Regelversorgung und der Schwerpunktversorgung betrieben werden. Sie übernehmen meist kleine und mittelgroße Häuser, sind aber auch an dem Markt für Maximalversorgung sehr interessiert. Mit dem Universitätsklinikum Gießen/Marburg befindet sich bereits die erste Klinik einer universitären Einrichtung im Eigentum einer privaten Aktiengesellschaft, der Rhön-Klinikum AG. Das Helios Klinikum Wuppertal ist privates Klinikum der privaten Universität Witten/Herdecke. Mit dem Unternehmen Capio aus Schweden und dem Unternehmen Ameos aus der Schweiz haben auch bereits ausländische Klinikkonzerne deutsche Krankenhäuser übernommen. Umgekehrt betreibt der deutsche Klinikkonzern Asklepios Kliniken in den USA (Kalifornien) und Griechenland. Auch im Krankenhausbereich findet also eine gewisse Internationalisierung (Globalisierung) statt. Private Klinikketten restrukturieren die Kliniken nach der Übernahme meistens rigoros. Ein zentraler Einkauf mit entsprechenden Mengenrabatten, ein straffes Management und die Optimierung von Prozessen führen die vormals meist defizitären Betriebe in kurzer Zeit in die Gewinnzone. Durch entsprechendes Kapital können auch bauliche Veränderungen vorgenommen werden, die wiederum die Abläufe optimieren und damit die Betriebskosten senken [P4]. Dies muss nicht zwangsläufig auf dem Rücken der Patienten und des Personals ausgetragen werden. Helios hat als erster Konzern Ärzten im Praktikum das Gehalt eines Assistenzarztes gezahlt und zahlt auch Studenten im praktischen Jahr eine Entlohnung. Daneben werden Fortbildungen finanziert. Dies geschieht nicht ganz uneigennützig, denn qualifiziertes und motiviertes Personal führt ja zu einer qualitativ hochwertigen Krankenversorgung und damit zu einem Wettbewerbsvorteil [P7] gegenüber Konkurrenten. Außerdem wurde über die gesetzlichen Vorgaben hinaus ein eigenes Qualitäts-Surveillance-System anhand von Routinedaten implementiert.

Der Sicherstellungsauftrag für die akutstationäre Versorgung liegt bei den Bundesländern. Diese führen idealerweise jährlich eine **Bedarfsplanung** anhand der Bevölkerungszahl und der geschätzten Inanspruchnahme durch. Basierend auf dieser Bedarfsplanung werden Krankenhäuser unter Angabe der Fachabteilung und der Bettenzahl in dem **Landeskrankenhausplan** aufgenommen. Sie werden dann als **Plankrankenhäuser** bezeichnet. Diese sind automatisch zur Behandlung von GKV-Versicherten zugelassen: Die Krankenkassen müssen mit den Plankrankenhäusern Versorgungsverträge abschließen, es besteht also **Kontrahierungszwang**. Das Gleiche gilt für Universitätskliniken, die in dem **Landeshochschulplan** aufgenommen sind. Daneben können die Krankenkassen Verträge mit Krankenhäusern außerhalb dieser Pläne abschließen, es handelt sich dann um sogenannte **Vertragskrankenhäuser**. Reine **Privatkliniken** sind nicht zur Behandlung von GKV-Patienten zugelassen. Es sind meist sehr fokussierte Krankenhäuser, z. B. Kliniken für ästhetische Chirurgie. Insgesamt ist also der Markt für akutstationäre Leistungen sehr durch staatliche Reglementierungen geprägt und mit wenigen Möglichkeiten zum Wettbewerb [P7] zwischen den Krankenhäusern ausgestattet. Das Modell der AOK, bei dem die Krankenkassen für bestimmte planbare Eingriffe (z. B. Cholezystektomie) bei den Krankenhäusern gezielt Kontingente einkaufen (Modell „Elektiv wird selektiv"), hat sich nicht durchsetzen können.

Die Interessen der Akutkrankenhäuser werden auf der Ebene der Bundesländer durch die **Landeskrankenhausgesellschaften** und auf der Bundesebene durch die **Deutsche Krankenhausgesellschaft (DKG)** vertreten. Es handelt sich um eingetragene Vereine. Die Landeskrankenhausgesellschaften schließen für alle Krankenhäuser verbindliche Verträge mit den Verbänden der Krankenkassen über die Krankenhausbehandlung, die Wirtschaftlichkeitsprüfung, den Notdienst und das Belegarztwesen ab. Die Deutsche Krankenhausgesellschaft ist durch den Sitz im Gemeinsamen Bundesausschuss (G-BA) – dem Selbstverwaltungsorgan in der gesetzlichen Krankenversicherung – an der Ausgestaltung des Leistungskataloges für gesetzlich Krankenversicherte beteiligt. Damit wurden einem privaten Verein hoheitliche Aufgaben übertragen.

In Deutschland werden die Akutkrankenhäuser **dual finanziert (duale Finanzierung)**. Die Investitionskosten werden von den Bundesländern getragen, die Betriebskosten von den Leistungsfinanzierern. Zu den Investitionskosten zählen die Kosten für die Errichtung und Erstausstattung, für Neu- und Umbauten sowie für Gebrauchsgüter wie z. B. medizin-technische Geräte mit einer Nutzungsdauer von mindestens drei Jahren oder Anlagegüter wie z. B. Notstromsysteme. Für kleinere Anschaffungen erhalten die Krankenhäuser von den Bundesländern im Rahmen der **Pauschalförderung** jährliche Pauschalen, über die die Krankenhäuser frei verfügen können. Für größere Investitionen, wie z. B. die Anschaffung eines CT- oder MRT-Geräts oder ein Neubau werden auf Antrag **Einzelförderungen** gewährt.

Die Verweildauer in deutschen Akutkrankenhäusern ist im internationalen Vergleich relativ hoch, aber auch seit Jahren rückläufig. Gleichzeitig ist in den letzten Jahren die Behandlungsfallzahl leicht angestiegen. In der Summe sind die Behandlungstage jedoch gesunken. Die Anzahl der Betten wurde aber nicht in gleichem Maße reduziert, da die Investitionszahlungen der Länder zum Teil an die Anzahl der vorgehaltenen Betten gekoppelt sind. Diese Kopplung ist ein Anreiz [P8] für Krankenhäuser, möglichst viele Betten vorzuhalten und diese auch in dem Landeskrankenhausplan berücksichtigen zu lassen. Die Bettenauslastung in Deutschland ist kontinuierlich auf 77,4 % im Jahr 2008 gesunken. Da immer Kapazität für

Notfälle (z. B. Grippepandemie, Großschadensereignis) vorhanden sein muss, wird eine Auslastung von 85–90 % als optimale Nutzung der Ressourcen angesehen.

Das Stellen und Bearbeiten der Anträge für Einzelförderungen ist für Antragssteller und Antragsbearbeiter mit einem hohen administrativen Aufwand verbunden und hat in der Vergangenheit oftmals sehr viel Zeit beansprucht. In Nordrhein-Westfalen werden zur Minimierung des Verwaltungsaufwandes nur noch regelmäßige sogenannte **Baupauschalen** ausgezahlt, mit denen die Krankenhäuser autonom wirtschaften können. Bei größeren Vorhaben müssen diese dann zunächst einmal vor- bzw. zwischenfinanziert werden. Das Tragen der Investitionskosten durch die Bundesländer ergibt sich durch den Sicherstellungsauftrag für die akutstationäre Versorgung. Die Ausgaben der Bundesländer für Investitionen betrugen im Jahr 2007 insgesamt rund 2,7 Mrd. EUR. Die Höhe der Zahlungen variiert zwischen den Bundesländern erheblich. Dieser Gesamtbetrag reicht allerdings nicht aus, um die notwendigen Investitionen zu tätigen. Nach Schätzungen wurden in den letzten Jahren 30–50 Mrd. EUR zu wenig in die Krankenhäuser investiert. Dies wird als **Investitionsstau** bezeichnet. Das Unterlassen von Investitionen kann dazu führen, dass die Betriebskosten unnötig hoch sind, weil beispielsweise die räumlichen Gegebenheiten suboptimal sind. Darunter leiden die Prozesse der Versorgung, z. B. durch zu lange Wege zum OP, wie auch die Qualität der Versorgung. Dies führt neuerdings dazu, dass sich Krankenhäuser oftmals Kapital auf andere Art und Weise verschaffen. Dies geschieht durch die Aufnahme von Krediten, Kooperationen mit privaten Investoren (**Public Private Partnership, PPP**) und den Verkauf der Einrichtung an private Klinikketten. Bevor Banken Krankenhäusern Kredite gewähren, werden diese zunehmend bezüglich der Wirtschaftlichkeit, das heißt bezüglich der Bonität, und damit auch in Bezug auf das Kreditausfallrisiko überprüft. Dies wird als Rating bezeichnet.

Zur Erbringung der Leistungen wird zwischen dem Leistungsempfänger, d. h. dem Patienten, und dem Leistungserbringer, d. h. dem Krankenhausträger, ein **Krankenhausbehandlungsvertrag** abgeschlossen. Bei den Leistungen der Krankenhäuser werden **allgemeine Krankenhausleistungen** von **Wahlleistungen** unterschieden. Bei den allgemeinen Krankenhausleistungen handelt es sich um die medizinische Basisversorgung, also um die Regelleistungen. Bei den Wahlleistungen werden **wahlärztliche Leistungen** und **Unterkunfts-Wahlleistungen** unterschieden. Die wahlärztlichen Leistungen umfassen die Behandlung durch den Chefarzt, die Unterkunfts-Wahlleistungen beinhalten die Unterbringung in einem Zwei- oder Einbettzimmer. Die Wartezeiten für GKV-Patienten für einen planbaren Eingriff sind nachweislich länger als für privat Versicherte. Dennoch ist die Wartezeit im internationalen Vergleich in Deutschland insgesamt sehr gering.

Die allgemeinen Krankenhausleistungen werden durch Fallpauschalen basierend auf dem Deutschen Fallpauschalensystem vergütet, welches auch „G-DRG-System" (German Diagnosis Related Groups) genannt wird. Nach dem Krankenhausgesetz (KHG) müssen die Nutzungsentgelte für alle Benutzer einheitlich berechnet werden. Die DRG-Systematik gilt damit sowohl für gesetzlich als auch für privat versicherte Patienten. An den Vergütungs- und Budgetverhandlungen zwischen den Krankenhäusern und den Leistungsfinanzierern ist daher neben den Landesverbänden der gesetzlichen Krankenkassen auch der PKV-Bundesverband beteiligt. Die Wahlleistungen werden entweder von der privaten Krankenversicherung im Rahmen einer Krankheitskostenvollversicherung oder einer Zusatzversicherung für GKV-Patienten erstattet. Sie können auch von GKV-Patienten ohne Zusatzversicherung auf Wunsch in Anspruch genommen und dann selbst bezahlt werden. Hierzu wird ein sogenannter **Arztzusatzvertrag** bei wahlärztlichen Leistungen oder eine **Wahlleistungsvereinbarung** bei Unterkunfts-Wahlleistungen abgeschlossen. Die wahlärztliche Behandlung wird auf der Basis der Gebührenordnung für Ärzte (GOÄ, siehe S. 78) von dem für die **Privatliquidation** berechtigten Arzt (Chefarzt, Oberarzt) abgerechnet. Da mit der DRG-Fallpauschale bereits die Kosten für die ärztliche Behandlung mit abgegolten sind, werden pauschal von der im Rahmen der Privatliquidation nach GOÄ abgerechneten Summe 25 % abgezogen. Der zur Privatliquidation berechtigte Arzt zahlt dem Krankenhausträger einen **Vorteilsausgleich**. Für die Wahlleistung Unterkunft werden ein **Basispreis** und ein **Komfortzuschlag** erhoben. Mit dem Basispreis werden die Kosten für die Räumlichkeiten, also für das Ein- oder Zweibettzimmer, abgegolten. Mit dem **Komfortzuschlag** werden die Nutzung von Internet, Zusatzverpflegung oder eine besondere Ausstattung des Zimmers, z. B. das Vorhandensein eines Balkons oder einer Terrasse, vergütet. Eine innovative Form der Unterbringung sind die sogenannten **Patientenhotels**. Dies sind Hotels auf dem Gelände des Krankenhauses oder in dessen unmittelbarer Umgebung, in denen sich die Patienten in Anschluss an den akutstationären Aufenthalt noch erholen und im Bedarfsfall die ärztliche Hilfe des Krankenhauses in Anspruch nehmen können. Diese Versorgungsform wird als „**low-care**" bezeichnet. Patientenhotels können auch von Angehörigen genutzt werden. Patientenhotels bieten dem Krankenhausträger die Möglichkeit, die Einnahmen seines Unternehmens [P6] zu erhöhen [P4].

Mit den Fallpauschalen basierend auf den „Diagnosis Related Groups" (DRGs) werden rund 90 % der allgemeinen Krankenhausleistungen vergütet. Leistungen im Bereich der Psychiatrie und Psychosomatik werden zurzeit noch auf der Basis von tagesgleichen Pflegesätzen erbracht, es soll aber auch dort eine Umstellung auf Fallpauschalen erfolgen. Bei der Vergütung von Leistungen basierend auf Tagessätzen besteht für Krankenhäuser ein ökonomischer Anreiz [P8], die Verweildauer zu verlängern. Daher wurden in der Vergangenheit Patienten oftmals erst am Montag entlassen, auch wenn es von der medizinischen Perspektive aus bereits am Freitag möglich gewesen wäre. Bei den Fallpauschalen besteht dagegen ein Anreiz [P8], den Patienten so früh wie möglich zu entlassen [P4], da das Krankenhaus für Patienten mit denselben Erkrankungen innerhalb eines Verweildauerintervalls immer denselben Preis erzielt, unabhängig davon, wie lange der Patient im Krankenhaus verweilt. Unter DRG-Bedingungen wird der Patient also eher am Freitag entlassen. Die sogenannte **Fallzusammenführung** wurde als Anreiz [P8] eingeführt, den Patienten nicht zu früh zu entlassen: Es kann dabei nur eine Fallpauschale durch das Krankenhaus abgerechnet werden, wenn der Patient aufgrund einer Komplikation nach der Entlassung erneut aufgenommen werden muss. Eine medizinisch nicht indizierte Entlassung wird als „**blutige Entlassung**" bezeichnet und die Wiederaufnahme infolge einer Komplikation als „**Drehtüreffekt**". Bereits vor der Einführung der DRG-Fallpauschalen ist die durchschnittliche Verweildauer von akutstationären Patienten in Deutschland erheblich gesunken. Dieser Trend wurde seit der verbindlichen DRG-Einführung im Jahr 2004 fortgesetzt, aber nicht weiter beschleunigt. Da das Budget für die stationäre Behandlung im GKV-Bereich gedeckelt und an die Entwicklung der Grundlohnsumme gekoppelt ist, hat die DRG-Einführung nicht zu einer Kostenersparnis für die Leistungsfinanzierer geführt. Die Krankenhäuser konnten aber ihre Abläufe aufgrund der gestiegenen Transparenz der Kostenstrukturen verbessern [P4].

Die abrechenbaren DRGs sind in dem bundeseinheitlichen **Fallpauschalenkatalog** enthalten, der jährlich aktualisiert wird. Im Jahr 2010 existieren in Deutschland 1.154 DRGs. Damit ist das deutsche DRG-System, was die Anzahl der DRGs angeht, weltweit an der Spitze. Das deutsche System wurde ursprünglich aus Australien übernommen und ist seitdem vom Institut für Entgeltsysteme im Krankenhaus (**InEK**) kontinuierlich weiterentwickelt worden. Mittlerweile wurde es von anderen Staaten übernommen, z. B. von der Schweiz und China. Es liefern rund 250 Krankenhäuser in Deutschland dem InEK die Daten ihrer internen Kostenrechnungen, auf deren Basis das InEK die abrechenbaren DRGs zusammenstellt und den Ressourcenverbrauch berücksichtigt. Diese sogenannten **Kalkulationskrankenhäuser** führen ihre interne Kostenkalkulation nach den Vorgaben des InEK durch, damit die Datenerhebung bundesweit einheitlich erfolgt.

In DRGs werden medizinisch ähnliche Fälle mit einem vergleichbaren Ressourcenverbrauch zusammengefasst. Es handelt sich um eine **Mischkalkulation**. Dies sei an einem Beispiel illustriert: Für einen Patienten entstehen dem Krankenhaus höhere Kosten, die es durch den Leistungsfinanzierer nicht erstattet bekommt. Mit einem anderen Patienten mit derselben DRG macht es dafür einen hohen Gewinn. In der Summe sind die Kosten und Erlöse der Fälle einer DRG ausgeglichen.

Für die Festlegung der DRG sind die Diagnosen des Patienten und die durchgeführten Prozeduren notwendig. Die jeweilige Ermittlung geschieht mittels einer vom InEK zertifizierten Software. Der behandelnde Arzt kennt die Diagnosen und die am Patienten duchgeführten Prozeduren am besten. Er ist daher für die **Kodierung** verantwortlich. Ärzte empfinden das Kodieren von Diagnosen und Prozeduren oftmals als lästig. Eine zeitnahe Kodierung ist aber unerlässlich, da das Weglassen von Diagnosen fatale finanzielle Folgen haben könnte. Es ist im Interesse des Unternehmens Krankenhaus, dass alle relevanten Diagnosen und durchgeführten Prozeduren adäquat kodiert werden. Als Arzt trägt man somit die größte Verantwortung im Krankenhaus: für die Gesundheit des Patienten und die des Unternehmens [P6]. Außerdem ermöglicht die zeitnahe Kodierung dem behandelnden Arzt noch einmal das kritische Hinterfragen des medizinischen Vorgehens und leistet somit einen Beitrag zum Qualitätsmanagement. Vor dem Einreichen der Unterlagen bei der Krankenkasse bei GKV-Patienten und vor dem Stellen der Rechnung bei PKV-Patienten werden die Fälle meistens noch mal von einem **Medizincontroller** überprüft, der idealerweise Arzt mit einer entsprechenden Zusatzausbildung ist. Zum Teil wird das Kodieren auf der Station auch von speziell geschulten **Kodierfachkräften** übernommen. Die Hauptverantwortung bleibt aber – auch rechtlich gesehen – beim behandelnden Arzt.

Die **Diagnosen** des Patienten werden nach dem internationalen System der WHO „ICD-10" klassifiziert. Für onkologische Erkrankungen gibt es die Spezialversion „ICD-O-3". Zu den Diagnosen gehören auch Komplikationen während des stationären Aufenthalts, wie z. B. eine Wundinfektion nach einer Operation. Abrechnungstechnisch dürfen nur diejenigen Diagnosen kodiert werden, die **aufwandsrelevant** sind. So sind z. B. eine Fehlsichtigkeit oder eine Skoliose häufige Diagnosen bei Patienten, bei einem stationären Aufenthalt allerdings selten aufwandsrelevant. Für jeden stationären Aufenthalt gibt es eine **Hauptdiagnose**, alle anderen Diagnosen sind **Nebendiagnosen**. Hauptdiagnose ist diejenige, die hauptsächlich für die Veranlassung des stationären Aufenthaltes verantwortlich gewesen ist. Sie kann oftmals erst am Ende des Aufenthalts endgültig festgelegt werden bzw. sogar erst danach, wenn auf manche Befunde, wie z. B. Histologie, noch gewartet werden muss. Es handelt sich also nicht notwendigerweise um die Aufnahmediagnose. Im Gegensatz zu manchen anderen Ländern ist die Hauptdiagnose in Deutschland auch nicht die Diagnose, die den höchsten Ressourcenaufwand verursacht. **Prozeduren** werden nach dem deutschen **„Operationen und Prozeduren Schlüssel" (OPS)** verschlüsselt. Es handelt sich bei ihnen um:

• Diagnostische Maßnahmen (z. B. Biopsien)
• Bildgebende Verfahren (z. B. CT, MRT, Ultraschall)
• Operationen
• Gabe von Arzneimitteln
• Nichtoperative therapeutische Maßnahmen (z. B. Reposition einer Fraktur)
• Ergänzende Maßnahmen (z. B. Psychotherapie)

Für die Ermittlung der DRG gibt es die sogenannte „Grouper"-Software. Mit dieser können auch die Diagnosen und Prozeduren kodiert werden. An weiteren Daten benötigt die Software noch das Alter des Patienten, in der Neonatologie das Aufnahmegewicht, bei künstlicher Beatmung deren Dauer und die Verweildauer im Krankenhaus. Der Weg von den Patientendaten bis zu der entsprechenden DRG für den Patienten ist in der Abbildung 3.7 zusammengefasst.

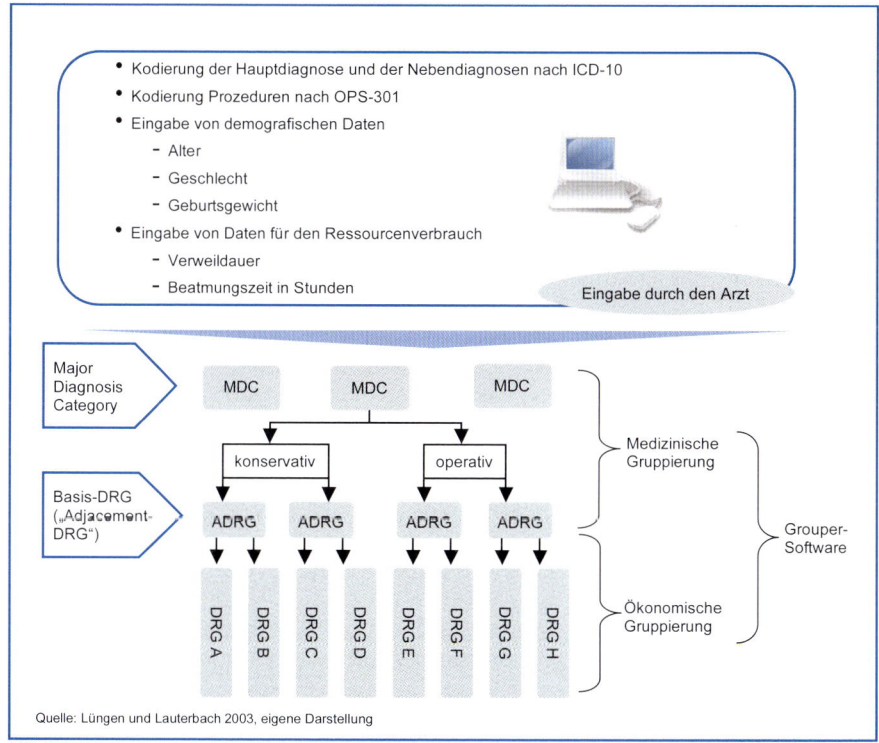

Abb. 3.7: Allgemeines Schema für die Ermittlung einer DRG

Anhand der Hauptdiagnose wird der Fall zunächst einer „**Major Diagnosis Category**" (MDC) zugeordnet, die durch das betroffene Organsystem der Hauptdiagnose festgelegt wird. Es handelt sich also um eine Obergruppe innerhalb der DRG-Systematik. Anhand der kodierten Prozeduren und Nebendiagnosen erfolgt dann die Zuordnung zu einer „**Basis-DRG**". Diese sind keine endgültigen DRGs. Mehrere DRGs können dieselbe Basis-DRG haben. In der sogenannten „**Heidelberger Liste**" sind die Basis-DRGs dargestellt. Im Fallpauschalensystem im Jahr 2009 gab es insgesamt 28 DRGs für beatmete Patienten. Die Vergütung dieser 28 unterschiedlichen DRGs reicht von rund 10.500 EUR bis rund 220.000 EUR. Alle diese DRGs haben dieselbe Basis-DRG „Beatmung". Die finale DRG wird durch Würdigung aller Diagnosen und Prozeduren festgelegt. Die Nebendiagnosen werden nach ihrer Schwere in fünf Stufen gewichtet, die als „**Comorbidity and Complications Complexity Level**" (CCL) bezeichnet werden. Die Summe der gewichteten einzelnen Nebendiagnosen ergibt das „**Patient Comorbidity and Complication Complexity Level**" (PCCL).

Mithilfe der Heidelberger Liste können Krankenhäuser überprüfen, ob sie für einen Patienten durch die Kodierung weiterer Diagnosen mehr Erlöse realisieren können [P6, P4]. Es dürfen allerdings nur diejenigen Diagnosen kodiert werden, die auch tatsächlich zutreffend sind und aufwandsrelevant waren. Das korrekte Kodieren dieser Diagnosen wird als **Right-Coding** bezeichnet. Das Ausnutzen von Ermessensspielräumen beim Kodieren wird als **DRG-Creep** bezeichnet. Das bewusste falsche Kodieren zur Maximierung der Einnahmen wird als **Up-Coding** bzw. **Wrong-Coding** bezeichnet. Es erfüllt den Straftatbestand Betrug. Der Medizinische Dienst der Krankenkassen (MDK) kontrolliert anhand der Heidelberger Liste das Kodierverhalten des Krankenhauses. Es muss auf Verlangen dem MDK Einsicht in die Dokumentation gewähren. Stellt sich die Abrechnung als korrekt heraus, muss der MDK dem Krankenhaus für den entstandenen Aufwand eine Entschädigung zahlen. Dies ist ein Anreiz für den MDK [P8], nur gezielt auffällige Fälle zu überprüfen, um so den Verwaltungsaufwand zu minimieren [P4]. Abbildung 3.8 zeigt die Generierung einer DRG am Beispiel der Entfernung der Gallenblase.

Die jeweilige **DRG** wird durch einen vierstelligen Code verschlüsselt. Die erste Position ordnet das jeweilige Organsystem zu und wird als Buchstabe angegeben. „A" ist dabei für besondere DRGs reserviert, wie z. B. für Beatmungen. Die „9" wird als erste Stelle vergeben, wenn die DRG aufgrund von Fehlern nicht zugeordnet werden kann. Es handelt sich dann um eine sogenannte „**Fehler-DRG**". Die nächsten beiden Stellen des DRG-Codes spiegeln die **Partition** wider. Es gibt drei Partitionen:

- Operative Partitionen (O): Zahlen 0–39
- Andere invasive Prozeduren, die nicht zu den Operationen gezählt werden (A): Zahlen 40–59
- Medizinische, d. h. konservative Partitionen (M): Zahlen 60–99

Die Zuordnung zu der jeweiligen Partition hängt von den kodierten Prozeduren ab. Die letzte Stelle der DRG ist wieder durch einen Buchstaben angegeben und gibt den **Schweregrad** an. Ist die letzte Stelle ein „Z", so gibt es nur einen Schweregrad, bei sogenannten „**gesplitteten DRGs**" gibt es mehrere. Es werden Buchstaben von A bis F vergeben, wobei A den höchsten und F den geringsten Schweregrad anzeigt. Ein höherer Schweregrad bedeutet in diesem Zusammenhang, dass der Fall einen höheren Ressourcenaufwand verursacht und damit kostenaufwendiger ist. DRGs mit dem Schweregrad A werden daher höher vergütet als DRGs mit dem Schweregrad F. Auch hier hat der kodierende Arzt die Verantwortung, den Patientenfall so genau wie möglich abzubilden, damit das Krankenhaus für den Fall eine adäquate Vergütung erhält [P4, P6]. Der DRG-Code des Beispielfalls (H08B) sei hier noch kurz erläutert: Das „H" gibt das Organsystem an, in diesem Fall die MDC07 „Krankheiten und Störungen an hepatobiliärem System und Pankreas". Die „08" zeigt, dass es sich um eine operative DRG handelt. Das „B" gibt an, dass es sich nicht um den schwersten Fall dieser DRG handelt; die Prosa-Bezeichnung dieser DRG lautet ja auch „Laparoskopische Cholezystektomie ohne sehr komplexe Diagnose, ohne komplizierende Diagnose".

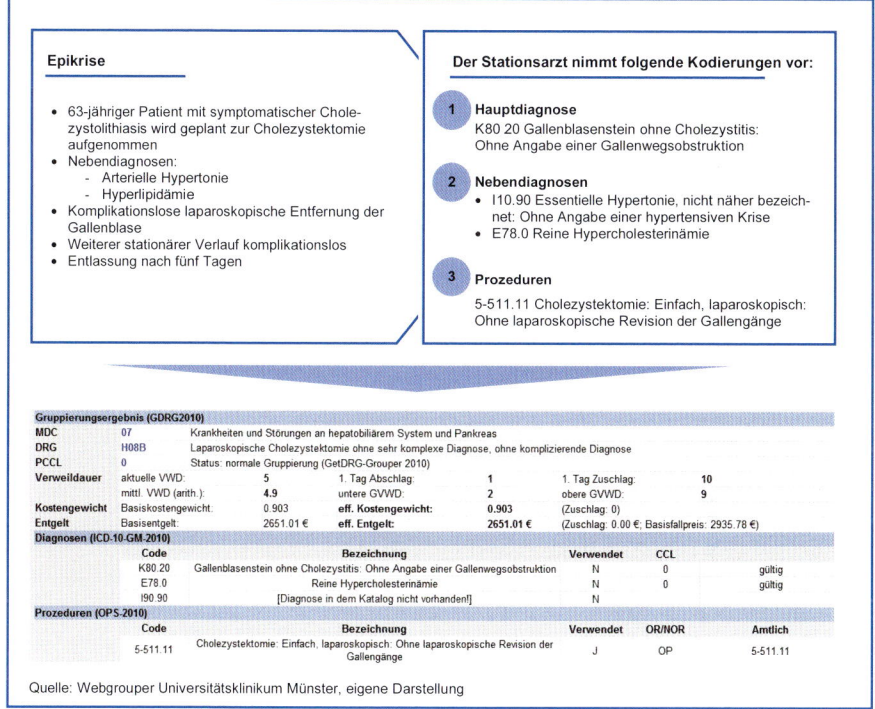

Abb. 3.8: Beispiel für die Ermittlung einer DRG anhand eines Patientenfalls

Zu jeder DRG gehört ein sogenanntes **Relativgewicht** („Cost-Weight") oder auch **Bewertungsrelation** genannt. Es gibt bezüglich des Ressourcenaufwandes die relative Schwere des Falls an. So hat eine DRG mit einem Relativgewicht von 4,0 einen vierfach höheren Ressourcenaufwand als eine mit einem Relativgewicht von 1,0 und einen doppelt so hohen Ressourcenaufwand wie eine mit einem Relativgewicht von 2,0. Multipliziert man das Relativgewicht der DRG mit dem **Basisfallwert** (Baserate), erhält man die Erlöse des Krankenhauses in EUR Geldeinheiten.

Erlös in EUR = Basisfallwert × Relativgewicht der DRG

Bei einem Basisfallwert von 2.800 EUR würde das Krankenhaus für eine DRG mit einem Relativgewicht von 4 also 11.200 EUR von dem Leistungsfinanzierer erhalten. Innerhalb von gewissen Grenzen gibt es diese Pauschale für jeden Patienten mit dieser DRG unabhängig von der Krankenhausverweildauer. Die Grenzen werden durch die **obere Grenzverweildauer (OGVD)** und die **untere Grenzverweildauer (UGVD)** definiert. Bei unserem Beispiel beträgt die UGVD zwei und die OGVD zehn Tage. Das Krankenhaus erhält also für einen Patienten mit dieser DRG immer 11.200 EUR, egal ob er zwei oder acht Tage im Krankenhaus verbleibt. Krankenhäuser haben daher den Anreiz [P8], den Patienten eher möglichst nach zwei Tagen zu entlassen [P4], wenn dies medizinisch vertretbar ist. Bei Überschreiten der oberen Grenzverweildauer werden Zuschläge in Abhängigkeit von der Verweildauer gezahlt. Patienten, die die obere Grenzverweildauer überschreiten, werden als **Langlieger** bezeichnet. Wird die untere Grenzverweildauer unterschritten, hat das zur Folge, dass von der Fallpauschale Abschläge abgezogen werden. **Kurzlieger** nennt man die Patienten, die die untere Verweildauer unterschreiten. Abschläge werden auch bei Verlegung in Form sogenannter **Verlegungsabschläge** fällig. Zuschläge erhalten außerdem Krankenhäuser mit Ausbildungsstätten für nichtärztliches Gesundheitspersonal und auch für die Aufnahme von Begleitpersonen (z. B. Eltern bei der Behandlung von Kindern). Zu- und Abschläge werden mit dem **effektiven Relativgewicht** berücksichtigt. Das ist letztlich der gültige relative Wert der Fallpauschale, mit dem der Basisfallwert multipliziert werden muss. Die Zuschläge pro Tag, die bei Überschreiten der OGVD gezahlt werden, sind geringer, als durchschnittlich pro Tag bei Entlassung innerhalb der **Normalverweildauer** erzielt werden. Krankenhäuser haben daher den Anreiz [P8], den Patienten möglichst schnell zu entlassen, wenn dies medizinisch vertretbar ist. Durch die häusliche Krankenpflege kann eine adäquate Weiterversorgung im häuslichen Umfeld gewährleistet werden. Einen Tool, um die Verweildauer zu optimieren, stellen **klinische Behandlungspfade (Clinical Pathways)** dar. Diese sind krankenhausindividuelle Vereinbarungen über die Prozesse der Patientenbehandlung („Wer macht wann was?"). Sie eignen sich vor allem bei Erkrankungen mit relativ homogenem Verlauf und geringen Komplikationsraten.

Wird ein Patient in ein anderes Krankenhaus verlegt, wird die Fallpauschale auf die beiden Einrichtungen aufgeteilt; es wird ein sogenanntes **Fallsplitting** durchgeführt. Dies wurde eingeführt, damit die Krankenhäuser den Patienten nicht [P8] einfach in ein anderes Krankenhaus verlegen, um Kosten zu sparen.

Das richtige Kodieren und auch die Erfordernis des stationären Aufenthalts werden von dem Medizinischen Dienst der Krankenkassen (MDK) überprüft. Als Grundlage für die Notwendigkeit des stationären Aufenthalts dient das „German Appropriateness of Evaluation Protocol" (G-AEP). Bei einigen Operationen, die in dem Katalog für ambulante Operationen enthalten sind, ist das Krankenhaus sogar in der Begründungspflicht, wenn die Operation stationär erbracht wird.

Der Basisfallwert ist ab 01.01.2010 für alle Krankenhäuser in einem Bundesland gleich. Es gilt also der sogenannte **Landesbasisfallwert**. Dies folgt aus der Grundidee des Fallpauschalensystems, dass Krankenkassen für dieselben Leistungen in unterschiedlichen Krankenhäusern denselben Preis bezahlen wollen. Der Basisfallwert reichte im Jahr 2009 von 2.775 EUR in Schleswig-Holstein bis 3.008 EUR im Saarland. Bis zum Jahr 2015 sollen die Basisfallwerte an den sogenannten **Bundesbasisfallwertkorridor** angeglichen werden. Dabei wird der Landesbasisfallwert in einigen Bundesländern abgesenkt werden, dies sind die sogenannten **Konvergenz-**

verlierer, und in einigen Bundesländern angehoben werden, das sind die sogenannten **Konvergenzgewinner**.

In der „**InEK-Kostenmatrix**" kann eingesehen werden, für welche Kostenstellen (z. B. die einzelnen Fachabteilungen) welche Kostenarten (Sachkosten, Personalkosten etc.) berücksichtigt werden und mit welcher Höhe die dort entstandenen Kosten einkalkuliert sind. In der Kostenmatrix ist auch die Summe der Kosten angegeben. Die Daten für diese Matrix stammen von den Kalkulationskrankenhäusern, die ihre internen Kostenberechnungen an das InEK übermitteln. Ein Beispiel für eine Kostenmatrix zeigt Abbildung 6.7 auf Seite 159. Wenn man vom Erlös für die DRG (Relativgewicht × Landesbasisfallwert) die Summe der Kosten subtrahiert, erhält man den Gewinn des Krankenhauses. Da der Erlös vom Krankenhaus nur gering beeinflussbar ist, besteht ein Anreiz [P8], die Kosten zu minimieren [P4]. Die InEK-Matrix ist eine Möglichkeit für ein spezifisches Krankenhaus, die eigene Kostensituation mit der in den Kalkulationskrankenhäusern zu vergleichen und zu optimieren [P4]. Die Kosten in der Matrix können als **Plankosten** angesehen werden, die möglichst nicht überschritten, sondern zur Gewinnmaximierung idealerweise unterschritten werden sollten [P4]. Für die Behandlung von Patienten in Belegabteilungen gibt es spezielle DRGs. Bei diesen sind die ärztlichen Kosten nicht berücksichtigt, da diese ja vom Belegarzt selbst nach dem Einheitlichen Bewertungsmaßstab (EBM) abgerechnet werden. Neben der DRG-Fallpauschale gibt es noch **Zusatzentgelte (ZE)**. Diese werden für besonders ressourcenintensive Prozeduren gezahlt, wie beispielsweise die Implantation eines Herzschrittmachers oder die Applikation bestimmter Arzneimittel. In DRGs sollen Patienten mit ähnlichem Ressourcenaufwand abgebildet werden. Bei den genannten Prozeduren handelt es sich aber meist um seltener durchgeführte Maßnahmen. Daher wäre es nicht sinnvoll, eine mischkalkulierte DRG zu bilden, in der die Kosten für einzelne kostenintensive Fälle mit abgebildet werden. Die DRG wird für die durchschnittlichen Patienten ohne kostenintensive Prozeduren kalkuliert und für die entsprechenden kostenintensiven Fälle wird zusätzlich zu der DRG-Fallpauschale ein Zusatzentgelt gezahlt. Es gibt Zusatzentgelte mit bundeseinheitlichen Preisen und solche, die zwischen den Krankenhäusern und den Landesverbänden der Krankenkassen direkt ausgehandelt werden. Bei manchen Arzneimitteln wie Antimykotika oder Zytostatika werden zum genauen Abbilden des Ressourcenaufwands die Zusatzentgelte zumeist nach der verabreichten Menge gestaffelt.

Eine weitere Einnahmequelle [P4] für das Krankenhaus ist die Erbringung von sogenannten „**neuen Untersuchungs- und Behandlungsmethoden**" (NUBs). Dies sind z. B. innovative Arzneimittel, die bezüglich der Vergütung noch nicht adäquat durch das DRG-Fallpauschalensystem abgebildet werden. Das DRG-System ist zwar ein lernendes System mit jährlicher Aktualisierung, das aktuelle System basiert aber immer auf den Kostendaten von vor zwei Jahren. Im September erscheint jeweils der Fallpauschalenkatalog für das neue Kalenderjahr. Bis zum 31.10. können die einzelnen Krankenhäuser einen NUB-Antrag beim InEK einreichen. In diesem Antrag wird dargelegt, warum die neue Methode noch nicht adäquat vergütet wird. Medizinische Fachgesellschaften stellen entsprechende Vorformulierungen bereit, die dann noch auf die lokalen Gegebenheiten des jeweiligen Krankenhauses angepasst werden müssen. Das InEK entscheidet über die NUB-Anträge jeweils Ende Januar. Wird die Methode als NUB anerkannt, wird in den Budget-Verhandlungen mit den Landesverbänden der Krankenkassen dann über die Höhe der Erstattung verhandelt. Die Krankenhäuser verhandeln einmal jährlich mit den Landesverbänden der Krankenkassen über:

- Das **Erlösbudget**: Art und Menge der erbrachten DRGs
- **Ergänzende Entgelte**: Entgelte für Langlieger, d. h. die Vergütung der Patienten mit Überschreiten der oberen Grenzverweildauer
- **Mehr- und Mindererlösausgleiche**: Diese werden gezahlt, wenn die tatsächlich erbrachte Leistungsmenge von der zuvor prospektiv verhandelten Leistungsmenge abweichen sollte.
- **Zusatzentgelte (ZE)**: Es werden sowohl Mengen und bei den krankenhausindividuell verhandelbaren ZEs auch Preise verhandelt
- **Tagesgleiche Pflegesätze**: Nur für psychiatrische und psychosomatische Stationen
- **Sonstige Entgelte**: Entgelte für Neue Untersuchungs- und Behandlungsmethoden (NUBs)

Die Verhandlungen sind vor dem Hintergrund zu sehen, dass die Ausgaben für den stationären Sektor in Deutschland durch ein Budget begrenzt sind [P1] und dessen Entwicklung an die Steigerung der Grundlohnsumme gekoppelt ist, d. h. an die Entwicklung der Löhne und Gehälter der Mitglieder der GKV. Die Krankenkassen müssen dieses gesamte Budget auf die einzelnen Krankenhäuser aufteilen. Diese geschieht durch die Verhandlungen. Erbringt das Krankenhaus mehr Fälle als vereinbart, erhält es einen **Mehrerlösausgleich**. Werden doch nicht so viele Fälle behandelt wie prospektiv vereinbart, erhält das Krankenhaus einen **Mindererlösausgleich**. Mehr- und Mindererlösausgleiche werden allerdings nicht auf einen Schlag bezahlt, sondern auf die laufenden Erstattungen umgeschlagen. Dies geschieht dadurch, dass der Basisfallwert für das Krankenhaus aktualisiert wird – man nennt ihn den **Zahlbasisfallwert**. Das wissenschaftliche Institut der AOK (WidO) fasst die aktuellen Zahlbasisfallwerte zusammen und errechnet daraus den Durchschnitt. Dieser sogenannte „**Z-Bax**" betrug im Jahr 2008 2.836 EUR.

Werden alle Relativgewichte der in einem Krankenhaus abgerechneten DRGs aufaddiert, so erhält man den „**Case-Mix**". Er gibt einen Gesamtüberblick über den relativen Wert der in dem Krankenhaus erbrachten Leistungen. Die Division des Case-Mixes durch die Anzahl der Fälle ergibt den „**Case-Mix-Index**". Dieser gibt die durchschnittliche Fallschwere an und ist damit ein Indikator für die durchschnittlichen Erlöse für einen Fall. Abbildung 3.9 zeigt die Ermittlung von Case-Mix und Case-Mix-Index anhand eines Beispiels.

Neben den vermehrten ambulanten Leistungen [P6, P4] durch die Krankenhäuser (siehe oben) erbringen diese zunehmend auch Leistungen zur Rehabilitation in Form von Frührehabilitation. Es gibt spezielle DRGs, die sie mitberücksichtigen. Krankenhäuser gehen auch zunehmend Kooperationen mit ambulanten Leistungserbringern ein, z. B. mit MVZs, Rehabilitationseinrichtungen und Pflegeeinrichtungen. Durch diese Kooperationen entstehen **Gesundheitszentren**.

Erbrachte DRGs in einem Beispielkrankenhaus

DRG	Relativgewicht		Anzahl		Summe
A13F	4,626	x	3	=	13,878
C66Z	0,596	x	20	=	11,92
D30B	0,731	x	23	=	16,79
E69B	0,646	x	17	=	10,982
F41B	1,681	x	28	=	47,068
I08B	3,303	x	5	=	16,515
L63F	0,539	x	32	=	17,248
T60A	2,848	x	9	=	25,632

137

160,033
Case-Mix
(Summe der Relativ-
gewichte aller
erbrachten DRGs)

1,17
Case-Mix-Index
Case-Mix
Anzahl erbrachter DRGs

Quelle: Fallpauschalenkatalog 2010, eigene Darstellung

Abb. 3.9: Beispiel für die Ermittlung von Case-Mix (CM) und Case-Mix-Index (CMI)

3.2.2 Rehabilitationskliniken

In Rehabilitationskliniken soll unter ärztlicher Aufsicht vorwiegend durch die Anwendung von Heilmitteln (Physiotherapie, Ergotherapie) der Gesundheitszustand
des Patienten verbessert und so eine Behinderung abgewendet, verbessert oder deren
Fortschreiten verhindert oder verlangsamt werden. Die Rehabilitationsklinik übernimmt im Rahmen ihrer Möglichkeiten auch die sonstige medizinische Betreuung.
Vor der Rehabilitation wird ein **Rehabilitationsplan** aufgestellt. Eine medizinische
Rehabilitation im Anschluss an einen akutstationären Krankenhausaufenthalt (innerhalb einer Grenze von 14 Tagen) wird als **Anschlussheilbehandlung (AHB)** bezeichnet. Voraussetzungen für eine Rehabilitation sind:

- **Rehabilitationsbedürftigkeit**: Es muss ein wichtiger Grund vorliegen.
- **Rehabilitationsfähigkeit**: Der Rehabilitand muss in der Lage sein, bei den Maßnahmen aktiv mitzuwirken.
- **Positive Rehabilitationsprognose**: Der Gesundheitszustand muss prinzipiell durch
  die Rehabilitationsmaßnahme verbesserungsfähig sein.

Die Prüfung dieser Punkte ist aufgrund des stärker werdenden Einnahmeproblems
bei den Leistungsfinanzierern in den letzten Jahren immer bedeutsamer geworden.
Zuvor war die Rehabilitation, früher als „Kur" bezeichnet, ein wenig in Verruf
geraten („morgens Fango, abends Tango"). Die Regeldauer, beträgt drei Wochen,
die Zeit zwischen zwei Rehabilitationen muss mindestens fünf Jahre betragen. Die
meisten Rehabilitationen werden bei muskuloskelettalen Erkrankungen sowie bei
psychiatrischen und psychosomatischen Erkrankungen durchgeführt. Zu den speziellen Rehabilitationsarten gehören die **onkologische Rehabilitation**, die **Kinderrehabilitation**, die **geriatrische Rehabilitation** und die **Entwöhnungsbehandlung**.

Im Gegensatz zum akutstationären Bereich, der noch durch öffentliche Anbieter dominiert wird, sind die meisten Rehabilitationskliniken in privater Trägerschaft (s. Abb. 3.6).

Der Sicherstellungsauftrag für die stationäre Rehabilitation liegt bei den Rehabilitationsträgern, zu denen die Renten-, Unfall- und Krankenversicherer gehören. Diese können entscheiden, ob sie die Leistung selbst erbringen oder zur Leistungserbringung externe Dienstleister in Anspruch nehmen. Die deutsche Rentenversicherung unterhält als Versicherungsträger eigene Rehabilitationskliniken und besitzt somit die Eigenschaften einer sogenannten „Health Maintenance Organization" (HMO).

Rehabilitationskliniken sind nach Schließen eines Versorgungsvertrages mit den Landesverbänden der Krankenkassen für die Behandlung von GKV-Versicherten zugelassen. Die Vergütung basiert auf verhandelten tagesgleichen Pflegesätzen, wobei meist höhere Sätze für Anschlussheilbehandlungen als für andere medizinische Rehabilitationen gezahlt werden. Die Vergütungssätze variieren sehr stark zwischen den Einrichtungen. Interesse der Krankenkassen ist es, den Tagessatz so niedrig wie möglich auszuhandeln [P4]. Interesse der Rehakliniken ist es, einen möglichst hohen Pflegesatz zu erzielen [P4, P6]. Die Verhandlungen über die Pflegesätze zwischen den Krankenkassen und den Rehabilitationskliniken gestalteten sich in der Vergangenheit oftmals schwierig. Als Reaktion darauf haben sich einige Rehabilitationskliniken in den Krankenhausplan des entsprechenden Bundeslandes aufnehmen lassen, um das Aushandeln von Tagessätzen zu umgehen und auf der Basis von DRGs abrechnen zu können. Sie konkurrieren damit direkt mit Akutkrankenhäusern [P7]. Auch in einer anderen Beziehung stehen Akut- und Rehakliniken im Wettbewerb: Es gibt Akutkrankenhäuser, die zur Maximierung ihrer Einnahmen [P4] zunehmend auch Rehabilitationsleistungen erbringen und diese durch sogenannte Frührehabilitations-DRGs vergütet bekommen. Einige private Akutklinikkonzerne, wie z. B. Helios, Asklepios, Sana, und die Rhön-Klinikum AG haben bereits eigene Rehabilitationskliniken übernommen. Dieser Trend wird anhalten, da viele Rehabilitationskliniken unrentabel und überschuldet sind oder keine finanziellen Möglichkeiten für Investitionen haben. Dies ist dadurch begründet, dass es im Gegensatz zu Akutkrankenhäusern und Pflegeheimen für Rehabilitationskliniken keine staatliche Investitionsförderung gibt. Private Klinikkonzerne können in die Kliniken finanzieren und restrukturieren diese.

Je nach Ursache und Konsequenz kommen die Renten-, Pflege-, Unfall- und/oder Krankenversicherung als Leistungsfinanzierer für die Rehabilitation in Betracht. Es gelten dabei die Prinzipien „**Reha vor Rente**" und „**Reha vor Pflege**". Die Rehabilitation erfolgt auf Antrag des Rehabilitanden. Da in der Vergangenheit oftmals Probleme bezüglich der Zuständigkeit des Leistungsfinanzierers vorgekommen sind und daraus eine erhebliche Verzögerung des Antrags resultierte, haben die Versicherungsträger eine gemeinsame Servicestelle (Bundesarbeitsgemeinschaft Rehabilitation) eingerichtet. Der Antrag muss nun innerhalb von zwei Wochen an den zuständigen Leistungsfinanzierer weitergeleitet werden und wird dort durch den Medizinischen Dienst überprüft. Ist die gesetzliche Krankenversicherung der Leistungsfinanzierer, muss eine Verordnung von einem speziell geschulten Vertragsarzt ausgestellt werden (das Operieren wird einem Arzt zugetraut, die Verordnung einer Rehabilitation hingegen nicht). Im Bereich der gesetzlichen Unfallversicherung wird das gesamte Fallmanagement ohnehin von einem spezialisierten Arzt durchgeführt (D-Arzt).

Werden mehrere Leistungen von unterschiedlichen Versicherungsträgern gewährt (**trägerübergreifende Rehabilitation**), kann anstelle der **Sachleistung** ein **persönliches Budget** bewilligt werden, über das der Rehabilitand flexibler verfügen kann. Die Leistungsfinanzierer übernehmen die Kosten für Anreise, Unterkunft & Verpflegung sowie für die medizinische Behandlung. Der Rehabilitand muss pro Tag 10 EUR für maximal 42 Tage zuzahlen.

Seit dem Jahr 2007 sind Rehabilitationen Pflichtleistungen in der gesetzlichen Krankenversicherung. Dazu zählt neben der geriatrischen Rehabilitation die **Vater-Mutter-Kind-Kur** für rehabilitationsbedürftige berufstätige Eltern ohne Möglichkeit zur Unterbringung der Kinder oder mit rehabilitationsbedürftigen Kindern. Nach einem starken Rückgang Ende der 90er Jahre des letzten Jahrhunderts ist daher durch die Neueinführung dieser Leistung mit einer steigenden Nachfrage nach Rehabilitationsleistungen zu rechnen. Dieser Trend wird durch die demografische Entwicklung und den medizinischen Fortschritt verstärkt.

Durch die hohe Intransparenz bei der Wirksamkeit und Qualität der erbrachten Leistungen, die Variabilität der Vergütung und die dezentrale Organisation mit einem Nebeneinander von Leistungsfinanzierern hat dieser Bereich Optimierungspotenzial. Die gesamten Ausgaben für diesen Bereich sind mit 7,7 Mrd. EUR oder 3,1 % der Gesundheitsausgaben relativ gering.

3.2.3 Pflegeheime

Gemäß des Grundsatzes „ambulant vor stationär" wird eine stationäre Pflege notwendig, wenn die ambulante nicht möglich ist. Der Medizinische Dienst der Krankenkassen (MDK) überprüft die Notwendigkeit der stationären Aufnahme. Voraussetzungen für die Übernahme der Kosten durch die Pflegekassen sind die Feststellung der Pflegebedürftigkeit und die Einordnung in eine Pflegestufe. Die Höhe der Erstattung hängt von der Pflegestufe ab. Der Sicherstellungsauftrag für die Erbringung der stationären Pflegeleistungen liegt bei den Pflegekassen. Diese schließen Versorgungsverträge mit stationären Einrichtungen ab, die eine qualitativ ausreichende Versorgung gewährleisten. Im Gegensatz zum akutstationären Bereich findet keine koordinierte Kapazitätsplanung statt. Die Kapazität wird durch den Abschluss der Versorgungsverträge reguliert. Insofern besteht ein gewisser Wettbewerb zwischen den Leistungserbringern um den Abschluss entsprechender Versorgungsverträge [P7]. Die Mehrzahl der 11.029 Pflegeheime ist in privater Trägerschaft (s. Abb. 3.5).

Die Pflegekassen verhandeln mit den Einrichtungen die entsprechenden Pflegesätze. Die Kosten für Unterkunft und Verpflegung („Hotelleistungen") müssen von dem Bewohner selbst finanziert werden, da die Pflegeversicherung von Anfang an nur als Teilkaskoversicherung ausgelegt ist und diese Kosten ja auch bei dem Pflegebedürftigen zu Hause entstehen würden. Die Heime schließen vor der Leistungserbringung mit dem Pflegebedürftigen einen **Heimvertrag** ab. Die Investitionskosten für die Einrichtungen werden anteilig von den Bewohnern, das heißt den Pflegebedürftigen, und den Bundesländern übernommen. Letztere kommen ihrer Verpflichtung für die Investitionszahlungen aber nur selten nach. Im Landespflegeausschuss schließen die Selbstverwaltungspartner, d. h. die Pflegekassen, die Vertreter der Pflegeeinrichtungen, die Landesbehörden und die Träger der Sozialhilfe, **Rahmen-**

verträge für die Leistungserbringung ab. Es werden folgende stationäre Pflegearten unterschieden:

- **Vollstationäre Pflege**: Der Pflegebedürftige wohnt dauerhaft in der Einrichtung.
- **Teilstationäre Pflege**: Dazu gehören die Tages- und die Nachtpflege. Der Pflege- bedürftige wird während bestimmter Tageszeiten stationär gepflegt, z. B. wäh- rend der Berufstätigkeit von Angehörigen.
- **Kurzzeitpflege**: Vorübergehende vollstationäre Pflege, z. B. bei Urlaub der Ange- hörigen, zur Bewältigung bei Problemen im ambulanten Bereich oder nach einem akutstationären Aufenthalt

Im Jahr 2007 benötigten 31,5 % (709.000 Menschen) der insgesamt 2,25 Mio. Pflegebedürftigen stationäre Pflege. Die Betreuung wird von qualifiziertem und unqualifiziertem Personal übernommen. Zum qualifizierten Personal gehören Ge- sundheitspfleger, Altenpfleger und Pflegehelfer. Ein Parameter für die Qualität der pflegerischen Versorgung ist die sogenannte **Pflegefachquote**, d. h. der Anteil des qualifizierten Personals am gesamten Personal. Es gibt große qualitative Unterschie- de zwischen den Heimen. Durch die jährliche Begehung aller stationären Pflegeein- richtungen durch den Medizinischen Dienst der Krankenkassen (MDK) und die Bewertung der Einrichtungen nach dem Schulnotensystem (s. Kapitel 5 zum Qua- litätsmanagement) soll die Qualität der Leistungserbringung zukünftig verbessert werden. Zur besseren medizinischen Versorgung der Bewohner in Pflegeheimen muss die zuständige Kassenärztliche Vereinigung auf Antrag der Pflegeeinrichtung einen Kooperationsvertrag mit einem niedergelassenen Arzt, d. h. einem Vertrags- arzt, anstreben. Sollte dieser Vertrag nicht innerhalb eines halben Jahres zustande kommen, muss die entsprechende Pflegeeinrichtung zur ambulanten Versorgung ermächtigt werden, das heißt, es kann ein eigener Arzt eingestellt werden, der die Bewohner zur Lasten der gesetzlichen Krankenversicherung behandelt. Ein solcher zur Behandlung von GKV-versicherten Bewohnern zugelassener Arzt wird als **Heim- arzt** bezeichnet.

Durch den demografischen Wandel und den Trend zur Singularisierung der Haus- halte mit Reduzierung der familiären Pflege wird eine vermehrte Nachfrage nach professioneller Pflege erwartet. Die Frage ist, welchen Einfluss dies auf die Qualität haben wird, denn die Pflegeversicherung ist als Teilkaskoversicherung konzipiert und die Renten der Pflegebedürftigen, mit denen die Differenz zwischen den anfal- lenden Kosten und der Erstattung durch die Pflegeversicherung bezahlt werden muss, sinken relativ zu der Entwicklung des Bruttoinlandsprodukts. Durch inno- vative Wohnungsformen wie Senioren-Apartments und Senioren-WGs kann even- tuell die Notwendigkeit zur stationären Pflege hinausgezögert werden. Manche Anbieter haben als Leistungsarrangements neben der stationären Pflege bereits Wohnanlagen auf denselben Geländen eingerichtet.

3.2.4 Hospize

In Hospizen werden unheilbar Kranke palliativmedizinisch stationär betreut. Durch die angenehme Gestaltung des räumlichen Umfelds und die intensive personelle Betreuung soll den Betroffenen ein würdevolles Sterben ermöglicht werden. Die

Leistungen sind für Patienten kostenlos. Die Kosten werden hauptsächlich von der Pflegeversicherung finanziert und die nicht gedeckte Lücke wird von der gesetzlichen Krankenkasse übernommen. Es steht die Linderung von Schmerzen und anderen Symptomen sowie die psychosoziale Betreuung im Vordergrund. Im Deutschen Hospiz- und Palliativverband e. V. haben sich 162 stationäre Hospizeinrichtungen zusammengeschlossen. Daneben gibt es weitere 166 Palliativstationen in Krankenhäusern. Die Versorgung hat sich in den letzten Jahren erheblich verbessert. 1996 gab es erst 30 Hospize und 28 Palliativstationen.

3.3 Integrierte Versorgung (IV)

Die **integrierte Versorgung** ist eine durch die gesetzlichen Krankenkassen finanzierte interdisziplinäre Behandlung, die über die einzelnen Sektoren des Gesundheitswesens greift. Die Leistungserbringer aus der haus- und fachärztlichen ambulanten Versorgung, der akutstationären Versorgung und aus dem Bereich der Rehabilitation arbeiten eng verzahnt zusammen. Es können auch Leistungserbringer für die ambulante oder stationäre Pflege mit involviert werden.

Hintergrund der integrierten Versorgung ist, dass es an den Schnittstellen zwischen ambulanter und stationärer Versorgung leicht zum Informationsverlust kommen kann und die Qualität der Behandlung damit Optimierungspotenzial aufweist. Zudem werden durch das sogenannte „**Silo Verständnis**", d. h. die strikte Trennung zwischen den verschiedenen Bereichen des Gesundheitswesens, Untersuchungen zum Teil unnötigerweise doppelt veranlasst. Die integrierte Versorgung kann prinzipiell alle medizinischen Belange der Patienten erfassen.

Zwischen den Krankenkassen und den Leistungserbringern werden Versorgungsverträge geschlossen und die Leistungserbringer direkt von den Krankenkassen vergütet. Oftmals schließen sich Ärzte auch mit anderen Ärzten, Krankenhäusern und Rehabilitationskliniken in **Gesundheitszentren** zusammen. Diese können von betriebswirtschaftlich ausgebildeten Managern oder Managementgesellschaften geleitet werden. Die Leistungen zur integrierten Versorgung werden von den Krankenkassen oftmals durch **Komplexpauschalen** vergütet. Ende 2008 waren insgesamt 6.849 Verträge zur integrierten Versorgung mit einem Vergütungsvolumen von rund 1 Mrd. EUR gemeldet. Durch die **Anschubfinanzierung** (spezielles Budget in Höhe von 1 % der gesamten Ausgaben für den ambulanten und stationären Bereich) zwischen 2004 und 2008 bestand für die Krankenkassen ein hoher Anreiz [P8], entsprechende Verträge mit den Leistungserbringern abzuschließen. In vielen IV-Verträgen sind aber jeweils nur ein paar Patienten eingeschrieben, da die Teilnahme an der integrierten Versorgung für den Patienten freiwillig ist. Auf Dauer werden nur diejenigen Verträge Bestand haben, die auch ohne die Anschubfinanzierung wirtschaftlich sind.

Fragen zur Selbstkontrolle:

1. Welche Praxisarten der ambulanten ärztlichen Versorgung werden unterschieden?
2. Was versteht man unter der doppelten Facharztschiene?
3. Welche drei Aufgaben kommen den Kassenärztlichen Vereinigungen zu?

4. Welche fünf Einnahmequellen bestehen in einer ambulanten Arztpraxis?
5. Nennen Sie die Voraussetzungen für eine Rehabilitation.
6. Worin unterscheiden sich häusliche Krankenpflege und ambulante Pflege?
7. Was besagt der Arztvorbehalt?
8. Nach welchen vier Kriterien können Krankenhäuser unterschieden werden?
9. Wie werden Krankenhäuser in Deutschland finanziert?
10. Worin unterscheiden sich allgemeine Krankenhausleistungen von Wahlleistungen?
11. Welche Anreize und welche Fehlanreize werden durch DRGs gesetzt und wie wird den Fehlanreizen entgegengewirkt?
12. Welche Schritte sind für die Ermittlung einer DRG erforderlich?
13. Was ist Up-Coding?
14. Wie berechnet man den Erlös in EUR für eine DRG?
15. Welche finanziellen Auswirkungen haben das Unterschreiten der unteren und das Überschreiten der oberen Grenzverweildauer auf die Erlöse für einen Behandlungsfall?
16. Wozu dienen Zusatzentgelte (ZEs)?
17. Was sind Neue Untersuchungs- und Behandlungsmethoden (NUBs)?
18. Was sind der Mehrerlös- und der Mindererlösausgleich?
19. Wie errechnen sich der Case-Mix und der Case-Mix-Index eines Krankenhauses?
20. Was ist integrierte Versorgung?

4 Die Vorleistungs- und Zulieferer-industrie oder warum manchmal Blumenläden die medizinische Versorgung verbessern können

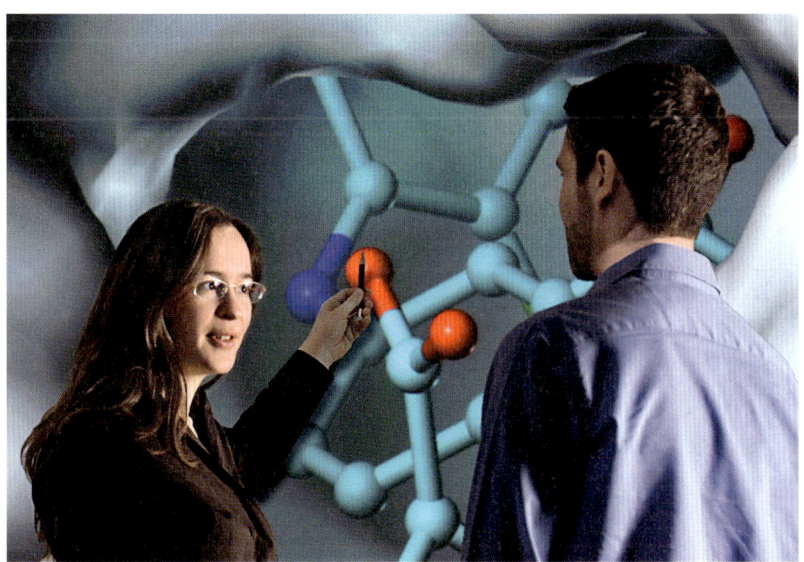

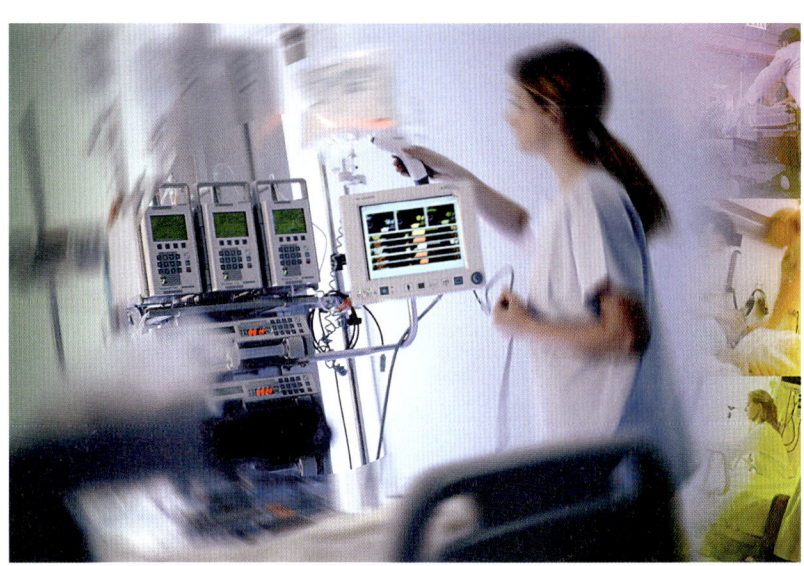

4.1	Arzneimittel
4.1.1	Entwicklung von Arzneimitteln
4.1.2	Vertrieb von Arzneimitteln
4.1.3	Preisbildung bei Arzneimitteln
4.1.4	Erstattung von Ausgaben für Arzneimittel
4.2	Medizinprodukte und Hilfsmittel
4.3	Andere Zulieferer

Die ärztliche Behandlung – tatkräftig unterstützt durch Angehörige der 800 nicht-ärztlichen Berufsgruppen im deutschen Gesundheitswesen – ist die eigentliche Gesundheitsleistung bei Krankheit. Nur selten ist das alleinige Einwirken des Arztes alleine kurativ ausreichend, z. B. bei der Psychotherapie, beim Heimlich-Handgriff beim Verschlucken eines Fremdkörpers oder beim Beine-Hochlagern und gutem Zureden bei weiblichen Teenagern mit Kreislaufkollaps auf einem Rockkonzert. Meistens bedarf es neben diesem persönlichen Einsatz zur ärztlichen Leistungserstellung auch der Verwendung materieller Produktionsfaktoren. Diese werden durch den Arzt kombiniert und gezielt am Patienten eingesetzt, bis die Dienstleistung komplett erstellt ist. Diese Faktoren als sogenannte **Vorleistungen** für die eigentliche Leistungserstellung werden von der Zulieferindustrie erforscht, hergestellt und vertrieben. Dazu gehören die Pharmazeutische Industrie, die Medizintechnische Industrie und die Produzenten von Hilfsmitteln.

4.1 Arzneimittel

Arzneimittel sind definiert als Stoffe zur Anwendung am oder im menschlichen Körper zur Heilung, Linderung, Verhütung oder Erkennung von Beschwerden. Es werden folgende Formen unterschieden:

- **Fertigarzneimittel**: Im Voraus von einem Arzneimittelhersteller hergestellte Arzneimittel zur direkten Anwendung am Patienten
- **Defekturen**: Von der Apotheke selbst hergestellte häufig verordnete Stoffkombinationen
- **Rezepturen**: In der Apotheke für den Patienten individuell zusammengestellte Stoffkombinationen
- **Sera**: Produkte aus Blut, Organen, Organteilen, Organsekreten
- **Impfstoffe**: Arzneimittel zur Bildung von Antikörpern gegen Infektionskrankheiten
- **Allergene**: Zur Testung auf Allergien oder zur Hyposensibilisierung
- **Gentransfer-Arzneimittel**: Enthalten Nukleinsäure
- **Zelltherapeutika**: Veränderte oder nicht veränderte tierische oder menschliche Zellen
- **Antigene**
- **Radionuklide**
- **Verbandstoffe**
- **Chirurgische Nahtmaterialien**

Arzneimittel sind die häufigste medizinische Behandlungsart. Bereits in der Vor- und Frühgeschichte wurden Heilpflanzen mit pharmakologisch wirksamen Substanzen eingesetzt. Die meisten Arzneimittel werden als Fertigarzneimittel an den Patienten abgegeben. Sie unterliegen der **hoheitlichen Zulassungspflicht**, um verkehrsfähig zu sein. Die eigentliche **Produktion** des Arzneimittels bedarf der **Herstellungserlaubnis** und ist an bestimmte Voraussetzungen geknüpft (Sachkenntnisse, Räumlichkeiten).

4.1.1 Entwicklung von Arzneimitteln

Deutschland war lange führend bei der Entwicklung und Herstellung von Arzneimitteln und wurde daher auch als „Apotheke der Welt" bezeichnet. Zurzeit sind es die USA. In Deutschland gibt es rund 1.000 pharmazeutische Unternehmen. Dabei handelt es sich um von Eigentümern geführte Kleinstbetriebe, mittelständische Unternehmen und deutsche Niederlassungen multinationaler Konzerne („Big Pharma"). In der pharmazeutischen Industrie waren im Jahr 2008 insgesamt 127.248 Menschen beschäftigt, darunter rund 88.800 bei den forschenden Arzneimittelherstellern. Sie entwickeln selbst innovative patentgeschützte Arzneimittel. Es wird angenommen, dass bei den Zulieferern der pharmazeutischen Industrie, wie beispielsweise Produzenten von chemischen Rohstoffen, Werbeagenturen und anderen, die gleiche Anzahl an Menschen beschäftigt ist wie in der pharmazeutischen Industrie selbst. Sie ist damit ein äußerst beschäftigungsintensiver Industriezweig und stellt im Gegensatz zu anderen Wirtschaftszweigen auch in wirtschaftlichen Krisenzeiten sichere Arbeitsplätze zur Verfügung.

Am Anfang der Entwicklung eines neuen Arzneimittels steht in der Regel eine zu optimierende Situation in der medizinischen Versorgung, ein sogenannter „unmet medical need". Das erste Produkt, das neue Behandlungsmöglichkeiten eröffnet, wird als **Pionierprodukt** bezeichnet. Chemisch nah verwandte Substanzen mit ähnlicher Wirkung werden als „**Me-too**"-**Arzneimittel** oder **Analogpräparate** bezeichnet. Sie werden entweder gezielt von konkurrierenden Unternehmen [P7] entwickelt oder es kann auch vorkommen, dass aufgrund der langen Entwicklungszeiten von neuen Arzneimitteln mehrere Hersteller gleichzeitig an dem ungelösten medizinischen Versorgungsproblem arbeiten. Me-toos sind therapeutische Alternativen. Verträgt der Patient ein Arzneimittel aufgrund von Nebenwirkungen nicht, oder ein Wirkstoff der Gruppe ist beim individuellen Patienten nicht wirksam, kann auf ein analoges Präparat umgestellt werden. Bei „therapeutischen Solisten", also wenn kein Me-too-Medikamt existiert, muss entweder auf ein weniger wirksames Arzneimittel umgestellt oder ganz auf die Therapie verzichtet werden.

In der modernen Arzneimittelforschung ist die Entwicklung von Substanzen sehr viel zielgerichteter geworden. Bei bekannter biologischer Zielstruktur im menschlichen Organismus, z. B. einem bestimmten Rezeptor, können Moleküle gezielt „designed" werden („computer aided drug design"). Mittels standardisierter Testsysteme wird dann die potenzielle Eignung überprüft, was als **Screening** bezeichnet wird. Es werden sogenannte **Leitsubstanzen** identifiziert. Im weiteren Verlauf der **präklinischen Entwicklung** finden Versuche an Zellkulturen, im Tiermodell und Tierversuch statt. Im Tierversuch werden insbesondere Daten zur Toxizität der Substanz erhoben. Dazu gehören die akute Toxizität, die Teratogenität, die Embryotoxizität, die Kanzerogenität und die Mutagenität. Basierend auf den präklinischen Ergebnissen erfolgt eine umfassende Nutzen-Risiko-Bewertung der Substanz. Fällt diese positiv aus, wird die Substanz am Menschen getestet. Die Durchführung klinischer Studien wird im Internet für alle zugänglich veröffentlicht, z. B. www.clinicaltrials.gov. Die Teilnahme an diesen Studien ist für den Probanden stets freiwillig und bedarf der ausdrücklichen Zustimmung. Teilnehmer erhalten zum Teil eine Aufwandsentschädigung und sind in angemessener Höhe über den Hersteller versichert, der eine entsprechende Versicherung abschließen muss.

Die **klinische Prüfung** gliedert sich in vier Phasen (s. Abb. 4.1).

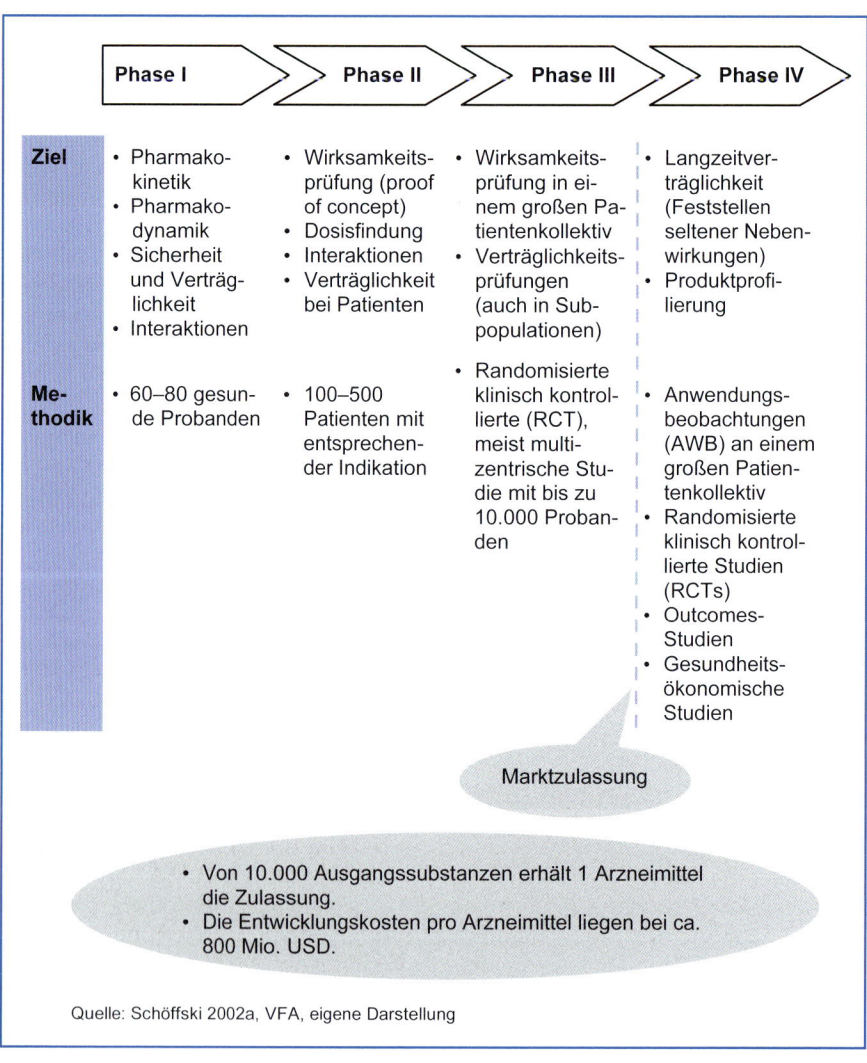

Abb. 4.1: Bei der klinischen Prüfung von Arzneimitteln werden vier verschiedene Phasen unterschieden.

114

In der Phase I werden Daten über die Pharmakokinetik, Pharmakodynamik, Sicherheit, Verträglichkeit, Interaktionen erhoben und erste Informationen über die therapeutische Wirksamkeit an gesunden freiwilligen Probanden gesammelt. Bei toxischen Substanzen wie z. B. antineoplastischen Chemotherapeutika wird dieser Schritt der Prüfung nur an Erkrankten durchgeführt. In der Phase II erfolgt die Überprüfung der klinischen Wirksamkeit an einem kleinen Patientenkollektiv. Es handelt sich dabei um Pilotstudien. Nach einer erneuten positiven Nutzen-Risiko-Beurteilung erfolgt in der Phase III die Anwendung der Substanz an einem großen Patientenkollektiv. Dabei wird die zu untersuchende Substanz, die als **Verum** bezeichnet wird, gegenüber **Placebo** oder der Standardbehandlung in **doppelblinden randomisierten klinisch kontrollierten Studien** (randomized controlled trial = RCT) getestet. Placebo wird in der Regel nur in Therapiegebieten eingesetzt, in denen noch keine wirksamen Alternativen zur Verfügung stehen, da einem Patienten aus ethischen Gründen natürlich keine wirksame Therapie im Rahmen einer Studie vorenthalten werden darf. In randomisierten klinischen Studien wird die kausale Wirksamkeit einer medizinischen Intervention untersucht. Randomisiert bedeutet, dass die Probanden nach dem Zufallsprinzip einer der beiden oder mehreren Behandlungsarten zugewiesen werden. Die Arzneimittel müssen so beschaffen sein, dass weder der Arzt noch der Patient wissen, welche der beiden Behandlungen erfolgt ist. Ansonsten könnte die Beurteilung des Ergebnisses voreingenommen sein. Durch die Ein- und Ausschlusskriterien wird das Patientenkollektiv genau definiert. Die Randomisierung soll gewährleisten, dass sich die Studiengruppen nur in Bezug auf das verabreichte Arzneimittel unterscheiden. Bezüglich aller anderen Eigenschaften der Patienten besteht Strukturgleichheit. Ein beobachteter Unterschied des Therapieeffektes ist dann auf die Intervention, das heißt auf die Gabe des Arzneimittels, zurückzuführen. Bei positiven Ergebnissen werden alle Erkenntnisse zu der neuen Substanz in einem **Zulassungsdossier** zusammengefasst und bei der zuständigen Behörde wird der Antrag auf Zulassung gestellt. Gegenüber der Zulassungsbehörde muss der Nachweis für die Qualität bei der Herstellung, für die Sicherheit und die Wirksamkeit erbracht werden.

In Deutschland ist für die Zulassung von Arzneimitteln das **Bundesinstitut für Arzneimittel (BfArm)** zuständig und für die von Sera und Impfstoffen das **Paul-Ehrlich Institut (PEI)**. Beim BfArm sind zurzeit 53.939 Präparate zugelassen, davon 19.995 (37,1 %) nichtverschreibungspflichtige Arzneimittel. Für jede Wirkstärke und Darreichungsform desselben Wirkstoffes muss eine getrennte Zulassung beantragt werden, was die hohe Zahl der Zulassungen erklärt. Länder der EU erkennen gegenseitig die Zulassung von Arzneimitteln in anderen europäischen Staaten an. Das Anerkennungsverfahren wird als „**mutual recognition procedure**" bezeichnet. Im Gegensatz zu dieser „**decentralised procedure**" werden im Rahmen der Harmonisierung innerhalb der EU Arzneimittel auch zunehmend bei der europäischen Arzneimittelzulassungsbehörde **European Medicines Agency (EMA)** zentral zugelassen, was als „**centralised procedure**" bezeichnet wird. Durch die gegenseitige Anerkennung bzw. das zentralisierte Verfahren soll der Zulassungsaufwand für den Arzneimittelhersteller reduziert werden [P4]. Für einige Arten von Arzneimitteln, wie z. B. biotechnologische Präparate, Krebstherapeutika, HIV-Medikamente, Antidiabetika und Arzneimittel für die Behandlung neurodegenerativer Erkrankungen, ist das zentralisierte Zulassungsverfahren sogar zwingend vorgeschrieben.

In den letzten Jahren wurden jährlich 30–35 innovative Arzneimittel neu eingeführt. Die strengen Auflagen bei der klinischen Prüfung sind nicht zuletzt durch die negativen Erfahrungen mit dem Sedativum Thalidomid (Contergan®) entstanden. Es muss eine Gratwanderung zwischen den berechtigten Sicherheitsaspekten auf der einen und der Verzögerung von medizinischen Innovationen auf der anderen Seite erfolgen. Gerade bei onkologischen Präparaten kann eine Verzögerung fatale Folgen haben, weswegen zum Teil schon frühzeitige Zulassungen unter Auflagen erteilt werden. Im Kontrast zu den hohen arzneimittelrechtlichen Anforderungen bei der Zulassung (Qualität, Sicherheit, Wirksamkeit) genügt bei Homöopathika für die **Verkehrsfähigkeit** eine Eintragung in ein vom Bundesinstitut für Arzneimittel (BfArm) geführtes Register. Ein Wirksamkeitsnachweis wird somit nicht geführt.

Die Phase IV der klinischen Prüfung beginnt nach der Zulassung des Arzneimittels. In dieser Phase werden während des flächendeckenden Einsatzes Daten zu seltenen Nebenwirkungen, zur Morbidität, Mortalität und Lebensqualität erhoben. Außerdem können pharmakoökonomische Daten gesammelt werden. Daten über Nebenwirkungen müssen der Abteilung **Pharmakovigilanz** der Zulassungsbehörde gemeldet werden. Bei begründetem Verdacht auf gesundheitliche Risiken durch das Arzneimittel können Auflagen für Warnhinweise in der Packungsbeilage und Fachinformation erteilt werden, die Indikation eingeschränkt oder Gegenanzeigen (Kontraindikationen) hinzugefügt werden. Bei gravierenden Nebenwirkungen kann auch die Zulassung widerrufen werden. Ärzte und Apotheker werden über die Heilberufskammern bei Änderungen informiert. Bei besonders wichtigen und sicherheitsrelevanten Änderungen, wie schwerwiegenden Nebenwirkungen und schweren Wechselwirkungen, informiert das pharmazeutische Unternehmen die Fachkreise durch sogenannte „Rote-Hand-Briefe". Arzneimittel bleiben nach der Erstzulassung für mindestens fünf Jahre verschreibungspflichtig, damit entsprechende ärztliche Erfahrungen gesammelt werden können. Prinzipiell muss bei neuen Arzneimitteln alle fünf Jahre eine Verlängerung der Zulassung beantragt werden.

Von 10.000 Ausgangssubstanzen schafft es nur eine einzige bis zur Zulassung. Die Entwicklung eines neuen Arzneimittels ist mit hohen Kosten verbunden. Pro zugelassenes Arzneimittel entstehen **Entwicklungskosten** von durchschnittlich 802 Mio. USD. Dies beinhaltet auch die Kosten für die Entwicklung der Substanzen, die es nicht bis zur Marktreife schaffen. Rund 29 % der Kosten entstehen während der klinischen Prüfung, also in den Phasen 1–3. Auch ein pharmazeutisches Unternehmen kann langfristig nur existieren, wenn die Einnahmen die Ausgaben übersteigen [P6]. Ohne Investoren wäre bei den hohen Entwicklungskosten eines Arzneimittels keine Entwicklung von innovativen Arzneimitteln möglich [P1]. Die pharmazeutische Industrie ist der Industriesektor mit den größten Aufwendungen für Forschung und Entwicklung (F&E), noch vor der IT-, der Telekommunikations- und der Automobilbranche. Die Investoren erwarten, dass ihr mit hohem Risiko eingesetztes Kapital angemessen verzinst wird. Ansonsten hätten sie ihr Geld auch auf dem relativ sicheren Bankkonto liegen lassen können [P3]. Damit Investoren einen Anreiz [P8] für die Investition in innovative Arzneimittel haben, wird den Arzneimittelherstellern für die Dauer des Patentschutzes, die 20 Jahre beträgt, ein **Alleinvermarktungsrecht** eingeräumt. Dadurch können **Pioniergewinne** realisiert werden. Der **Patentschutz** wird in einem relativ frühen Stadium der Entwicklung angemeldet, damit die Substanz nicht von einem Wettbewerber erforscht wird. Die Entwicklung eines neuen Arzneimittels bis zur Marktreife dauert durchschnittlich 12 Jahre. Damit bleibt dem Hersteller eine effektive Patentschutzdauer von acht Jahren. In diesem Zeitraum müssen sich die Entwicklungskosten amortisieren und daher müssen die Gewinne während dieser Zeit maximiert werden [P4]. Nach dem

Ablauf des Patentschutzes drängen Generikahersteller in den Markt. Da diese keine Entwicklungskosten haben und das Arzneimittel lediglich kopieren, können sie es zu einem sehr viel geringeren Preis anbieten. Es tritt dann ein intensiver Wettbewerb mit dem Originalhersteller und auch zwischen den verschiedenen Generikaherstellern ein [P7].

Die Ausgaben für Forschung und Entwicklung (F&E) sind in den letzten Jahren sowohl absolut als auch relativ gemessen am Umsatz der forschenden Arzneimittelhersteller stark angestiegen. Gleichzeitig ist die Anzahl der Produktneuzulassungen gesunken. Dies ist unter anderem durch den abnehmenden Grenznutzen zu erklären. In bereits gut erforschten Krankheitsgebieten, wie z. B. den kardiovaskulären Erkrankungen, wird es immer schwieriger, **Sprunginnovationen** zu entdecken. In der Vergangenheit wurden bei den forschenden Arzneimittelherstellern viele Unternehmensübernahmen mit vielversprechenden Substanzen in der Pipeline beobachtet. Andere Moglichkeiten zum Schließen von Lucken mit innovativen Substanzen sind das „licensing-in" oder im Rahmen einer „Co-Promotion" die gemeinsame Vermarktung von Substanzen aus kleineren Unternehmen. Der kleinere Partner kann dabei die Infrastruktur und das Know-how eines großen Herstellers nutzen, ohne dabei die innovativen Kräfte bei der Erforschung neuer Substanzen zu verlieren.

4.1.2 Vertrieb von Arzneimitteln

Von den Produktionsstätten der pharmazeutischen Unternehmen gelangen die Arzneimittel über den Großhandel zu den Apotheken. Es werden vollsortierte von teilsortierten Großhändlern unterschieden. **Vollsortierte Großhändler** haben das gesamte Arzneimittelsortiment als Vorrat, weshalb ihnen für selten nachgefragte Produkte eine besondere Bedeutung zukommt. **Teilsortierte Großhandelsunternehmen** hingegen vertreiben nur Arzneimittel bestimmter pharmazeutischer Unternehmen oder nur für bestimmte Indikationsgebiete. Zumindest die vollsortierten Unternehmen übernehmen eine gewisse **Pufferfunktion**, um eine jederzeitige adäquate Versorgung der Bevölkerung sicherzustellen. Apotheken werden oft mehrmals täglich beliefert, müssen aber auch selbst den durchschnittlichen Bedarf für mindestens eine Woche bevorraten. Für selten gebrauchte lebenswichtige Medikamente existieren **Notfall-Depots** in Krankenhausapotheken.

Arzneimittel dürfen in Deutschland begrenzt in Drogerien und ansonsten nur in Apotheken verkauft werden. Nicht freiverkäufliche Arzneimittel dürfen nur an Apotheken oder Ärzte in Form von Probepackungen oder zur Deckung des Praxisbedarfs abgegeben werden. Im Gegensatz zu anderen Ländern dürfen in Deutschland Ärzte durch das **Dispensierverbot** selbst keine Medikamente vertreiben. Apotheken haben damit ein Monopol für die Arzneimittelversorgung, ein Wettbewerb [P7] findet nicht statt.

Nach der Zugänglichkeit werden folgende Arzneimittel unterschieden:

- **Freiverkäufliche Arzneimittel** (apothekenfrei): Diese können auch außerhalb von Apotheken wie Lebensmittelgeschäften und Drogerien verkauft werden. Ein Beispiel sind Johanniskrautzubereitungen.
- **Apothekenpflichtige Arzneimittel:** Für sie ist kein Rezept erforderlich, sie dürfen aber nur in Apotheken verkauft werden.

- **Verschreibungspflichtige Arzneimittel**: Die Abgabe erfolgt ausschließlich in Apotheken. Ein ärztliches Rezept ist erforderlich.
- **Betäubungsmittel**: Es handelt sich meist um starke Schmerzmittel aus der Gruppe der Opioide und um andere psychotrope Substanzen. Es ist ein spezielles Rezept und eine besondere Dokumentation erforderlich.

Freiverkäufliche und apothekenpflichtige Arzneimittel werden zusammen als „Over the counter"-Arzneimittel (**OTC**) bezeichnet.

Es gibt öffentliche Apotheken (**Offizinapotheken**) und **Krankenhausapotheken**. Krankenhäuser, die keine eigene Apotheke besitzen, werden von öffentlichen Apotheken mitversorgt, die dann **Versorgungsapotheken** genannt werden. **Versandapotheken** versenden Arzneimittel nach Bestellung auf postalischem Weg.

Apotheken dürfen nur von Apothekern persönlich betrieben werden, also nicht von einer Kapitalgesellschaft. Dies wird als **Fremdbesitzverbot** bezeichnet. Es wurde kürzlich durch den Europäischen Gerichtshof (EuGH) bestätigt. Die zum Arzneimittelgroßhandelskonzern Celesio gehörende Kapitalgesellschaft DocMorris hatte ursprünglich geplant, eine eigene Apothekenkette in Deutschland zu betreiben. DocMorris will nach dem Urteil des EuGH nun ein Franchise-Konzept vorantreiben, wonach Apotheken die Ladenräume nach Vorgaben von DocMorris gestalten und die Produkte über DocMorris beziehen. Die Apotheken profitieren von der Nutzung der Marke und können freiverkäufliche Arzneimittel günstig abgeben. Apotheken benötigen eine **Betriebserlaubnis**. Apotheker dürfen neben der **Hauptapotheke** maximal drei weitere **Filialapotheken** in räumlicher Nähe betreiben. Die Begrenzung der Anzahl wird als **Mehrbesitzverbot** bezeichnet. In jeder Filialapotheke muss ein verantwortlicher Apotheker benannt werden. Apotheken müssen vom Apotheker persönlich geleitet werden, dieser kann sich aber für maximal drei Monate im Jahr vertreten lassen. Er wird durch pharmazeutisches Personal unterstützt, wie z. B. Pharmazeutisch-technische Assistenten (PTA).

Eine Kapazitätsplanung für Apotheken existiert nicht, es besteht **Niederlassungsfreiheit**. Damit stehen Apotheken untereinander um die Kundschaft stärker im Wettbewerb als es diesen in anderen Bereichen des Gesundheitswesens gibt [P7]. Im Jahr 2008 gab es 21.602 Apotheken, darunter 2.851 Filialapotheken. Die Ausgaben für Apotheken betrugen 2007 36,4 Mrd. EUR, also durchschnittlich 1,7 Mio. EUR pro Apotheke.

Der **Apothekenversandhandel** ist in Deutschland zwar prinzipiell verboten, unter bestimmten Voraussetzungen kann er aber erlaubt werden, wie z. B. bei der Etablierung eines Qualitätsmanagementsystems. Es besteht somit ein **Erlaubnisvorbehalt**. Der Versandhandel ist an den Betrieb einer öffentlichen **Präsenzapotheke**, das heißt an den Betrieb einer Offizinapotheke, gekoppelt. Die Bestellung erfolgt telefonisch oder per Internet („Internet-Apotheke"), es muss aber wie in einer öffentlichen Apotheke für verschreibungspflichtige Arzneimittel durch den Käufer ein Rezept eingereicht werden. Die Lieferung erfolgt auf postalischem Wege. Die Verkaufspreise sind oftmals geringer als in Offizinapotheken [P4], weswegen dieser Distributionsweg vor allem bei chronischen Erkrankungen mit einem hohen Bedarf an Arzneimitteln interessant sein kann. Zurzeit sind von den 21.602 Apotheken in Deutschland rund 1.000 Versandapotheken. Kritiker führen an, dass die Beratungstätigkeit des Apothekers auf dem Versandweg entfällt. Befürworter wenden ein, dass auch in Apotheken aus Kapazitätsgründen eine Beratung meist nur durch Apothekenhelfer geschieht und in öffentlichen Räumen weniger nachhaltig ist als eine schriftliche Information, die beim Versandhandel beigelegt wird. In dünn besiedelten Regionen mit schlechter Infrastruktur könnte der Versandhandel eventuell einen Beitrag zur Erhöhung der Therapietreue (Adherence, Compliance) liefern. Eine schwer erreichbare Apotheke wäre dann kein Grund mehr zur Nichteinnahme. Einen ähnlichen Beitrag können sogenannte **Pick-up-Sammelstellen** liefern. Bei diesen werden die Rezepte eingesammelt und die Arzneimittel von einer Versandapotheke an diese Pick-up-Sammelstelle ausgeliefert. Diese Variante kann vor allem für Menschen interessant sein, die das Internet nicht nutzen. Ein Beispiel dafür ist ein Dorf im Saarland, in dem keine Apotheke existiert. Die Pick-up-Sammelstelle wird dort vom örtlichen Blumenladen durchgeführt (die Poststelle wird in diesem Dorf übrigens von dem Bäcker betrieben). Der Apothekenmarkt ist für Investoren höchst lukrativ [P4]. Während im Einzelhandel, wie z. B. im Supermarkt, Gewinne von durchschnittlich 3 % erzielt werden, betragen diese in Apotheken über 10 %. So ist es auch kein Wunder, dass die Drogerieketten DM und Schlecker auch in diesen profitablen Markt eingetreten sind und Pick-up-Sammelstellen in ihren Drogeriefilialen errichtet haben. Zwischen den Pick-up-Sammelstellen und den Apotheken besteht Wettbewerb [P7]. Andererseits konkurrieren die Apotheken seit langem mit Drogeriegeschäften. Bei rund 20 % der verkauften Produkte in Apotheken besteht keine Apothekenpflicht: Neben Wärmflaschen, Süßigkeiten, Tees und Körperpflegeprodukten werden immer häufiger Nahrungsergänzungsmittel und diätetische Kost angeboten.

An medizinische Laien direkt adressierte Publikumswerbung („Direct to Consumer" = DTC) ist in Deutschland nur für „Over the Counter"-Arzneimittel (OTC), also nicht verschreibungspflichtige Medikamente, erlaubt. Ausgenommen von der Publikumswerbung sind Arzneimittel gegen Schlaflosigkeit, zur Beeinflussung der Stimmungslage und zur Behandlung psychischer Störungen. Bei der Publikumswerbung muss der wohlbekannte Satz: „Zu Risiken und Nebenwirkungen lesen Sie die Packungsbeilage und fragen Sie Ihren Arzt oder Apotheker." erwähnt werden. Im Gegensatz zu medizinischen Laien werden medizinischen Fachkreisen alle Informationen zur Verfügung gestellt. Bei der Recherche im Internet bedarf es der Authentifizierung durch ein DocCheck®-Passwort. Arzneimittel werden beim Arzt auch durch Pharmareferenten der pharmazeutischen Unternehmen besprochen. In der freiwilligen Selbstverpflichtung der Arzneimittelindustrie (FS Arzneimittelindustrie) ist der ethische Umgang der pharmazeutischen Hersteller mit Ärzten, anderen medizinischen Berufen und Patientenkreisen verbindlich festgelegt. Durch den Außendienst der pharmazeutischen Industrie dürfen auch Musterpackungen an Ärzte abgegeben werden, diese sind aber auf zwei Stück pro Jahr pro Produkt beschränkt. Bezüglich des Marketings bei den forschenden Arzneimittelherstellern ist in den letzten Jahren der Trend zu beobachten, dass neben der reinen produktbezogenen Werbung vermehrt therapiegebietbezogene Versorgungskonzepte angeboten werden.

4.1.3 Preisbildung bei Arzneimitteln

Es werden **innovative patentgeschützte Arzneimittel** von **Generika** unterschieden. Bei innovativen Substanzen genießen die Hersteller 20 Jahre nach Patentanmeldung das alleinige Vermarktungsrecht, das heißt **Patentschutz**. Dieser ist die Basis für den Hersteller zur Realisierung von sogenannten **Pioniergewinnen**. Damit haben Her-

steller einen Anreiz [P8], für den medizinischen Fortschritt neue Substanzen zu er-
forschen. Die Erforschung einer neuen Substanz bis zur Zulassung als Arzneimittel
kostet im Durchschnitt 802 Mio. USD. Die Unternehmer tragen dabei ein hohes
unternehmerisches Risiko. Durch den Umsatz mit dem Arzneimittel nach der Marktzulassung müssen die Investitionskosten refinanziert werden. Neue Arzneimittel
werden unter einem Markennamen („Brand") in den Markt eingeführt. Starke Marken im Bereich der Arzneimittel sind z. B. Aspirin® und Viagra®. Bei Ablauf des
Patentschutzes bringen Generikahersteller Produkte mit demselben Wirkstoff auf
den Markt, die Generika genannt werden. Diese Produkte werden oftmals unter dem
Namen des Wirkstoffes, welcher auch als **Freiname** bezeichnet wird, mit dem Namen
des Herstellers als Zusatz eingeführt, z. B. ASS ratiopharm®. Es werden aber auch
Generika mit neuem Handelsnamen auf den Markt gebracht, sogenannte „**branded
generics**". Die Generikahersteller berufen sich bei der arzneimittelrechtlichen Zulassung auf die Studien des **Originators**, das heißt auf den Originalhersteller. Die Generikahersteller können daher bei geringem Aufwand ihren Umsatz maximieren [P4].
Es entsteht dadurch ein Preiswettbewerb [P7] zwischen den Original- und den Generikaherstellern. Die Wirksamkeit eines Arzneimittels ist aber nicht nur vom Wirkstoff, sondern auch von den Hilfs- und Füllstoffen abhängig, da diese einen Einfluss
auf die Galenik und damit auf die Pharmakokinetik haben. Damit haben Generika
nicht automatisch dieselbe vergleichbare Wirksamkeit wie die Originalprodukte.
Durch die **Substitutionsregelung** kann der Apotheker einem GKV-Versicherten ein
anderes kostengünstigeres Arzneimittel abgeben, wenn das Produkt demselben Wirkstoff, dieselbe Darreichungsform und dieselbe Menge beinhaltet, in derselben Dosierung eingesetzt wird und für dieselbe Indikation zugelassen ist. Es wird von **ge-
nerischer Substitution** gesprochen. Der Arzt kann diesen Austausch durch Ankreuzen
des „aut-idem-Feldes" auf dem Rezept ausschließen, z. B. bei Unverträglichkeit eines
anderen Arzneimittels durch andere Füll- oder Begleitstoffe. Eine sogenannte **therapeutische Substitution** durch den Apotheker, bei der ein wirkstoffähnliches Produkt
(„aut-simile") abgegeben wird, ist in Deutschland nicht erlaubt.

Durch Unterschiede in nationalen staatlichen Preisregulierungssystemen, bei den
Kosten der Herstellung und des Vertriebs (z. B. niedrige Personalkosten in den
osteuropäischen Staaten), der allgemeinen Kaufkraft und der Steuersätze unterscheiden sich die Preise für dieselben Arzneimittel in den einzelnen Staaten. Vergleichen-
de Studien zu Arzneimittelpreisen sind zu unterschiedlichen Ergebnissen gekommen.
Nach einer Studie der OECD sind die Arzneimittel von den OECD-Ländern in der
Schweiz am teuersten, einer Studie im Auftrag des norwegischen Gesundheitsmi-
nisteriums zufolge sind im europäischen Vergleich die Preise in Belgien am höchsten
(s. Abb. 4.2).

Es werden teilweise Arzneimittel aus Staaten mit niedrigeren Preisen nach
Deutschland importiert, was als **Arbitragehandel** oder **Parallelimport** bezeichnet
wird. Wurde das Arzneimittel ursprünglich in Deutschland hergestellt, ins Ausland
exportiert und danach zurückimportiert, handelt es sich um einen sogenannten
Reimport. Der Import machte im Jahr 2006 einen Anteil von 7,7 % des gesamten
Umsatzes mit Arzneimitteln aus.

Die Preise für OTCs sind durch die Apotheken frei gestaltbar. Es kann also unter
Umständen ein Preisvergleich sinnvoll sein [P4]. Der Preis eines verschreibungspflichtigen Arzneimittels in öffentlichen Apotheken, also der **Apothekenverkaufspreis**, wird durch gesetzliche Regelungen vorgegeben. Er muss in allen Apotheken
in Deutschland identisch sein. Er setzt sich zusammen aus:

- **Herstellerabgabepreis:** Erlös des pharmazeutischen Unternehmens
- **Großhandelszuschlag:** Erlös des Großhändlers
- **Apothekenzuschlag:** Erlös der abgebenden Apotheke
- **Umsatzsteuer:** Erlös des Staates

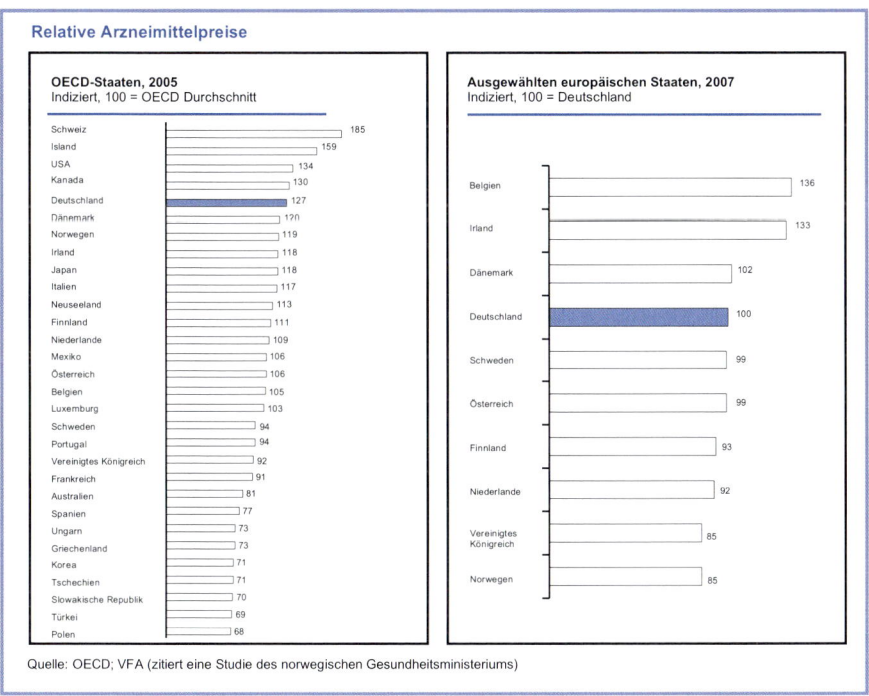

Abb. 4.2: Deutschland liegt bei den Arzneimittelpreisen im Mittelfeld.

Die Hersteller, das heißt die pharmazeutischen Unternehmen, sind in der Preisbildung frei. Die Summe aus Herstellerabgabepreis und Großhandelszuschlag ist der **Apothekeneinkaufspreis**. Der Herstellerabgabepreis beträgt zurzeit durchschnittlich 57 % des Apothekenverkaufspreises, also des Gesamtpreises (s. Abb. 4.3).

Die Preisspannen für den Großhandel und die Apotheken werden per Rechtsverordnung vom Bundesministerium für Gesundheit (BMG) und die Höhe der Umsatzsteuer wird per Gesetz festgelegt. Die Großhandelsspanne beträgt zurzeit je nach Herstellerabgabepreis 6–15 % und die Apotheken erhalten nach dem sogenannten **Kombimodell** einen Festzuschlag von 8,10 EUR zuzüglich eines variablen Zuschlags in Höhe von 3 % des Herstellerabgabepreises. Die Umsatzsteuer ist mit 19 % höher als im internationalen Vergleich. In anderen Ländern wird auf Arzneimittel meist der ermäßigte Umsatzsteuersatz erhoben. Die Apotheken müssen der GKV für verschreibungspflichtige Arzneimittel einen Zwangsrabatt in Höhe von 1,75 EUR je abgegebenem Arzneimittel gewähren. Pharmazeutische Hersteller müssen der GKV einen Rabatt von 16 % auf den Herstellerabgabepreis gewähren. Damit findet bei den Arzneimitteln ein Solidarausgleich zwischen privat und gesetzlich Kranken-

121

versicherten statt. Gesetzliche Krankenkassen zahlen daher effektiv den sogenannten **GKV-Einkaufspreis**. Die Preise für die Arzneimittel in den Kliniken verhandeln die Krankenhäuser mit dem pharmazeutischen Unternehmen direkt.

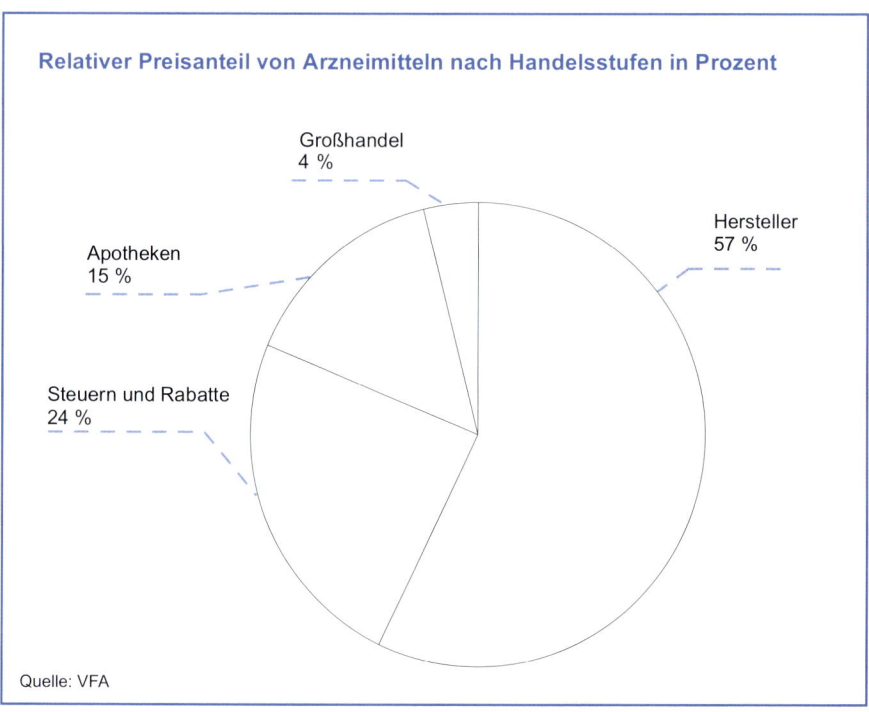

Relativer Preisanteil von Arzneimitteln nach Handelsstufen in Prozent

Großhandel
4 %

Hersteller
57 %

Apotheken
15 %

Steuern und Rabatte
24 %

Quelle: VFA

Abb. 4.3: Der Herstelleranteil an dem Gesamtpreis eines Arzneimittels ist relativ gering.

Neben der Abgabe ganzer Packungen ist auch eine Abgabe von Teilmengen möglich, was als **Auseinzelung** bezeichnet wird. Die Teilmengen müssen dann neu verpackt werden; dieser Prozess wird **Neuverblisterung** genannt.

Im Jahr 2007 wurden in Deutschland insgesamt 41,7 Mrd. EUR für Arzneimittel ausgegeben, das entspricht 16,5 % der gesamten Gesundheitsausgaben. Deutschland ist nach den USA und Japan der drittgrößte Arzneimittelmarkt.

4.1.4 Erstattung von Ausgaben für Arzneimittel

In Krankenhäusern werden die Kosten für die Arzneimittel durch die DRG-Fallpauschalen, Zusatzentgelte, Entgelte für neue Untersuchungs- und Behandlungsmethoden (NUBs) und die Pflegesätze in der Psychiatrie und Psychosomatik abgegolten. Es findet keine separierte Vergütung durch die Leistungsfinanzierer statt. In Rehabilitationskliniken sind die Kosten für Arzneimittel in den mit den Leistungsfinanzierern vereinbarten Pflegesätzen enthalten.

Im ambulanten Bereich werden die Kosten für Arzneimittel in Abhängigkeit des Versicherungsvertrages meist von den privaten Krankenversicherungen (PKV) vollständig erstattet. OTCs sind bis auf wenige Ausnahmen von der Erstattung durch die gesetzlichen Krankenversicherungen ausgeschlossen. Dasselbe gilt für sogenannte „Bagatellarzneimittel", z. B. Mittel zur Behandlung von Erkältungskrankheiten, Mund-und Rachentherapeutika und Antiseptika. Patienten möchten vom Arzt aufgrund ihrer Erwartungshaltung oftmals trotzdem ein Rezept haben. Für diesen Fall gibt es das sogenannte „grüne Rezept". Des Weiteren sind Arzneimittel, die der persönlichen Lebensführung dienen, sogenannte „Lifestyle-Medikamente", von der Erstattung durch die GKV ausgeschlossen. Bei ihnen handelt es sich um Mittel zur Behandlung der erektilen Dysfunktion, zur Behandlung der Adipositas und zur Rauchentwöhnung. Es handelt sich um eine verdeckte Rationierung von notwendigen medizinischen Leistungen, da es um behandlungsbedürftige Krankheiten geht. Zudem werden Ressourcen fehlgesteuert, da durch Übergewicht und Nikotinkonsum erhebliche Folgekosten durch Folgeerkrankungen, wie beispielsweise Myokardinfarkt oder Schlaganfall, entstehen. Mit der arzneimittelrechtlichen Zulassung des Arzneimittels durch das Bundesinstitut für Arzneimittel (BfArm), das Paul-Ehrlich-Institut (PEI) oder die European Medicines Agency (EMA) wird das Arzneimittel **verkehrsfähig**. Bis auf die oben genannten Ausnahmen wird es dann automatisch von der gesetzlichen Krankenkasse erstattet, das heißt, es ist **erstattungs-** bzw. **verordnungsfähig**. Für die Verordnung stellt der Vertragsarzt ein rosafarbenes Rezept aus. GKV-Versicherte müssen aber grundsätzlich eine Zuzahlung von 10 % leisten, die jedoch auf maximal 10 EUR begrenzt ist. Kinder und Jugendliche sind von Zuzahlungen befreit. Arzneimittel mit einem Apothekenverkaufspreis von < 5 EUR müssen vollständig vom GKV-Versicherten bezahlt werden.

Für Impfstoffe existiert in Deutschland eine **Positivliste**. Impfstoffe müssen zunächst von der Ständigen Impfkommission (STIKO) am Robert-Koch-Institut empfohlen werden, bevor die Kosten von der GKV übernommen werden. Basierend auf dieser Empfehlung erlässt der Gemeinsame Bundesausschuss (G-BA) eine Richtlinie. Nachdem diese im Bundesanzeiger veröffentlicht wurde, ist der Impfstoff als Pflichtleistung der GKV verordnungsfähig. Vor dem Erlass der Richtlinie können die Krankenkassen den Impfstoff freiwillig als Satzungsleistung erstatten.

Bei nicht bestimmungsgemäßem Einsatz eines Arzneimittels, das heißt außerhalb der Indikation („off-label-use"), ist das Arzneimittel nicht erstattungsfähig. Der pharmazeutische Hersteller haftet dann auch nicht bei etwaigen Komplikationen. Eine „Off-label-Verordnung" ist im Einzelfall jedoch dann erstattungsfähig, wenn es sich um eine schwerwiegende Erkrankung ohne Therapiealternative handelt und eine begründete Aussicht auf Besserung durch das Präparat besteht. Dieser Einsatz wird als „compassionate use" bezeichnet.

Der G-BA greift als höchstes Organ der Selbstverwaltung der gesetzlichen Krankenkassen regulierend in die Verordnungs- und Erstattungsfähigkeit von Arzneimitteln für GKV-Patienten ein. Er verfügt dabei über folgende vier Regulierungsinstrumente:

1. Ausschuss
2. Festbeträge
3. Therapiehinweise
4. Zweitmeinungsverfahren

1. **Ausschluss**

   Der Gemeinsame Bundesausschuss (G-BA) kann durch Erlass der Arzneimittel-Richtlinie Arzneimittel ganz oder teilweise von der Verordnungsfähigkeit für GKV-Patienten ausschließen, wenn diese nicht notwendig, nicht zweckmäßig oder unwirtschaftlich sind. Der Anhang der Arzneimittelrichtlinie, in dem die ausgeschlossenen Arzneimittel enthalten sind, hat somit den Charakter einer **Negativliste**.

   Der G-BA kann fakultativ vor einer Entscheidung das Institut für Qualität und Wirtschaftlichkeit im Gesundheitswesen (IQWiG) mit einer Bewertung des Nutzens des Arzneimittels beauftragen. Das IQWiG ist eine Stiftung privaten Rechts und seine Ergebnisse, die vom G-BA im Gesamtkontext gewertet werden, haben empfehlenden Charakter.

2. **Festbeträge**

   Ein Festbetrag ist ein Erstattungshöchstbetrag für eine Gruppe von Arzneimitteln. Übersteigt der Apothekenverkaufspreis den Festbetrag, muss der GKV-Versicherte die Differenz zwischen dem Festbetrag und dem Apothekenverkaufspreis selbst tragen. Der verordnende Arzt muss den Patienten darauf hinweisen. Unterschreitet der Apothekenverkaufspreis den Festbetrag um 1/3, wird der Patient von der Zuzahlung zum Arzneimittel befreit. Damit wollte der Gesetzgeber Anreize setzten [P8], dass Patienten beim Arzt nach Arzneimitteln mit einem besonders niedrigen Apothekenverkaufspreis fragen. Die Festlegung des Festbetrags erfolgt in zwei Schritten. Im ersten Schritt werden durch den G-BA **Festbetragsgruppen** gebildet, von denen es drei unterschiedliche Arten gibt:

   • Gruppe 1: Arzneimittel mit demselben Wirkstoff
   • Gruppe 2: Arzneimittel mit pharmakologisch-therapeutisch vergleichbaren Wirkstoffen
   • Gruppe 3: Arzneimittel mit therapeutisch vergleichbarer Wirkung

   Ob Arzneimittel pharmakologisch-therapeutisch vergleichbar sind, also in eine Festbetragsgruppe 2 zusammen inkludiert werden können, wird unter anderem anhand der Einordnung der Wirkstoffe nach der Zuordnung gemäß der ATC-Klassifikation entschieden. Es handelt sich dabei um die sogenannte Anatomisch-therapeutisch-chemische Klassifikation, die jährlich vom Deutschen Institut für Medizinische Dokumentation und Information (DIMDI) herausgegeben wird und in der auch die durchschnittlichen Tagesdosierungen, die „Daily Defined Dosages" (DDD), enthalten sind.

   Nach dem Zusammenstellen einer Festbetragsgruppe wird im zweiten Schritt vom GKV-Spitzenverband die Höhe des Festbetrags festgelegt. Die Festbeträge werden im unteren Preisdrittel der Produkte der in der Gruppe eingeschlossenen Wirkstoffe festgesetzt. Festbetragsgruppen können ausschließlich Generika, ausschließlich patentgeschützte innovative Arzneimittel und eine Kombination aus Generika und patentgeschützten Arzneimitteln enthalten. Die letztgenannte Festbetragsgruppe wird als **Jumbo-Gruppe** bezeichnet. Bei der zweiten Festbetragsgruppe müssen mindestens drei Arzneimittel einer Arzneimittelgruppe mit derselben Indikation vorhanden sein. Innovative Arzneimittel mit einem Zusatznutzen durch eine bessere Wirksamkeit oder durch geringere Nebenwirkungen dürfen nicht in eine Festbetragsgruppe inkludiert werden.

3. Therapiehinweise

Durch Therapiehinweise des Gemeinsamen Bundesausschusses kann die Verordnung von Arzneimitteln eingeschränkt werden. Sie müssen bei der Verordnung von dem Vertragsarzt beachtet werden.

4. Zweitmeinungsverfahren

Dieses kann für sogenannte „besondere Arzneimittel" erforderlich werden. Das sind jene mit hohen Jahrestherapiekosten oder mit großem Risikopotenzial. Vor der Verordnung muss der Patientenfall von einem sogenannten „Arzt für besondere Arzneimitteltherapie" erneut begutachtet werden. Das Zweitmeinungsverfahren ist mit einem erheblichen bürokratischen Aufwand verbunden und signalisiert, dass dem verordnenden Arzt eine medizinische Entscheidung nicht zugetraut wird. Es stößt auf große Widerstände in der Ärzteschaft und wurde bislang nicht praktiziert.

Arzneimittelrichtgrößen

Auf der Eben des einzelnen Vertragsarztes wird das Verschreiben von Arzneimitteln durch Arzneimittelrichtgrößen beschränkt [P1]. Diese sind facharztspezifische monetäre Obergrenzen für die Verordnung von Arzneimitteln in einer Praxis. Sie werden jährlich zwischen den Landesverbänden der Krankenkassen und den Kassenärztlichen Vereinigungen ausgehandelt. In dem Bezirk der Kassenärztlichen Vereinigung Nordrhein beispielsweise dürfen Allgemeinmediziner und praktische Ärzte zurzeit durchschnittlich 136,10 EUR pro Quartal für Rentner verordnen und 49,37 EUR für alle anderen Versicherten. Beim Überschreiten der Arzneimittelrichtgrößen um ≥15 % bis zu 25 % erfolgt eine Beratung durch die Kassenärztliche Vereinigung. Überschreitet ein Vertragsarzt die Richtgrößen um mehr als 25 %, muss er die Mehrkosten aus der eigenen Tasche bezahlen. Das Überschreiten wird im Rahmen der **Wirtschaftlichkeitsprüfung** durch die zuständige KV ermittelt. Dem **Regress** kann der Vertragsarzt entgehen, wenn er **Praxisbesonderheiten** für das Überschreiten geltend machen kann. Zu ihnen zählen:

- Besonderer Patientenkreis
- Hoher Rentneranteil
- Anlaufpraxis
- Besondere Lage, z. B. Landarztpraxis
- Spezialisierung der Praxis auf bestimmte Behandlungsmethoden

Für den Arzt ist das Geltendmachen von Praxisbesonderheiten mit einem hohen Aufwand verbunden. Bei der Behandlung eines Patienten mit einem kostenintensiven Arzneimittel empfiehlt es sich schon aus juristischen Gründen, die Behandlung des Patienten bereits während des laufenden Quartals gegenüber der zuständigen Kassenärztlichen Vereinigung schriftlich anzuzeigen.

Erstattungshöchstbeträge

Seit dem Jahr 2007 kann der GKV-Spitzenverband auf der Basis einer Kosten-Nutzen-Bewertung durch das Institut für Qualität und Wirtschaftlichkeit im Gesundheitswesen (IQWiG) nach Verhandlung mit den Herstellern Erstattungshöchstbeträge festlegen. Die Hersteller können dabei Entwicklungskosten anteilig geltend machen. Senkt der Hersteller den Preis daraufhin nicht, muss der Patient die Differenz selbst bezahlen. In der Praxis ist es aufgrund der langen Entwicklungszeit einer sehr umstrittenen Methodik für die Kosten-Nutzen-Bewertung noch nicht zur Festlegung eines Erstattungshöchstbetrages gekommen. Der Prozess vom Auftrag des G-BA bis zur Festlegung des Erstattungshöchstbetrages wird voraussichtlich 5–6 Jahre dauern. Der GKV-Spitzenverband kann bei Interesse seitens des Herstellers auch ohne vorangehende Kosten-Nutzen-Bewertung durch das IQWiG einen Erstattungshöchstpreis verhandeln.

Rabattverträge

Die gesetzlichen Krankenkassen haben durch den Abschluss von Rabattverträgen mit den Herstellern von Arzneimitteln auch direkt die Möglichkeit, die Ausgaben für Arzneimittel zu reduzieren [P4]. Dieser Vertrag wird nach öffentlicher Ausschreibung für Generika abgeschlossen. Besteht für den verordneten Wirkstoff ein Rabattvertrag mit der gesetzlichen Krankenversicherung des Patienten, ist die Apotheke verpflichtet, primär das rabattierte Produkt abzugeben. Federführend bei den Rabattverträgen war die AOK. Problematisch bei Rabattverträgen sind der zum Teil ruinöse Preiswettbewerb zwischen den Herstellern [P7], Lieferengpässe durch Fixierung auf einen Hersteller und der Einsatz von Arzneimitteln, die für die jeweilige Indikation überhaupt nicht zugelassen sind („off-label-use"). Der Patient nimmt wahr, dass er ein anderes Arzneimittel erhält, was zu Problemen bezüglich der Compliance führen kann. Der Arzt kann den Austausch des Arzneimittels durch den Apotheker durch Ankreuzen des „aut-idem-Feldes" auf dem Rezept ausschließen.

Innovative Vertragsformen

Seit neuerem kommen auch innovative Verhandlungsmöglichkeiten mit einzelnen gesetzlichen Krankenkassen zur Anwendung. So schließen auch Hersteller von innovativen patentgeschützten Arzneimitteln **Rabattverträge** mit einzelnen Kassen ab. Bei **Cost-Sharing-Initiativen** vereinbaren die Hersteller mit den gesetzlichen Krankenkassen Preisobergrenzen für kostenintensive Arzneimittel. Wird beispielsweise eine bestimmte Menge des notwendigen Arzneimittels überschritten, werden die Restkosten von dem Hersteller getragen. Diese Vertragsform kommt vor allem bei chronischen Erkrankungen in Frage. Bei den **Risk-Sharing-Verträgen** verpflichten sich die gesetzlichen Krankenkassen, das Arzneimittel eines bestimmten Herstellers einzusetzen. Im Gegenzug erhalten die Krankenkassen von den Herstellern bei Nichtwirksamkeit im individuellen Patientenfall die entstandenen Kosten zurückerstattet. Anfang des Jahres 2010 ist der erste **Kooperationsvertrag** zwischen einem forschenden Arzneimittelhersteller und dem PKV-Bundesverband geschlossen worden.

4.2 Medizinprodukte und Hilfsmittel

Medizinprodukte sind alle Instrumente, Apparate, Gegenstände, Vorrichtungen, Stoffe oder Zubereitungen aus Stoffen zur:

- Erkennung, Verhütung, Überwachung, Behandlung oder Linderung von Krankheiten
- Erkennung, Überwachung, Behandlung, Linderung oder Kompensierung von Verletzungen oder Behinderungen
- Untersuchung, Ersetzung oder Veränderung des anatomischen Aufbaus oder eines physiologischen Vorgangs
- Empfängnisregelung

Medizinprodukte dürfen nach Erhalt der **CE-Kennzeichnung** vom Hersteller in den Verkehr gebracht werden. Vor dieser Kennzeichnung wird das Medizinprodukt einer klinischen Prüfung unterzogen, wobei die Anforderungen sehr viel geringer sind als bei der Prüfung von Arzneimitteln. Nach der klinischen Prüfung wird von der zuständigen staatlichen Behörde im Rahmen des **Registrierungsverfahrens** geprüft, ob allgemeine Anforderungen erfüllt sind und es wird ein sogenanntes **Konformitätsbewertungsverfahren** durchgeführt. Eine zentrale Zulassungsbehörde wie bei Arzneimitteln existiert nicht; für das erstmalige Inverkehrbringen von Medizinprodukten sind je nach Bundesland unterschiedliche Behörden zuständig. Bei der Zulassung steht weniger die Wirksamkeit als vielmehr die Sicherheit und die technische Leistungsfähigkeit im Vordergrund. Je nach Risiko beim Einsatz des Medizinprodukts werden verschiedene **Risikoklassen** unterschieden.

Die Medizintechnik-Industrie ist ein wichtiger Wirtschaftsfaktor. 2008 waren rund 99.000 Menschen in Deutschland im Bereich der Medizintechnik beschäftigt. Von den 1.111 im Jahr 2007 registrierten Unternehmen bestand die Mehrheit mit 776 Betrieben aus sogenannten Kleinbetrieben mit weniger als 50 Beschäftigten. Deutschland ist nach den USA und Japan der drittgrößte Markt für Medizinprodukte. Auf der Exportseite steht Deutschland auf Platz 2, direkt hinter den USA und mit einem Weltmarktanteil von 14,6 % noch deutlich vor Japan. Im Jahr 2008 wurden in Deutschland insgesamt rund 22 Mrd. EUR für Medizinprodukte ausgegeben, wobei 14 Mrd. EUR auf die gesetzlichen Krankenkassen entfielen.

Zu den Hilfsmitteln gehören beispielsweise Seh-, Hör- und Gehhilfen. Sie werden erst von der gesetzlichen Krankenkasse erstattet, wenn sie in das sogenannte **Hilfsmittelverzeichnis** eingetragen wurden. Der Marktzutritt ist somit begrenzt. Die Hersteller müssen dazu die Funktionstauglichkeit, den therapeutischen Nutzen und die Qualität nachweisen. Über die Aufnahme in das Hilfsmittelverzeichnis entscheidet der GKV-Spitzenverband nach Prüfung durch den Medizinischen Dienst der Krankenkassen. Gesetzlich krankenversicherte Patienten können Hilfsmittel nur von Vertragspartnern ihrer jeweiligen Krankenkasse beziehen. Ein gesetzlich versicherter Patient muss grundsätzlich 10 % des Abgabepreises selbst bezahlen. Für einige Hilfsmittel, wie z. B. Einlagen, Hörhilfen, Inkontinenzartikel, Kompressionstherapiemittel und Stomaartikel, wurden **Festbeträge** eingeführt. Übersteigt bei diesen Artikeln der Abgabepreis den Festbetrag, muss ein gesetzlich krankenversicherter Patient die Differenz selbst tragen.

4.3　Andere Zulieferer

Neben den Vorleistungen für die direkte Leistungserstellung am Patienten benötigen die niedergelassenen Ärzte, Krankenhäuser und andere Leistungserbringer weitere Vorleistungen. Dazu gehören:

- Bauleistungen
- IT-Hard- und Software
- Telekommunikation
- Einrichtungsgegenstände
- Textilien
- Catering-Dienstleistungen
- Reinigungsdienste
- Beratungsleistungen
- Versicherungsleistungen
- Kapitaldienstleistungen durch Banken
- Informationsangebote wie z. B. Bücher, Fachzeitschriften, Seminare, Kongresse

Neben den 4,4 Mio. direkt im Gesundheitswesen Beschäftigten profitiert daher ein weiterer relevanter Teil der Bevölkerung in Deutschland indirekt von den Leistungen des deutschen Gesundheitswesens.

Fragen zur Selbstkontrolle:

1. In welche Phasen gliedert sich die klinische Prüfung eines Arzneimittels?
2. Wie lange dauert durchschnittlich die Entwicklung eines innovativen Arzneimittels?
3. Was versteht man unter der effektiven Patentschutzdauer?
4. Wozu dienen Pioniergewinne?
5. Aus welchen Komponenten setzt sich der Apothekenverkaufspreis eines Arzneimittels zusammen?
6. Welchen Einfluss hat ein Festbetrag auf die Erstattungsfähigkeit eines Arzneimittels für Versicherte der gesetzlichen Krankenversicherung?
7. Welchen Einfluss haben Arzneimittelrichtgrößen auf das Verordnungsverhalten von Ärzten
8. Was müssen Apotheker bei bestehendem Rabattvertrag mit der GKV des Patienten bei der Abgabe des Arzneimittels beachten?
9. Wann werden Hilfsmittel von der GKV erstattet?

5 Qualitätsmanagement oder was Mediziner von Verkehrsflugzeugführern lernen können

„Qualität beginnt damit, die Zufriedenheit des Kunden in das Zentrum des Denkens zu stellen."
John F. Akers

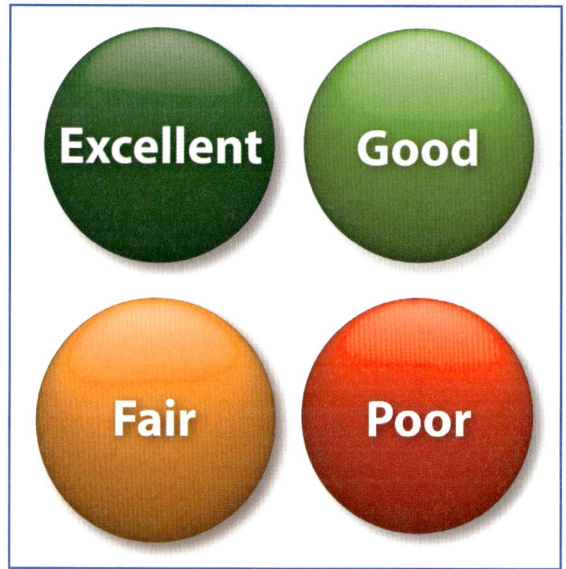

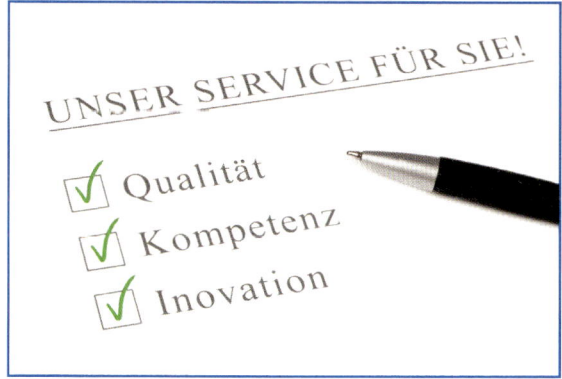

5.1	Allgemeine Qualitätsmanagementtools
5.2	Qualitätsmanagement im stationären Bereich
5.2.1	Qualitätsmanagement in Akutkrankenhäusern
5.2.2	Qualitätsmanagement in Rehabilitationskliniken
5.2.3	Qualitätsmanagement in stationären Pflegeeinrichtungen
5.3	Qualitätsmanagement im ambulanten Bereich

5.1 Allgemeine Qualitätsmanagementtools

Wir alle erleben ständig im täglichen Leben qualitative Unterschiede (s. Abb. 5.1).

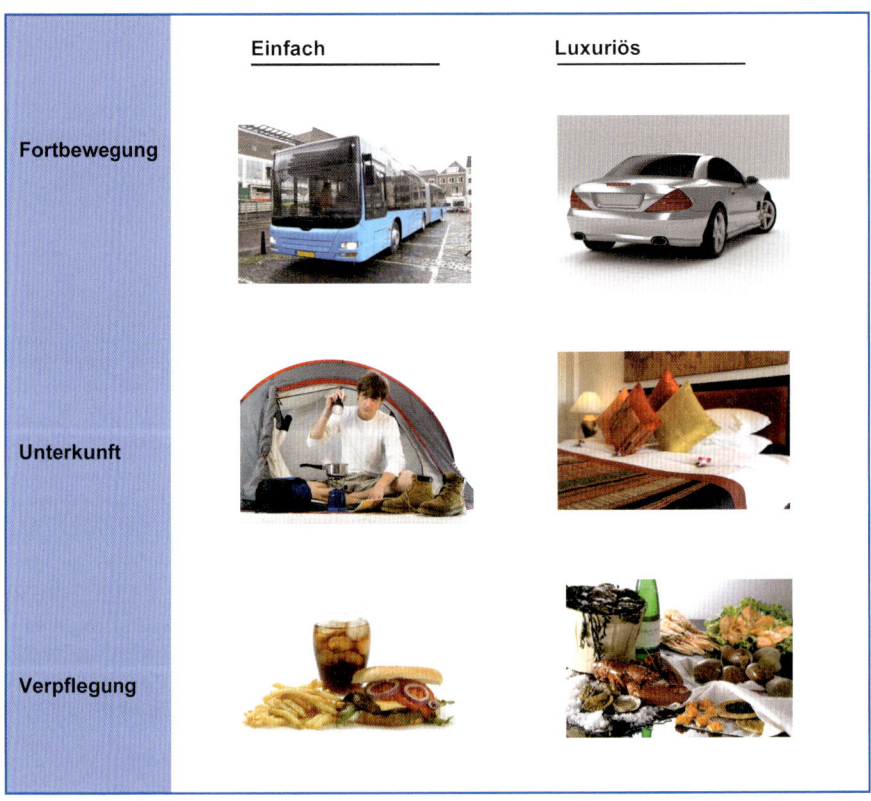

Abb. 5.1: Wahrnehmbare Qualitätsunterschiede im täglichen Leben

Auch im Gesundheitswesen gibt es große qualitative Unterschiede. So sehen wir auf der einen Seite 12-Betten-Krankensäle im National Health Service (NHS) des Vereinigten Königreichs mit hohen Infektionsraten durch Methicillin-resistente Staphylococcus aureus (MRSA) und auf der anderen Seite Krankenhäuser mit freundlichem Empfangsservice, hotelähnlichen Räumlichkeiten, Spitzengastronomie und Lounges für Ärzte mit Kaffee, Fernseher und Zeitungen zum Entspannen zwischen zwei OPs, wie z. B. im Kameda Medical Center in Japan. Qualität hat dabei viel mit der Ausgangsposition und den Erwartungen zu tun. So können für uns selbstverständlich vorhandene Dinge in Entwicklungsländern neu eingeführt zu einem Qualitätsquantensprung führen.

Das Wort Qualität kommt von dem lateinischen Wort „qualitas", was für Beschaffenheit, Merkmal, Eigenschaft oder Zustand steht. Nach der Deutschen Industrie Norm (DIN) wird Qualität als Erfüllungsgrad definierter Anforderungen beschrieben. In die gleiche Richtung geht auch die Definition der Deutschen Gesellschaft für Qualität: Qualität ist die Gesamtheit von Merkmalen einer Einheit bezüglich ihrer Eignung, festgelegte und vorausgesetzte Erfordernisse zu erfüllen.

Bei Qualität werden drei Dimensionen unterschieden:

- Strukturqualität
- Prozessqualität
- Ergebnisqualität

Bei der **Strukturqualität** werden personelle, räumliche, organisatorische und strukturelle Gegebenheiten betrachtet. Die personellen umfassen z. B. die Ausbildung des Personals und die Möglichkeit zur Fortbildung. Bei den räumlichen wird beispielsweise geschaut, wie weit der Schockraum vom OP entfernt ist. Die organisatorischen Gegebenheiten umfassen z. B. die Frage, ob es einen konsiliarischen Schmerztherapeuten gibt oder ob ein Augenarzt zur Funduskopie auf der neonatologischen Station hinzu gerufen werden kann.

Mit der **Prozessqualität** werden die Maßnahmen des Versorgungsablaufs beurteilt. Dazu gehören beispielsweise folgende Fragen:

- Ist ein Neonatologe bei einer Frühgeburt im Kreißsaal anwesend?
- Werden bei einer stationären Aufnahme bei Verdacht auf ambulante Pneumonie eine Blutgasanalyse durchgeführt und das Antibiotikum rechtzeitig verabreicht?
- Wird leitliniengerecht therapiert, z. B. die Schmerzreduktion nach dem WHO-Stufenschema durchgeführt?

Die **Ergebnisqualität** beschreibt das Outcome einer Maßnahme, also ob die vorher festgelegten Ziele erreicht wurden oder ob Komplikationen aufgetreten sind. Beispielsweise werden im Rahmen der Ergebnisqualität die Raten für Wundinfektionen erhoben oder ob im Rahmen des stationären Aufenthalts Dekubitalulcera neu aufgetreten sind. In der Urologie wäre ein Ergebnisparameter beispielsweise, ob ein Harnstein bestimmter Größe und Konsistenz durch die ESWL zertrümmert werden konnte.

Objektive Qualität ist anhand von Parametern prinzipiell durch jeden messbar, **subjektive Qualität** wie beispielsweise die Patientenzufriedenheit ist immer sehr individuell und kann indirekt durch Befragung quantifiziert werden. Neben der **fachlichen Qualität** ist bei einer intimen Leistungserbringung wie der im Gesundheitswesen auch die **menschliche Qualität** bedeutsam und durch den steigenden Kostendruck auch die **wirtschaftliche**. Letztere kann dabei zum Beispiel durch die Relation von Input zum Output gemessen werden [P4]. Aber auch die anderen

Qualitätsaspekte sind kein Selbstzweck, sondern für den Erfolg des Unternehmens bedeutsam [P6]. Zufriedene Patienten kommen gerne wieder und empfehlen den Leistungserbringer auch weiter – eine wichtige Basis für die Umsätze des Unternehmens.

Die Kosten für die Vermeidung von Fehlern durch Qualitätsmanagement sind oftmals geringer als die Kosten für die Behebung der Fehlern [P4].

„Mit Qualität hat man immer Erfolg; leider funktioniert es manchmal auch ohne Qualität. "   *Hans-Joachim Friedrichs*

Gemäß des **Null-Fehler-Prinzips** wird oftmals die Abwesenheit von Fehlern angestrebt. Dieses Prinzip wird im Gesundheitswesen momentan vor allem durch die derzeitigen Strukturen im Kollegium ankonditioniert: Ein Arzt macht keine Fehler und kann daher auch keine eingestehen. Irren ist aber menschlich („Erare humanum est."). Aber auch ein Arzt oder anderes medizinisches Personal macht Fehler. Bei vielen medizinischen Interventionen ist es naturgemäß auch nicht möglich, sämtliche Komplikationen zu vermeiden, wie z. B. die Wundinfektionen nach chirurgischen Eingriffen. Ziel ist es daher, nicht immer 100 % an Ergebnis oder 0 % an Fehlern und Komplikationen zu erreichen, sondern so gut wie möglich zu sein, an der ständigen Verbesserung zu arbeiten und aus Fehlern zu lernen. Dies wird als **konstruktive Fehlerkultur** bezeichnet. Ein Umdenken in den Berufsgruppen im Sinne einer **Qualitätskultur** und in den Einrichtungen im Sinne einer **Qualitätspolitik** der Unternehmensleitung ist dafür erforderlich.

Auch bei Verkehrsflugzeugführern ist es schwierig, vor den Kollegen Fehler einzugestehen. Bei der Lufthansa wurden daher Meldesysteme eingeführt, bei denen die Piloten ihre gemachten Erfahrungen und Vorschläge zur Verbesserung anonym einreichen können. Die eingereichten Daten werden ausschließlich zu Trainingszwecken verwendet. Ähnliche Systeme wurden bereits auch im Klinikbereich eingeführt, bei denen Ärzte anonym Fehler, Beinahe-Fehler oder Fehlerquellen einreichen und die dann in einer anschließenden Besprechung in der Kollegenschaft diskutiert werden. Hierfür können beispielsweise Kästen (Fehler-Box) aufgestellt werden, in denen Beschreibungen über die gemachten Erfahrungen eingeworfen werden. Ein solches Meldesystem wird als „**Critical-Incident-Reporting-System**" (**CIRS**) bezeichnet. Beispiele finden sich unter anderem in der Anästhesie. Allerdings sind hierfür ein vertrauensvoller Umgang miteinander und ein konstruktives Auseinandersetzen unabdingbare Voraussetzungen.

Im Rahmen der Gesundheitsversorgung bestehen **Qualitätsziele** darin, eine wirksame Behandlung möglichst ohne Komplikationen bei wirtschaftlicher Effizienz und hoher **Patientenzufriedenheit** zu erbringen. Qualität wird durch sogenannte **Qualitätsindikatoren** gemessen. Insbesondere bei Ärzten sind dabei gewisse Barrieren („Ich habe kein Problem, ich habe nur schwierige Patienten.") vorhanden, die es zu überwinden gilt. Die Situation, dass ein Arzt nur besonders schwierige Fälle behandelt, ist recht selten. Wenn er aber tatsächlich nur „schwierige" Patienten behandelt, müssen natürlich andere Anforderung an die Ergebnisse bei dem Vergleich der Qualitätsindikatoren gestellt werden. Bei mehr multimorbide Patienten mit höherem Risikoprofil ist ein einfacher Vergleich anhand von Parametern mit anderen Häusern mit leichteren Fällen nicht sinnvoll. Es wird daher idealerweise eine sogenannte **Risikoadjustierung** durch **Stratifizierung** vorgenommen, die einen validen Vergleich zwischen Einrichtungen mit unterschiedlicher Patientenstruktur ermöglicht. Eine Stratifizierung kann beispielsweise nach dem Alter, den Vorerkrankungen und dem Gesundheitsstatus vorgenommen werden. **Surrogatparameter** für den Gesundheitsstatus sind beispielsweise der APACHE-Score oder die ASA-Klassifikation. Für einzelne **Qualitätsindikatoren** muss immer durch **Validierung** der Parameter untersucht worden sein, ob sie für die Messung des entsprechenden **Qualitätsziels** geeignet sind. National und international gibt es zahlreiche Institutionen, die Qualitätsindikatoren für das Gesundheitswesen definieren. Da die Ergebnisse dieser Indikatoren streuen, werden für jeden Indikator sogenannte **Referenz- oder Unauffälligkeitsbereiche** definiert.

Die Betrachtung der Qualität hat sich von der reinen **Qualitätskontrolle** hin zu einem allgegenwärtigen Qualitätsbewusstsein weiterentwickelt (s. Abb. 5.2).

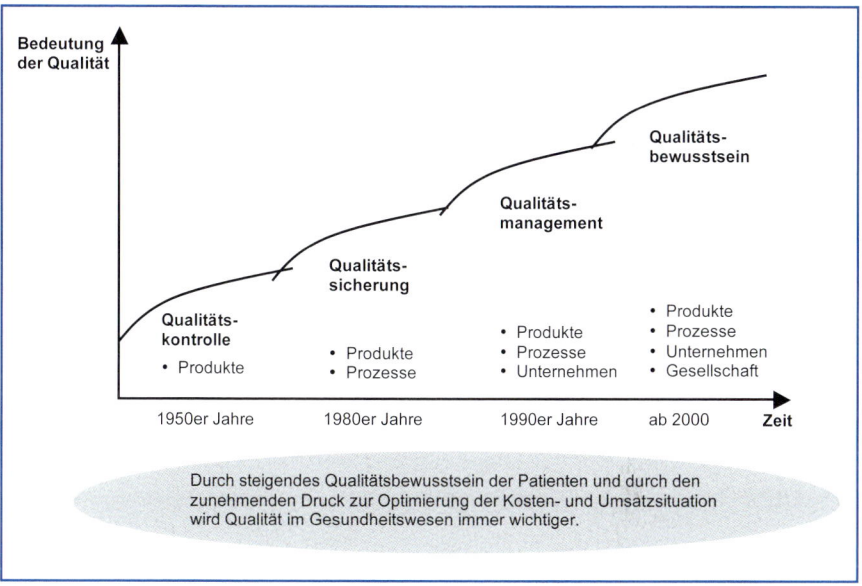

Abb. 5.2: Qualität hat in Unternehmen kontinuierlich an Bedeutung gewonnen.

In den 50er Jahren des letzten Jahrhunderts wurde Qualität hauptsächlich reaktiv und retrospektiv kontrolliert. Erst in den 90er Jahren wurde systematisch begonnen, Qualität proaktiv und prospektiv im Sinne eines **Qualitätsmanagements** zu gestalten und als wichtigen Bestandteil der Unternehmensführung anzusehen. Das **interne Qualitätsmanagement** umfasst alle Maßnahmen, die in einer Institution zur Erhaltung und Steigerung der Qualität beitragen. Beim **externen Qualitätsmanagement** wird die Qualität der Versorgung einrichtungsübergreifend von einer fremden Institution gemessen. Zurzeit ist ein steigendes Bewusstsein für Qualität sowohl bei den Leistungserbringern als auch bei den Leistungsempfängern zu verzeichnen. Abbildung 5.3 zeigt die Vorteile von Qualitätsmanagement für alle relevanten Personen, das heißt für die „**Stakeholder**", auf.

133

Vorteile von Qualitätsmanagement bei einem Leistungserbringer aus verschiedenen Perspektiven

Einrichtung	Patient
• Erhöhung Kundenzufriedenheit • Steigende Transparenz der Abläufe • Motivationsfaktor • Steigerung der Effizienz und Kosteneinsparung • Verbesserung der internen Kommunikation und Kooperation	• Angebot wird transparenter • Gezieltere Auswahl der Einrichtung
Leistungsfinanzierer	**Gesellschaft**
• Verbesserung des Kosten-Nutzen-Verhältnisses • Erhöhung der Professionalität • Nachhaltige Erfüllung des Versorgungsauftrages	• Erhöhung der Wohlfahrt (gesündere Menschen) • Angleichung und Standardisierung des Leistungsniveaus in den verschiedenen Einrichtungen

Quelle: In Anlehnung an Emde et al. 2007

Abb. 5.3: Aktives Qualitätsmanagement bringt für alle Stakeholder Vorteile.

Zwischen Unternehmen besteht Wettbewerb [P7] bezüglich der Kundschaft. Qualitätsmanagement ist ein wichtiger Bestandteil geworden, um sich von anderen Unternehmen im Wettbewerb abzugrenzen [P7]. Durch die Erbringung qualitativ hochwertiger Leistungen und die Kommunikation dessen haben Unternehmen die Möglichkeit dazu. Michael Porter hat mit den sogenannten **generischen Strategien** oder **Wettbewerbsstrategien** ein Analysetool zur Verfügung gestellt, mit dem untersucht werden kann, wo sich die Unternehmen in Bezug auf die Qualität der Leistungen am Markt positioniert haben. Abbildung 5.4 zeigt die generischen Strategien am Beispiel des Handels von Bekleidung.

Es wird zunächst betrachtet, ob die Unternehmen ein Angebot für den **Gesamt-** oder nur für einen **Teilmarkt** zur Verfügung stellen. In diesem Zusammenhang wird vom Grad der **Marktabdeckung** gesprochen. Unternehmen mit einem qualitativ hochwertigen Angebot verfügen über einen **Leistungsvorteil**, jene mit einem weniger erstklassigen Angebot mit niedrigen Preisen über einen **Kostenvorteil**. Alle Menschen brauchen Kleidung, die sie bei unterschiedlichen Unternehmen kaufen. Neben dem Preis und der räumlichen Nähe spielen auch die Qualität der Ware, der Ladeneinrichtung und des Services eine entscheidende Rolle. Durch die Aufmachung der Ladenräumlichkeiten wird die Zielgruppe bereits aktiv selektiert. Ein Wachmann im Eingangsbereich stellt für viele Menschen eine unüberwindbare mentale Hürde dar. Auch durch die Gestaltung des Preises werden bestimmte Käufergruppen vorselektiert. Der Preis wird vom Kunden oftmals als Surrogatparameter für hohe Qualität angesehen, da er die Qualität oftmals selbst nicht überprüfen kann. Dieser Zusammenhang wird im Motorradbereich so ausgenutzt: Motorräder werden heutzutage absichtlich so konstruiert, dass sie einen kräftigeren Sound beim Fahren erzeugen, als dies technisch sein müsste. Die Hersteller nutzen aus, dass Menschen den Sound als einen Indikator für die Leistungsstärke heranziehen.

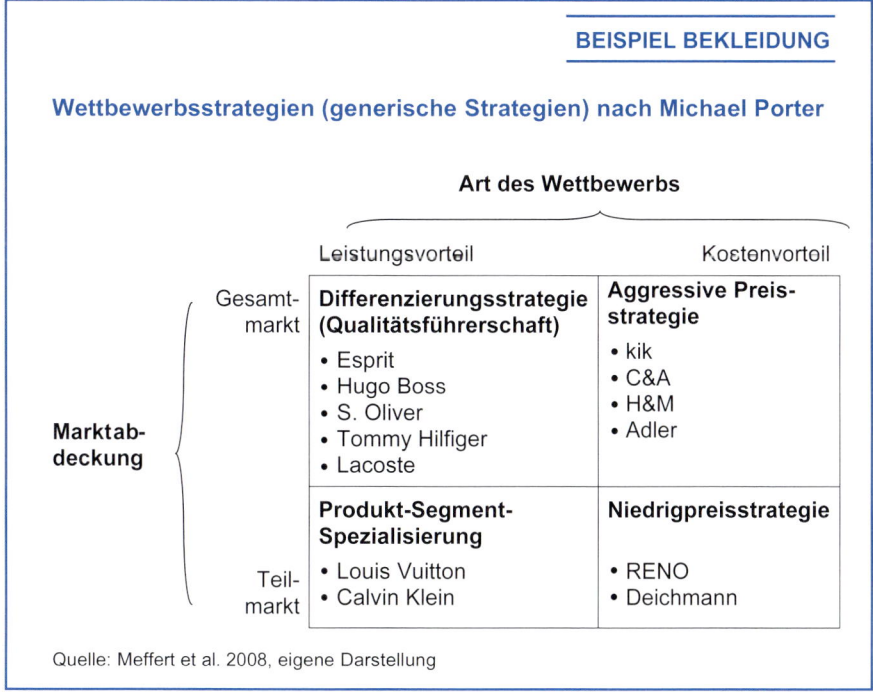

Abb. 5.4: Bei der Behauptung von Unternehmen im Wettbewerb [P7] werden vier verschiedene Strategien unterschieden.

Auch im Gesundheitswesen werden die unterschiedlichen generischen Strategien nach Michael Porter genutzt, um sich am Markt zu behaupten [P7]. Im Pflegemarkt haben sich die Marseille-Kliniken im Premium-Bereich der stationären Pflege positioniert, während es „McPflege" mit niedrigen Preisen im ambulanten Bereich versucht hat (McPflege hat nicht lange am Markt existiert). Auch die „McZahn"-Zahnarztpraxen haben eine Niedrigpreisstrategie verfolgt. Die geringen Kosten konnten durch den Import von Zahnersatz aus China realisiert werden. Auch McZahn ist mit der Niedrigpreisstrategie gescheitert. Die auf einem Franchise-Konzept basierenden DocMorris Präsenz-Apotheken werben damit, apothekenpflichtige, nicht verschreibungspflichtige Arzneimittel (OTCs) bis zu 40 % günstiger als die Preisempfehlung des Herstellers anzubieten [P4]. Dafür gibt es allerdings keine Apotheken-Umschau, Taschentücher oder Vitaminbonbons als Beigabe. Bei dem Franchise-Konzept gestalten die Apothekeninhaber die Apothekenräumlichkeiten nach den Vorgaben des Franchise-Gebers DocMorris und beziehen auch die Arzneimittel von DocMorris. Die Apotheken bleiben aber gemäß des sie betreffenden Fremdbesitzverbots im Eigentum des Apothekers, der DocMorris für die Nutzung der Marke eine Lizenzgebühr bezahlt. Markenbildung, das heißt „**Branding**", spielt in diesem Kontext eine wichtige Rolle. Zur Markenbildung gehören der Namen als solcher und das Design des Auftritts. Beim Kunden entstehen Wiedererkennungseffekte und Assoziationen bezüglich der Qualität. Viele Menschen wissen sicher nicht, dass die Charité das größte Universitätsklinikum Europas ist. Aber viele verbinden seit Jahren mit der **Marke** (**Brand**) „Charité" eine qualitativ hochwertige Versorgung. Starke Marken im Gesundheitswesen sind beispielsweise Aspirin® von Bayer oder Viagra® von Pfizer. Marken aus dem Krankenhausbereich wurden auch bereits erfolgreich in andere Märkte im Ausland übertragen, wie z. B. das „Harvard Medical School Dubai Center" in der Dubai Healthcare City.

Gerade auch im Gesundheitswesen sind medizinische Laien nicht in der Lage, die Qualität der erbrachten Leistung zu beurteilen. Krankenhäuser sind daher gut beraten, für gutes Essen, freundliches Personal und angenehme Räumlichkeiten zu sorgen, da sonst die Höhe der wahrgenommenen Qualität leiden kann. In vielen Krankenhäusern herrscht aus diesem Grund bereits hotelähnliche Atmosphäre. Aus zugigen Empfangshallen mit Bahnhofsatmosphäre sind in modernen Krankenhäusern Lobbys mit einladenden Sitzecken in modernem Design geworden. Auch in Arztpraxen sollte das Personal bezüglich Freundlichkeit und Service gut geschult sein, denn gerade bei ihnen ist es aufgrund der hohen Dichte und kurzen Entfernung für den Patienten leicht, den Anbieter wegen schlechter Erfahrungen zu wechseln.

Durch finanzielle Anreize für das Personal [P8] kann die Qualität der erbrachten Leistungen erhöht werden. Beispielsweise kann ein Teil des Gehalts als variable Vergütung ausgezahlt werden, dessen Höhe an das Erreichen vorgegebener Qualitätsziele geknüpft wird. Im Radford Community Hospital in den USA ist man diesen Schritt gegangen und hat einen etwas anderen Gesundheitsfonds gebildet (s. Abb. 5.5).

Die Ziele sollten dabei idealerweise nach den sogenannten „SMART"-**Kriterien** definiert worden sein. SMART sind die Anfangsbuchstaben für:

- Spezifisch: Es wird festgelegt, was erreicht werden soll und wie dies geschehen soll.
- Messbar: Das Ergebnis muss durch vorab definierte Kriterien quantifizierbar sein.
- Attraktiv: Das Ziel muss anspruchsvoll und herausfordernd sein, damit die Zielerreichung eine Motivation darstellt.
- Realistisch: Das Ziel muss unter den bestehenden Umständen mit den zur Verfügung stehenden Ressourcen [P1] realisierbar sein.
- Terminiert: Der Zeitrahmen bis zur Erreichung des Zieles muss vorgegeben sein.

Die variable Vergütung können nicht nur Arbeitgeber anwenden. Auch Leistungsfinanzierer können die Erstattung von der erbrachten Qualität abhängig machen. Diese Vergütungsform wird als „**Pay for Performance**" (P4P) bezeichnet. Durch aktives **Beschwerdemanagement** können Schwachstellen in der wahrgenommenen Qualität des Konsumenten aufgedeckt und behoben werden. Dies kann beispielsweise durch die Auslage von Fragebögen stimuliert werden. In anderen Dienstleistungszweigen, wie der Luftfahrt oder dem Hotelgewerbe, hat sich diese Form des Monitorings seit Jahren bewährt.

Qualitätsmanagement im Radford Community Hospital USA

Teilnahme an externen Qualitätsinitiativen

- Sechs Ziele des Institute of Medicine (IOM)
  - Effectiveness
  - Efficiency
  - Equity
  - Patient centeredness
  - Safety
  - Timelineness
- Vorgaben des Institute for Healthcare Improvement (IHI)
  - No needles deaths
  - No needles pain or suffering
  - No helplessness in those served or suffering
  - No unwanted waiting
  - No waste

+

Entwicklung eines eigenen Programms zur Kundenorientierung

- Von Mitarbeitern initiiertes Programm zur Kundenorientierung
- Das Krankenhaus
  - Richtet einen Fonds ein
  - Gibt eine Leistungsgarantie gegenüber dem Patienten
- Bei berechtigten Beschwerden des Patienten (Essen, Wartezeiten etc.) erhält der Patient einen finanziellen Ausgleich.
- Der Rest des Fonds wird am Jahresende an die Mitarbeiter ausgezahlt.

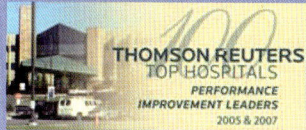

THOMSON REUTERS
TOP HOSPITALS
PERFORMANCE
IMPROVEMENT LEADERS
2005 & 2007

"Create a culture of quality improvement that empowers staff and providers to critically analyze quality-related problems and derive solutions for implementation and evaluation."

Quelle: Kotler et al. 2007, Unternehmenshomepage, eigene Darstellung

Abb. 5.5: Im Radford Community Hospital in den USA wird der Patient bei Unzufriedenheit mit dem Service monetär entschädigt.

Bei der Verbesserung von Qualität besteht meistens ein aktuelles Problem als Ausgangssituation, beispielsweise, wenn in einem Krankenhaus bei abdominal chirurgischen Eingriffen bei 30 % der Fälle präoperativ die Antibiotikaprophylaxe vergessen wird, während dies in anderen Kliniken in nur 5 % der Fälle passiert. Der zuständige Chefarzt würde daraufhin als Reaktion eine Arbeitsgruppe einsetzen, die Vorschläge zur Verbesserung erarbeiten soll. Sie sollte idealerweise aus freiwillig rekrutierten Mitgliedern bestehen, da die Motivation bei einer Verpflichtung zur Teilnahme eher gering sein dürfte. Als Assistenz- oder Facharzt bietet einem die Beteiligung an solch einer Arbeitsgruppe die Möglichkeit zu zeigen, dass man bereit ist, für die Belange der Klinik Verantwortung zu übernehmen und damit Führungsverantwortung zu zeigen [P8]. Dies kann ein wichtiger Karriereschritt sein („tue Gutes und sprich darüber"). Der Arbeitsgruppe sollte ausreichend Zeit für die Ausarbeitung gegeben werden, idealerweise während der regulären Dienstzeit. Im ersten Schritt würde sie eine Analyse der Ist-Situation vornehmen und basierend auf dieser Situationsanalyse weitere Schritte planen. Bei dem geschilderten Problem wäre eine Möglichkeit, Poster mit Hinweisen zur Verabreichung der Prophylaxe an den OP-Türen in den Einleitungsräumen aufzuhängen. Der Erfolg dieser Maßnahme kann beispielsweise durch die Auswertung der Narkoseprotokolle automatisiert überprüft werden. In Abhängigkeit von den Ergebnissen würde die Arbeitsgruppe entscheiden, ob weitere Maßnahmen zur Verbesserung erforderlich sind. Diese würden dann wieder geplant, implementiert und bezüglich des Erfolgs überprüft werden. Zur ständigen Verbesserung der Qualität ist also ein zyklisches Vorgehen erforderlich. Dieses wurde erstmals von **Deming** beschrieben und wird auch **PDCA-Zyklus** genannt. „PDCA" steht dabei für die Anfangsbuchstaben der jeweiligen Schritte des Zyklus (s. Abb. 5.6).

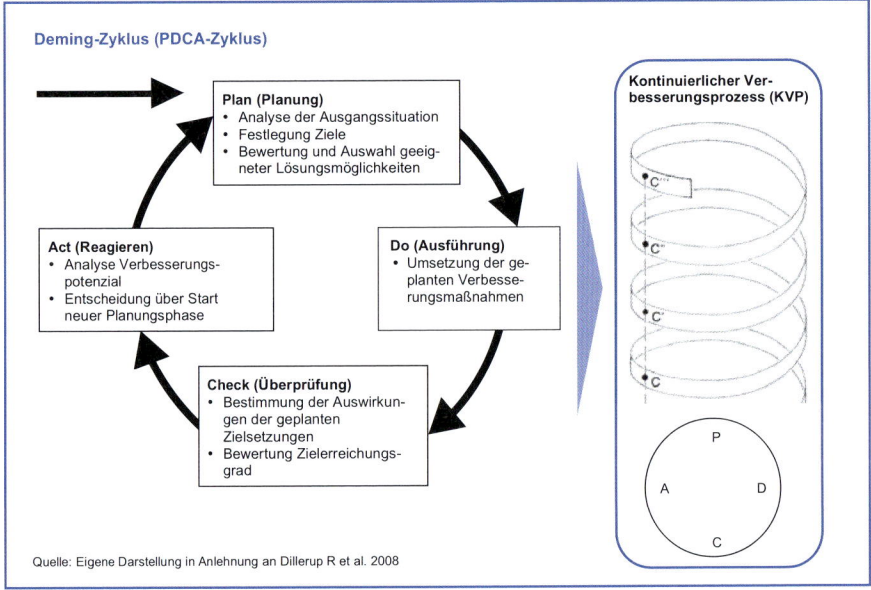

Abb. 5.6: Handeln nach dem Deming-Zyklus (PDCA-Zyklus) führt zu einer kontinuierlichen Qualitätsverbesserung.

Durch mehrmaliges Anwenden des Zyklus entsteht ein **kontinuierlicher Verbesserungsprozess** (**KVP**). Dieser kann theoretisch solange fortgeführt werden, bis das Unternehmen besser als alle anderen Wettbewerber [P7] geworden ist. Es ist dann „**best in class**" und sein Handeln ist „**best practice**". Es müssen auch die Mitbewerber des Unternehmens beobachtet werden, denn diese entwickeln sich ebenfalls weiter [P7]. Die Idee der ständigen Verbesserung stammt aus der japanischen Philosophie und wird als **Kaizen** bezeichnet.

„Lernen ist wie Rudern gegen den Strom. Hört man damit auf, treibt man zurück."
Laotse

Qualitätszirkel sind ein Beispiel, bei dem unternehmensübergreifend durch den fachlichen Austausch die Qualität der eigenen Leistungen verbessert werden soll. Sie finden sich beispielsweise im ambulanten ärztlichen Bereich. In den Qualitätszirkeln werden Patientenfälle gemeinsam diskutiert. Ein besonders qualifizierter Tutor moderiert und strukturiert die Sitzung.

Für in Krankenhäusern tätige Fachärzte sowie für Vertragsärzte besteht eine persönliche **Weiterbildungspflicht.** Innerhalb von 5 Jahren müssen 250 sogenannte „**Weiterbildungspunkte**" gesammelt werden. Kommt der Arzt dieser Verpflichtung nicht nach, kann dies finanzielle Sanktionen bis zum Entzug der Zulassung als Vertragsarzt nach sich ziehen [P8]. Die Punkte werden durch die Teilnahme an von den Landesärztekammern zertifizierten Präsenzfortbildungen, durch Selbststudium von Fachbüchern und Distance-Learning-Tools mit Lernkontrolle gesammelt.

Standards erhöhen die Transparenz. Durch deren Implementierung, „**Standard Operating Procedures**" (**SOPs**) genannt, sollen die Abläufe für alle Beschäftigten in einem Unternehmen transparent gemacht werden. Zur Erhöhung der Akzeptanz solcher Standards und damit auch der Compliance sollten sie von interdisziplinären Teams gemeinsam, das heißt partizipativ, entwickelt werden. Neue Mitarbeiter sollten systematisch in die Standards eingearbeitet werden und die Unterlagen sollten für jeden ständig verfügbar sein. Dies kann durch die Einrichtung eines „Standard-Ordners" im Stationszimmer oder durch Hinterlegung im Intranet geschehen. Zu Standards gehören auch die sogenannten **klinischen Behandlungspfade** (**Clinical Pathways**). Durch die Standardisierung der Abläufe und das Abarbeiten von Checklisten sollen die Fehlerrate bei der klinischen Versorgung und das Vergessen von Maßnahmen reduziert werden. Außerdem soll ein effizienter Einsatz der Ressourcen in einer vorgegebenen Zeit sichergestellt werden [P4]. Standards in Form von **Checklisten** stellen auch bei Notfallsituationen einen interessanten Beitrag zur Strukturierung der notwendigen Schritte dar. In Notfallsituationen wird das menschliche Verhalten zum kritischen Erfolgsfaktor. Gerade in diesen Situationen werden oftmals Schritte vergessen. In der Luftfahrt werden Checklisten seit langem verwendet, und zwar nicht nur in Notfällen. Es gibt für jede Phase des Flugs eigene Checklisten, damit auch bei einer normalen Landung unter besten Wetterbedingungen tatsächlich gewährleistet ist, dass das Fahrwerk vor dem Aufsetzen ausgefahren wurde. An **Simulatoren** können Notfallsituationen in einem „risk-free environment" trainiert werden. Das Universitätsklinikum Mainz betreibt mit dem Lufthansa Flight Training Center einen Anästhesiesimulator und nutzt dabei die Erfahrung der Lufthansa bei der Simulatortechnik. Vom Assistenz- bis zum Chefarzt kann jeder sein Verhalten in seltenen Notfällen für den Ernstfall üben, z. B. das Vorgehen bei der malignen Hyperthermie mit einer Inzidenz von 1:25.000. Voraussetzung ist die menschliche Offenheit zum Lernen mittels solcher innovativen Technologien.

In **Leitlinien** wird der aktuelle Wissensstand zu bestimmten Erkrankungen und Therapieverfahren systematisch aufgearbeitet und es wird eine Empfehlung zur Behandlung gegeben. Vor Erstellung einer Leitlinie wird zunächst der abzugrenzende Bereich genau definiert. Es schließt sich eine systematische Literaturrecherche in medizinischen Datenbanken wie MEDLINE und EMBASE mit definierten Schlagwörtern an. Relevante Literatur wird gesichtet und die Ergebnisse werden synthetisiert. Basierend auf der Synthese des aktuellen medizinischen Erkenntnisstandes und der Bewertung der Qualität der durchgeführten Studien wird durch die Ersteller der Leitlinien eine Empfehlung an die Kliniker gegeben, zusammen mit einer Angabe zur Stärke der Empfehlung (level of evidence). Die Stärke der Empfehlung hängt von der Anzahl und der Qualität der durchgeführten Studien und von der Konsistenz der Ergebnisse der einzelnen Studien ab. Neben diesen Aspekten findet zwangsläufig immer auch eine subjektive Bewertung durch die Leitlinienersteller statt. Die Empfehlung ist also keine faktische, sondern eine normative Aussage. Leitlinien bieten dem Kliniker einen schnellen Überblick zu einer Fragestellung. Dabei sollte auf die Aktualität der Leitlinie geachtet werden und Empfehlungen nicht unkritisch übernommen werden. Es muss bei jedem Patienten im Einzelfall überprüft werden, ob die empfohlene Therapie geeignet ist. Obwohl Leitlinien vermehrt auch bei rechtlichen Auseinandersetzungen bei Verdacht auf Behandlungs-fehler herangezogen werden, bleibt die Therapiefreiheit des Arztes prinzipiell von den Leitlinien unberührt. Es muss aber nachvollzogen werden können, warum im konkreten Fall von der Leitlinie abgewichen wurde.

Leitlinien werden von medizinisch wissenschaftlichen Fachgesellschaften und anderen Institutionen im Gesundheitswesen erstellt. Auch werden oftmals Leitlinien ausländischer Fachgesellschaften („Guidelines") zu Rate gezogen. Die medizinisch wissenschaftlichen Fachgesellschaften haben sich in der „Arbeitsgemeinschaft der Wissenschaftlichen Medizinischen Fachgesellschaften e. V." (AWMF) zusammenge-schlossen. Auf der Homepage der AWMF sind die Leitlinien thematisch nach Fach-gebieten geordnet. Die Bundesärztekammer (BÄK) und die Kassenärztliche Bundes-vereinigung (KBV) haben zusammen bei dem „Ärztlichen Zentrum Qualitätssicherung" (ÄZQ) eine Clearingstelle zur Bewertung von Leitlinien eingerichtet. Leitlinien wer-den auch vom Institut für Qualität und Wirtschaftlichkeit im Gesundheitswesen (IQWiG) bewertet. Das Institut ist eine Einrichtung des Gemeinsamen Bundesaus-schusses (G-BA) und bewertet außerdem die Disease-Management-Programme (DMP) der gesetzlichen Krankenkassen. Auf einer Internetseite des IQWiG werden für Patienten Gesundheitsinformationen in laienverständlicher Weise dargestellt.

5.2 Qualitätsmanagement im stationären Bereich

5.2.1 Qualitätsmanagement in Akutkrankenhäusern

Im stationären Bereich sind durch die Einführung einer pauschalierten Vergütung basierend auf dem DRG-System Anreize [P8] zur frühestmöglichen Entlassung ge-setzt wurden. Dies kann potenziell die Fehlerrate erhöhen und damit auch die Kosten für das Krankenhaus, wenn aufgrund von Komplikationen nach der Ent-lassung der Patient erneut stationär aufgenommen werden muss. Für diesen Fall gibt es keine neue DRG-Fallpauschale. Ein adäquates Qualitätsmanagement zur Vermeidung von Fehlerkosten [P4] ist daher wichtig. Im akutstationären Bereich werden sehr invasive und risikobehaftete Maßnahmen durchgeführt. Die **Hygiene-** und die **Arzneimittelkommission** beschäftigen sich als institutionalisierte Gremien qua Amt mit qualitativen Aspekten im Krankenhaus. Wird Qualitätsmanagement als Unternehmensführungskonzept verstanden, sollte diesem auch personalisiert eine hohe Stellung eingeräumt werden. Dies kann beispielsweise durch das Errich-ten einer **Stabstelle Qualitätsmanagement** geschehen.

Aus anderen Wirtschaftsbereichen außerhalb des Gesundheitswesens ist bekannt, dass die Qualität der Leistung mit der erzeugten Menge steigt, da **Lerneffekte** bei den Leistungserstellern eintreten. Dies führt auch dazu, dass die Leistungen kostengünstiger erbracht werden können, es besteht gegenüber anderen Unternehmen mit geringeren Mengen ein **komparativer Kostenvorteil**. Dies ist auch der Grund, warum man seine Hemden lieber in die Reinigung bringen sollte, anstatt sie selber zu bügeln. Die Überlegung, ob dieses Prinzip auch im Gesundheitswesen gilt, hatte zur Folge, dass **Mindestmengen** eingeführt wurden. Führt ein Krankenhaus weniger als die durch die Mindestmengen vorgegebene Anzahl bestimmter Prozeduren durch, werden diese nicht mehr von der gesetzlichen Krankenversicherung erstattet. Solche Mindestmengen wurden für Leber- und Nierentransplantationen, komplexe Eingriffe am Ösophagus oder an der Pankreas, für Stammzelltransplantationen und für die Implantation der Kniegelenktotalendoprothese definiert. Daneben gibt es konkrete Vorgaben für die Erbringung spezieller Leistungen:

- Autologe Chondrozytenimplantation am Kniegelenk
- Bauchaortenaneurysma
- Dialyse
- Kinderonkologie
- Positronenemissionstomografie (PET) beim nichtkleinzelligen Lungenkarzinom (NSCLC)
- Protonentherapie des Prostatakarzinoms
- Radiologie
- Versorgung von Früh- und Neugeborenen

Qualitätsverbesserungen durch die definierten Mindestmengen sind empirisch aber nicht belegt. Es konnte sogar gezeigt werden, dass anhand der Anzahl der Eingriffe in einer Einrichtung die Qualität der Versorgung nicht vorhergesagt werden kann und dass Qualitätsindikatoren für die Ergebnisqualität besser geeignet sind zur Quantifizierung der in einer Einrichtung erbrachten Leistungen.

Krankenhäuser sind per Gesetz verpflichtet, an einem externen Qualitätsvergleich teilzunehmen. Die Details werden durch den Gemeinsamen Bundesausschuss (G-BA) in Form von Richtlinien erlassen. Die Krankenkassen haben die Möglichkeit zu einem Vergütungsabschlag, sollten die Krankenhäuser an dem externen Qualitätsvergleich nicht teilnehmen [P8]. Dieser Vergleich erfolgt durch Qualitätsindikatoren nach den Vorgaben des privaten **AQUA-Instituts**. Zuvor wurde ein Katalog an Qualitätsindikatoren von der Bundesgeschäftsstelle Qualitätssicherung (BQS) für folgende Bereiche erarbeitet:

- Allgemeinchirurgie
- Gefäßchirurgie
- Gynäkologie und Geburtshilfe
- Herzchirurgie
- Innere Medizin
- Orthopädie
- Pflege
- Transplantationsmedizin
- Unfallchirurgie

Im Bereich der Allgemeinchirurgie werden beispielsweise für die Cholezystektomie folgende Parameter erhoben:

- Prozessqualität: Wurde bei jeder Operation ein histologischer Befund erhoben? Hintergrund ist, dass die Beschwerden auch durch Gallenblasenkrebs verursacht sein könnten und dies durch die feingewebliche Untersuchung ausgeschlossen werden sollte.
- Ergebnisqualität: Wurde versehentlich der Ductus hepaticocholedochus durchtrennt?
- Ergebnisqualität: Wie häufig sind postoperative Wundinfektionen aufgetreten?

Die Indikatoren werden von Experten basierend auf publizierter Evidenz und den Erfahrungen aus anderen Ländern entwickelt. Die Krankenhäuser müssen die Daten jährlich melden. Die Werte des einzelnen Krankenhauses werden mit dem bundesweiten Durchschnitt verglichen. Ein 100 %-iger Erfolg bzw. die vollständige Vermeidung von Komplikationen ist in der Regel nicht möglich. Es werden daher basierend auf der Literatur Grenzwerte definiert, ab denen die Ergebnisse eines Krankenhauses als auffällig eingestuft werden. Bei Auffälligkeit wird als nächster Schritt ein „strukturierter Dialog" zwischen dem AQUA-Institut und dem Krankenhaus durchgeführt. Das AQUA-Institut unterstützt die Krankenhäuser aktiv bei der Verbesserung der Qualität. Die Einzelwerte von Krankenhäusern für bestimmte Qualitätsindikatoren werden in laienverständlicher Form neben allgemeinen anderen Angaben alle zwei Jahre in dem von jedem Krankenhaus selbst zu erstellendem **Qualitätsbericht** veröffentlicht. Damit besteht für die Krankenhäuser ein weiterer Anreiz [P8] für ein optimiertes Qualitätsmanagement. Die Meldung der Ergebnisse für die Qualitätsindikatoren und auch der externe Qualitätsbericht sind gegenüber Manipulationen sehr anfällig („Wer schreibt, der bleibt."). Es ist für keine zentrale Institution möglich, die Daten der rund 2.100 Krankenhäuser auf Richtigkeit zu überprüfen. Die Erhebung der Daten erfolgt auch mitunter nicht standardisiert. Für Krankenhäuser mit hohem intrinsischem Interesse an einem guten Qualitätsmanagement bietet der Vergleich anhand von Qualitätsindikatoren dennoch die Möglichkeit die eigenen Leistungen intrinsisch motiviert zu verbessern.

Die Krankenhäuser stehen die Patienten betreffend zunehmend im Wettbewerb [P7]. Bei Patienten ist das Bewusstsein für Qualität in den letzten Jahren gestiegen und im Zeitalter der modernen Medien sind Informationen über die Qualität der erbrachten Leistungen über das Internet relativ leicht zugänglich. Bei elektiven Eingriffen können die Patienten das Krankenhaus gezielt auswählen [P8, P3]. Auf Internetportalen (www.krankenhaus.de; www.klinik-lotse.de; www.klinik-konsil. de) kann systematisch bezüglich der Ergebnisse für die Qualitätsindikatoren nach Krankenhäusern gesucht werden. Solche Portale werden auch von den Krankenkassen angeboten (TK Klinikführer, AOK Klinik-Konsil). Die Bedeutung dieser Tools bei der Wahl des Krankenhauses ist allerdings noch gering (s. Abb. 5.7).

Die Techniker-Krankenkasse ist noch einen Schritt weiter gegangen und hat basierend auf ihrem Klinikführer eine Mitgliederbefragung durchgeführt und das beste Krankenhaus aus der Sicht des Patienten wählen lassen. Im Jahr 2009 war es das St. Marienstift in Magdeburg. Vorrangig bei der Wahl der Einrichtung sind nach wie vor Meinungen von Freunden und Bekannten sowie des behandelnden Arztes, also des sozialen Netzwerks (s. Abb. 5.7).

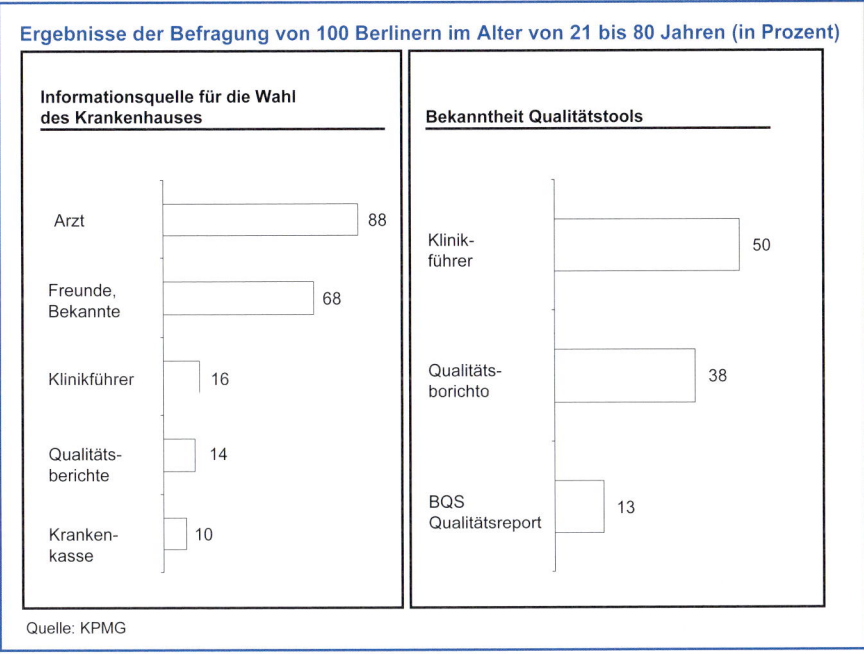

Ergebnisse der Befragung von 100 Berlinern im Alter von 21 bis 80 Jahren (in Prozent)

Informationsquelle für die Wahl des Krankenhauses

Arzt	88
Freunde, Bekannte	68
Klinikführer	16
Qualitäts-berichte	14
Kranken-kasse	10

Bekanntheit Qualitätstools

Klinik-führer	50
Qualitäts-berichto	38
BQS Qualitätsreport	13

Quelle: KPMG

Abb. 5.7: Die Ergebnisse der extern veröffentlichten Qualitätsindikatoren haben bei der Wahl des Krankenhauses noch eine untergeordnete Bedeutung.

Viele Patienten sind noch keine Internet-Nutzer und oftmals als medizinische Laien auch fachlich nicht in der Lage, die **Produktqualität** anhand der veröffentlichten Ergebnisse der Qualitätsindikatoren zu interpretieren. Anhand der Freundlichkeit des Personals hingegen kann die **Interaktionsqualität** der Einrichtung von jedem sehr leicht und schnell eingestuft werden, ebenso die **Servicequalität**. Dazu gehören beispielsweise die Darreichung der Verpflegung und die Räumlichkeiten der Einrichtung. Ein zufriedener Patient verhält sich loyal und kommt bei planbaren Aufnahmen wieder. Der Krankenhausträger sollte daher auch bei diesen Qualitätsaspekten der Versorgung Wert auf einen hohen Standard legen. In diesem Kontext muss zusätzlich kritisch überprüft werden, ob Catering und andere Serviceleistungen durch **Fremdbezug** durch einen externen Dienstleister erbracht werden können oder ob eine **Eigenerstellung** durch das Krankenhaus vorzuziehen ist.

Neben dem verpflichtenden externen Qualitätsvergleich besteht für Krankenhäuser die fakultative Möglichkeit zur Teilnahme an institutionalisierten Qualitätsmanagementtools. Die Krankenhäuser oder deren einzelnen Abteilungen können sich nach der ISO-Normenreihe **EN ISO 9001/ISO 14001** zertifizieren lassen. Diese ISO-Normenreihe stellt das bekannteste und angesehenste Regelwerk zur Implementierung von Qualitätsmanagementsystemen dar. Im Rahmen der Zertifizierung werden konkrete Vorschläge zur Vorgehensweisen des Qualitätsmanagements gemacht, welches so für die Mitarbeiter gut nachvollziehbar wird. Als **Zertifizierung** wird das Prüfverfahren durch einen anerkannten Prüfer bezeichnet, der durch eine **Akkreditierung** dafür zugelassen ist. Die Zertifizierung ist allerdings mit einem

143

hohen Dokumentationsaufwand verbunden. Von der Selbstverwaltung, das heißt von den Verbänden der Krankenkassen und der Deutschen Krankenhausgesellschaft, wurde gemeinsam mit der Bundesärztekammer und dem Deutschen Pflegerat die „Kooperation für Transparenz und Qualität im Gesundheitswesen" (KTQ®) gegründet. Die KTQ® zertifiziert Krankenhäuser mit einem gewissen Qualitätsniveau. Am Anfang des Verfahrens steht eine Selbstbewertung durch das Krankenhaus. Der Bewertungsprozess hilft den Krankenhäusern, die bestehenden Strukturen und Prozesse im Sinne einer Schwachstellenanalyse zu hinterfragen und Verbesserungspotenzial zu erkennen. Anschließend erfolgt eine Fremdbewertung anhand eines Katalogs von Qualitätskriterien durch externe Visitoren, die in diesem Kontext als Auditoren bezeichnet werden. Der KTQ®-Kriterienkatalog besteht aus insgesamt 69 Kriterien mit 698 Fragen, die unter sechs Haupt- und 21 Subkategorien subsumiert sind. Die Hauptkategorien umfassen:

- Patientenorientierung
- Mitarbeiterorientierung
- Qualitätsmanagement
- Krankenhausführung
- Sicherheit im Krankenhaus
- Informationswesen

Am Ende steht das Zertifikat, das die Kliniken auch für ihre Außendarstellung verwenden können. Es ist nur eine Zertifizierung des gesamten Krankenhauses und nicht von Teilbereichen möglich. Die konfessionellen Krankenhausverbände haben mit „proCum Cert" (pCC) ein ähnliches System wie KTQ® etabliert, das aber bei der Bewertung um weitere soziale Faktoren ergänzt wurde. Während der Einführungsphase des KTQ®-Systems war eine Zertifizierung durch dasselbe für Krankenhäuser noch eine Möglichkeit, sich von den Wettbewerbern zu unterscheiden [P7]. Mittlerweile kann die KTQ®-Zertifizierung schon als Standard angesehen werden.

Eine Möglichkeit für Gesundheitseinrichtungen, sich dennoch anhand von Qualität von anderen abzuheben, bietet das Total Quality Management (TQM), das eine Art der Unternehmensführung ist. Dieses Konzept geht über die Definition der Deutschen Industrienorm (DIN) von Qualitätsmanagement hinaus. Nach der Deutschen Industrienorm (DIN) ist dieses die Summe aller aufeinander abgestimmten Tätigkeiten zum Leiten und Lenken einer Organisation bezüglich Qualität. Es ist die kundenorientierte, interdisziplinäre und hierarchieübergreifende Zusammenarbeit aller beteiligten Berufsgruppen in allen Bereichen des Unternehmens notwendig. Das TQM geht einen Schritt weiter: Es wird bei allen Mitarbeitern des Unternehmens ein hohes Qualitätsbewusstsein induziert, so dass Qualität in den Mittelpunkt aller Tätigkeiten bei der Leistungserbringung gestellt wird. Ziel dabei ist eine dauerhafte Kundenzufriedenheit und damit ein langfristiger Geschäftserfolg des Unternehmens [P6]. TQM wird somit zum Unternehmensführungskonzept und damit zur langfristigen Überlebensstrategie. Bei der Umsetzung ist ein qualitätsorientierter Führungsstil („quality commitment"), eine offene informelle Unternehmenskultur und eine Delegation von Verantwortungs- und Entscheidungskompetenz auf untere Hierarchieebenen („employee empowerment") notwendig. Die Unterstützung der Unternehmensphilosophie durch die Mitarbeiter ist ein wichtiger kritischer Erfolgsfaktor („critical success factor"). Ziel ist es, dass die hohen Qualitätsstandards von den Kunden spürbar wahrgenommen werden.

Für die konsequente Umsetzung des TQM ist die Hotelkette Ritz Carlton bekannt geworden. Jeder Mitarbeiter erhält dort jährlich mindestens 100 Stunden Training für den Bereich Kundenorientierung. Sollten trotz des hohen Standards Beschwerden der Gäste anfallen, ist jeder Mitarbeiter befugt, über ein Budget von 500 EUR pro Beschwerde selbstständig und frei zu verfügen, um schnellstmöglich Abhilfe zu verschaffen. Die Hotelgruppe wurde dafür zweimal mit dem „Malcolm Baldrige National Quality Award", dem „Wirtschafts-Oscar" ausgezeichnet.

Die „**European Foundation for Quality Management**" (**EFQM**) und deren deutsche Vertretung, die „Deutsche Gesellschaft für Qualität e. V." (DGQ), unterstützen Unternehmen dabei, herausragende Qualitätsergebnisse im Sinne eines „**Excellence-Modells**" zu erreichen. Ziel der teilnehmenden Unternehmen ist es, in ihrem Bereich die Spitzenposition einzunehmen. Für „Business Excellence", das heißt für herausragende Unternehmen, werden jährlich der „**European Quality Award**" und der „**Ludwig-Erhard-Preis**" vergeben.

Der private Klinikkonzern Helios hat in seinen Akutkrankenhäusern ein eigenes standardisiertes Qualitätsmanagementsystem implementiert. Als Besonderheit wird ein **Review-Verfahren** durchgeführt und die Ergebnisqualität anhand von Routinedaten gemessen. Beim Review-Verfahren werden die Patientenakten verstorbener Patienten bezüglich zukünftiger Verbesserungsmöglichkeiten für die medizinische Versorgung begutachtet. Es erfolgt zunächst ein Selbst-Review durch die behandelnde Abteilung und ein Peer-Review (Auditing) durch Teams aus anderen Einrichtungen des Konzerns. In Zusammenarbeit mit der AOK hat Helios das System „**Qualitätssicherung in der stationären Versorgung mit Routinedaten**" (**QSR**) ins Leben gerufen. Bei QSR werden die Abrechnungsdaten der Krankenkassen aus dem ambulanten Bereich, die sogenannten „GKV-Routinedaten", mit den Daten aus dem stationären Bereich zusammengeführt, um die Behandlungsergebnisse nach der stationären Entlassung zu beurteilen. Durch die Verwendung der ohnehin vorhandenen Routinedaten sollen der Erhebungs- und damit der Verwaltungsaufwand reduziert werden [P4]. Im QSR-System werden zurzeit die von der Fallzahl und auch von den Gesamtkosten bedeutsamen Erkrankungen berücksichtigt, wie Appendizitis mit offener oder minimalinvasiver Appendektomie, Herzinfarkt, Herzinsuffizienz, Implantation einer Hüftendoprothese bei Hüft- oder Kniegelenksarthrose oder bei Schenkelhalsfraktur, kolorektales Karzinom mit Operation und Schlaganfall berücksichtigt. Parameter für die Ergebnisqualität sind die Krankenhaussterblichkeit, die Krankenhausverweildauer, die Wiederaufnahmerate und die Häufigkeiten von Re- bzw. Revisionsoperationen.

Auch medizinische Behandlungsfehler haben im Bewusstsein der Patienten und in der Öffentlichkeit in den letzten Jahren an Bedeutung gewonnen und in der Rechtsprechung wird höheren Schadensersatzforderungen stattgegeben – mit der Folge steigender Versicherungsprämien (**German Malpractice Crisis**). Die Bundesärztekammer registriert die geltend gemachten Ansprüche bei medizinischen Behandlungsfehlern (**Medical Error Reporting System, MER**). Im Jahr 2007 waren dies bundesweit 10.432 Anträge. Die häufigsten Diagnosen bei geltend gemachten Ansprüchen waren die Kox- und die Gonarthrose. Es ist daher konsequent, wenn im BQS- und im QSR-Verfahren bei gerade diesen Diagnosen die Qualität gemessen und verbessert werden soll. Die Landesärztekammern haben Schlichtungsstellen eingerichtet.

Für die im Krankenhaus erworbenen, das heißt nosokomialen, Infektionen gibt es das „**Krankenhaus-Infektions-Surveillance-System**" (**KISS**). Die Krankenhäuser können auf freiwilliger Basis die Infektionsraten miteinander vergleichen. Es muss allerdings berücksichtigt werden, dass an diesem freiwilligen System tendenziell eher Einrichtungen mit hohem Interesse für eine gute Qualität teilnehmen und dass die bekannt gegebenen Infektionsraten daher nicht repräsentativ für Deutschland sind. Schon allein durch die systematische Auseinandersetzung mit der Infektionsproblematik und die Erhebung der Daten scheinen das Bewusstsein für Qualität weiter zu steigen und die Infektionsraten zu sinken. An dem KISS-System nehmen einzelne Stationen teil. Die Infektionsraten werden getrennt nach Infektionsarten und nach Art der Fachabteilung ausgewertet.

5.2.2 Qualitätsmanagement in Rehabilitationskliniken

Für Vorsorge- und Rehabilitationseinrichtungen wurde das externe Qualitätsmanagement-Tool „**QS-Reha**®" für den Qualitätsnachweis gegenüber den gesetzlichen Krankenkassen entwickelt. Neben Indikatoren für die Struktur-, Ergebnis- und Prozessqualität wie im AQUA-Verfahren für Akutkliniken werden die Patienten- und die Mitarbeiterzufriedenheit gemessen. Die Kliniken erhalten eine Ergebnisrückmeldung und können sich mit anderen Kliniken vergleichen. Die Daten werden von den Rehabilitationskliniken selbst gemeldet. In 20 % der Fälle erfolgt die Überprüfung durch Auditoren. Für den Qualitätsnachweis gegenüber der Rentenversicherung gibt es das Tool „**QS-RV**". Es soll eine Angleichung der beiden Systeme erfolgen. Als interne Qualitätsmanagement-Tools finden, wie auch in Akutkrankenhäusern, die Zertifizierung nach DIN EN ISO und das EFQM Anwendung. Daneben existiert das rehabilitationsspezifische Tool der Deutschen Gesellschaft für medizinische Rehabilitation (**DEGEMED**® e. V.)

5.2.3 Qualitätsmanagement in stationären Pflegeeinrichtungen

Für stationäre Pflegeeinrichtungen wurde durch die Pflegereform im Jahr 2008 erstmalig ein systematisches Bewertungssystem implementiert. Der Medizinische Dienst der Krankenkassen (MDK) überprüft bis zum Jahr 2010 jede Einrichtung. Danach wird jede Einrichtung jährlich erneut überprüft. Der MDK steht den Einrichtungen auch beratend zur Verfügung. Die Ergebnisse der Prüfung werden in laienverständlicher Form im Internet veröffentlicht und liegen auch in den Einrichtungen aus. Es werden dabei Noten von 1 bis 5 in Analogie zu den Schulnoten vergeben. Überprüft werden die Dimensionen

- Pflege und medizinische Versorgung
- Betreuung von Bewohnern mit Demenz
- Soziale Betreuung und Alltagsgestaltung
- Wohnen, Verpflegung, Hauswirtschaft und Hygiene
- Zufriedenheit der Heimbewohner

Bei festgestellten gravierenden Qualitätsmängeln legen die Landesverbände der Pflegekassen der Pflegeeinrichtung Maßnahmen und Fristen zur Qualitätsverbesserung auf. Der Erfolg wird in Wiederholungsprüfungen überprüft. Sollten keine Verbesserungen erreicht worden sein, werden Kürzungen der Vergütung, Verpflichtung zu Fortbildungsveranstaltungen für die Heimleitung und in schweren Fällen die Kündigung des Versorgungsvertrags als Anreize [P8] gesetzt. Auch im Pflegebereich kommen wie in Akutkliniken und Rehabilitationskliniken die DIN EN ISO-Zertifizierung und EFQM als freiwilliges internes Qualitätsmanagementsystem zum Einsatz.

5.3 Qualitätsmanagement im ambulanten Bereich

Das Qualitätsmanagement im ambulanten Bereich ist noch nicht in demselben Ausmaß institutionalisiert wie im stationären Bereich. Erst im Jahr 2009 wurde ein externes Qualitätsvergleichsmodul mit 48 Qualitätsindikatoren vorgestellt, das sogenannte **AQUIK® – Ambulante Qualitätsindikatoren und Kennzahlen**. Das Indikatorenset beinhaltet krankheitsspezifische Indikatoren, z. B. für ADHS, Epilepsie und Hypertonie, und allgemeine zur Pharmakotherapie und zum Praxismanagement. AQUIK® ist ein Pilotprojekt der Kassenärztlichen Bundesvereinigung (KBV). Während der Erprobungsphase nehmen rund 100 sogenannte Fokuspraxen teil. Die flächendeckende Etablierung dieses externen Qualitätsvergleichs könnte den Weg für eine ergebnisorientierte Vergütung im Sinne von „Pay for Performance" (P4P) ebnen.

Mit **QEP-Qualität und Entwicklung in Praxen®** stellt die KBV auch ein System zum internen Qualitätsmanagement bereit. Dieses ist modular aufgebaut und enthält einen Qualitätsziel-Katalog mit konkreten Umsetzungsvorschlägen und Musterdokumenten. Attraktiv dürfte auch ein BWL-Tool für das Praxismanagement sein. Die **DIN EN ISO-Zertifizierungen** werden im ambulanten Bereich meist nur von größeren Praxen oder Laboren angestrebt.

Ansonsten werden noch **Ringversuche** und Qualitätszirkel im ambulanten Bereich durchgeführt. Bei Ringversuchen werden beispielsweise zur Messung der Güte der Diagnostik standardisierte Proben an Labore zur Auswertung versandt.

Es ist auffällig, dass das deutsche Gesundheitssystem in der öffentlichen Wahrnehmung einen relativ schlechten Ruf hat. Auch wenn Vergleiche zwischen verschiedenen Staaten immer sehr schwierig sind, herrscht Konsens bei Wissenschaftlern und sogar bei Politikern aller Parteien, dass die Menschen in Deutschland eine qualitativ sehr hochwertige medizinische Versorgung ohne lange Wartezeiten bekommen. Es gibt also eine gewisse Diskrepanz zwischen dem Ist-Zustand und der öffentlichen Wahrnehmung. Interessant ist in diesem Zusammenhang, dass die meisten Menschen bei einem Auslandsaufenthalt eine Rückholdienst-Versicherung abschließen – um bei einem Unfall oder einer Krankheit im Ausland so schnell wie möglich in den Genuss von „Med in Germany" zu kommen.

Fragen zur Selbstkontrolle:

1. Welche drei Dimensionen der Qualität werden unterschieden?
2. Was versteht man unter Benchmarking?

3. Was ist ein Referenzbereich?
4. In welche Schritte gliedert sich der Deming-Zyklus und wozu dient er?
5. Wodurch entsteht ein komparativer Kostenvorteil?
6. Was sind Qualitätszirkel?
7. Welche Ziele haben klinische Behandlungspfade?

6 Gesundheitsökonomische Evaluationen oder warum Notfallbeleuchtungen im Flugzeug nicht ökonomisch sind

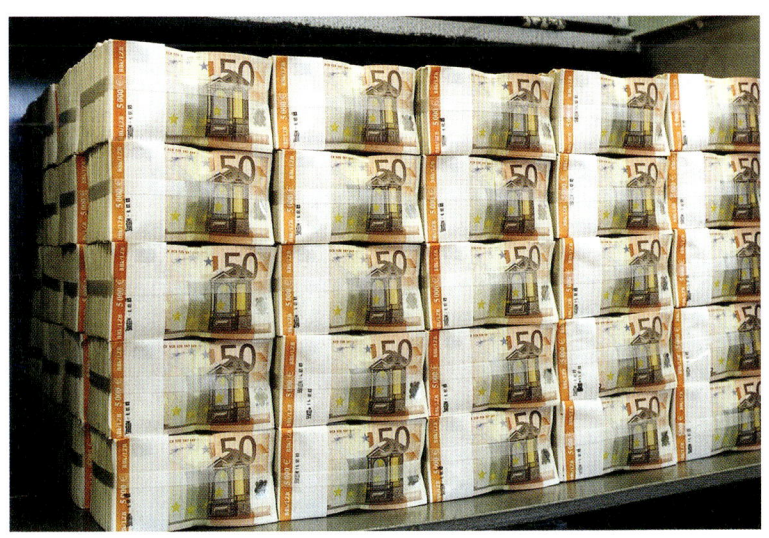

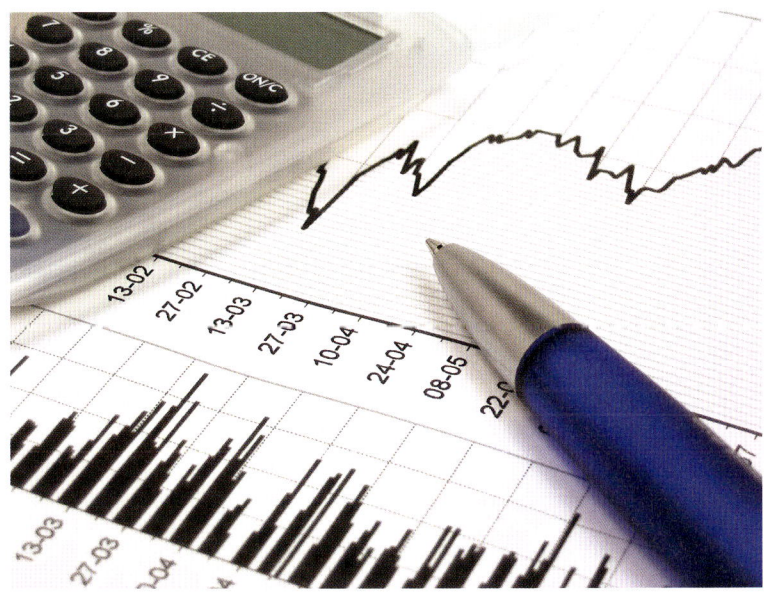

6.1   Kostenanalyse (Cost Analysis, CA)
6.2   Kosten-Minimierungsanalyse (Cost-Minimization Analysis, CMA)
6.3   Kosten-Effektivitätsanalyse (Cost-Effectiveness Analysis, CEA)
6.4   Kosten-Nutzwertanalyse (Cost-Utility Analysis, CUA)
6.5   Kosten-Nutzen-Analyse (Cost-Benefit Analysis, CBA)

Gesundheitsökonomische Evaluationen sind die wissenschaftlichen Studienformen im Fach Gesundheitsökonomie. Durch sie werden gesundheitsökonomische Fragestellungen untersucht. Ebenso wie im Fach Medizin mit randomisierten klinisch kontrollierten Studien, Kohortenstudien und Fall-Kontroll-Studien gibt es auch in der Gesundheitsökonomie unterschiedliche Studientypen. Je nach Studienform können verschiedene Erkenntnisse gewonnen und unterschiedliche Schlussfolgerungen abgeleitet werden Es existieren fünf Formen der gesundheitsökonomischen Evaluationen (s. Abb. 6.1). Allen fünf ist gemeinsam, dass bei Ihnen Kosten ermittelt werden.

Analyseform	Kosten	Nutzen	Komplexität
1 Kostenanalyse	Monetär	Keine Erfassung	Niedrig
2 Kosten-Minimierungs-analyse	Monetär	Keine Erfassung	
3 Kosten-Effektivitäts-analyse	Monetär	Naturalistisch	
4 Kosten-Nutzwertanalyse	Monetär	Naturalistisch	
5 Kosten-Nutzen-Analyse	Monetär	Monetär	Hoch

Die Wahl der Analyseform hängt von der Fragestellung ab und sollte gut begründet sein.

Abb. 6.1: Bei den gesundheitsökonomischen Evaluationen werden fünf Studientypen unterschieden.

Gesundheitsökonomische Abwägungen werden tagtäglich implizit im klinischen Alltag durchgeführt. In einer aktuellen Studie gaben 13 % der befragten Krankenhausärzte an, mindestens einmal pro Woche Patienten eine medizinisch notwendige Therapie aufgrund von Kostenüberlegungen [P1] vorzuenthalten. Auch bei Budgetverantwortlichen in Krankenhäusern und bei Arzneimittelkommissionen finden implizit Kosten-Nutzen-Abwägungen statt. Gesundheitsökonomische Evaluationen stellen implizite Abwägungen auf eine rationale Basis und bereiten eine Entscheidung durch einen Entscheidungsträger wissenschaftlich vor. Die Autoren dieses Buches schlagen dafür den Begriff „**Evidenz basierte Ökonomie**" (**EBÖ**) vor.

Der wichtigste Entscheidungsträger im deutschen Gesundheitswesen ist der Gemeinsame Bundesausschuss (G-BA). Er entscheidet über den Leistungskatalog für die Versicherten der gesetzlichen Krankenversicherung. Aufgrund des im Sozialgesetzbuch V festgelegten Wirtschaftlichkeitsgebots muss der G-BA auch gesundheitsökonomische Evaluationen bei der Entscheidung über die Erstattung einer Gesundheitstechnologie berücksichtigen. Der G-BA hat eine eigene Abteilung für gesundheitsökonomische Fragestellungen, kann aber auch das **Institut für Qualität und Wirtschaftlichkeit im Gesundheitswesen (IQWiG)** für eine Kosten-Nutzen-Bewertung von Gesundheitstechnologien beauftragen. Das IQWiG ist eine Einrichtung des G-BA, aber als Stiftung privaten Rechts rechtlich unabhängig. Bei Arzneimitteln kann der GKV-Spitzenverband auf der Basis einer Kosten-Nutzen-Bewertung einen **Erstattungshöchstbetrag** festsetzen, wozu es allerdings in der Praxis noch nicht gekommen ist.

Kosten sind definiert als bewerteter Verbrauch von Gütern und Dienstleistungen für die Erstellung einer Leistung. Im Falle eines Krankenhauses ist die Leistung beispielsweise die Entfernung der Gallenblase. Dabei entstehen **Materialkosten**, wie z. B. für Narkotika und Verbandsmittel, und **Personalkosten** für Ärzte und nichtärztliches Personal. Bei den Material- und Personalkosten handelt es sich um **direkte Kosten**, da sie einen unmittelbaren Werteverzehr verursachen. Daneben entstehen **indirekte Kosten**, bei denen kein unmittelbarer Werteverzehr durch einen direkten Verbrauch von Ressourcen entsteht. Ein Beispiel dafür sind die Kosten, die für den Produktivitätsverlust bei dem Unternehmen entstehen, bei dem der Patient angestellt ist, da er während des stationären Aufenthalts seiner Arbeit nicht nachkommen kann. Die sogenannten **intangiblen Kosten** sind nur sehr schwer in **Geldeinheiten**, d. h. **monetär**, zu bewerten. Ein Beispiel dafür sind Schmerzen im Rahmen einer onkologischen Erkrankung.

Durch Gesundheitsleistungen entstehen aber nicht nur Kosten, dem Patienten wird ja schließlich auch geholfen. Er hat also einen **Nutzen** von der Gesundheitsleistung bzw. der Gesundheitstechnologie. Als **Gesundheitstechnologien** werden Arzneimittel, Medizinprodukte und operative Verfahren bezeichnet. Der Nutzen kommt durch die positiven Auswirkungen der Gesundheitsleistung und der Gesundheitstechnologie zustande. Ökonomisch ausgedrückt ist der Nutzen der Leistung die Fähigkeit eines Gutes, die Bedürfnisse eines Individuums zu befriedigen, z. B. wird durch ein Analgetikum der Patient von seinen Schmerzen befreit. Der Nutzen ist dann intangibel, wenn er nur schwer in Geldeinheiten, das heißt monetär, zu bewerten ist, in diesem Fall die Schmerzreduktion durch das Analgetikum. Einen Überblick über die verschiedenen Kosten- und Nutzenarten gibt Abbildung 6.2.

Vor einer gesundheitsökonomischen Evaluation stellt sich die Frage, welche von den vielen möglichen Nutzenaspekten einer Gesundheitstechnologie für den Patienten besonders relevant sind und daher in der Evaluation berücksichtigt werden sollten. Dies kann beispielsweise mithilfe der **Conjoint-Analyse** beantwortet werden. Dabei werden Patienten nach ihren Präferenzen bezüglich der verschiedenen Nutzenaspekte befragt. Diese Analyseform wird häufig auch im Bereich des Konsumgütermarketings genutzt, z. B. in Vorbereitung auf den Entwurf eines neuen Autos oder Turnschuhs.

	Direkt	Indirekt	Intangibel

Kosten
 Bewerteter Ressourcen- verbrauch
	• Medizinische Kosten
	 - Personalkosten
	   ▪ Ärztlicher Dienst
	   ▪ Pflegedienst
	   ▪ Funktionsdienst
	 - Sachkosten
	   ▪ Arzneimittel
	   ▪ Rehabilitation
	 • Nichtmedizinische Kosten
	 - Verpflegung
	 - Fahrkosten
	 - Kosten für Unter- kunft
		• Produktivitätsver- lust
		 • Einkommensver- lust durch Betreu- ung Angehöriger
			• Schmerzen
			 • Übelkeit
			 • Krankheitsge- fühl
			 • Angst

Nutzen Gesund- heitseffekte (Outcomes)	• Senkung - Morbidität - Mortalität - Kosten • Verkürzung Kranken- hausverweildauer	• Produktivitäts- steigerung • Verminderung Ein- kommensverlust von Angehörigen	• Lebensfreude • Patientenzufrie- denheit • Lebensqualität

In gesundheitsökonomischen Evaluationen dürfen keine Doppelterfassungen vorkommen.

Abb. 6.2: Beispiele für verschiedene Kosten- und Nutzenarten

Oftmals werden neue Gesundheitstechnologien mit etablierten Verfahren verglichen. Die Preise für die neuen sind dabei meist höher als für die älteren. In den gesund-heitsökonomischen Evaluationen werden neben den Preisen die Gesamtkosten für den Einsatz der Technologien erhoben. Bei höheren Kosten für die neue Technolo-gie werden die **Zusatzkosten** (oder **inkrementelle Kosten**) mit dem **Zusatznutzen** (oder **inkrementeller Nutzen**) verglichen. Kosten und Nutzen der etablierten Tech-nologie und der neuen Technologie können auch in einem Koordinatensystem ein-getragen werden. Die Kosten werden dann auf der x-Achse und der Nutzen auf der y-Achse eingetragen. Der Schnittpunkt beider Geraden wird durch die Vergleichs-technologie definiert (s. Abb. 6.3).

Eine neue Technologie mit geringerem Nutzen im Verhältnis zur etablierten Tech-nologie (beide unteren Quadranten des Koordinatensystems) sollte in der Regel nicht eingesetzt werden, da der Patient einen Nachteil erleiden könnte. Eine Aus-nahme wäre beispielsweise, wenn der Patient die etablierte Therapie aufgrund von Nebenwirkungen nicht verträgt und andernfalls gar keine Therapie erhalten würde. Bei größerem Nutzen und geringeren Kosten der neuen Technologie sollte diese aber immer bevorzugt werden. Sie bietet einen medizinischen Vorteil und spart Ressour-cen für das Gesundheitswesen. Bei größerem Nutzen und höheren Kosten sollte die Technologie aus medizinischen Gründen auch bevorzugt werden. Das Gesundheits-wesen ist dazu da, Menschen zu helfen und nicht primär, um Kosten zu sparen.

Alleine aus Kostengründen kann also eine bessere neuere Technologie den Patienten nicht vorenthalten werden.

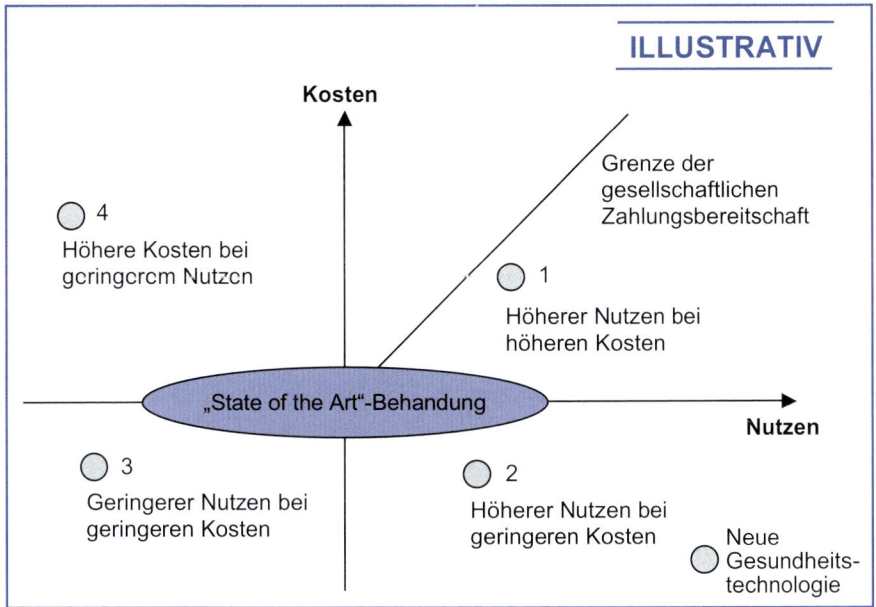

Abb. 6.3: Bei der gesundheitsökonomischen Bewertung einer neuen Gesundheitstechnologie sind im Vergleich zur Standardtherapie vier Konstellationen möglich.

Entscheidungsträger im Gesundheitswesen müssen aber wegen des begrenzten Budgets [P1] Entscheidungen über die Erstattungsfähigkeit von neuen Gesundheitstechnologien treffen. Die Entscheidung, wie viel eine neue Technologie mit höherem Nutzen kosten darf, kann wissenschaftlich nicht beantwortet werden. Eine Preisregulierung durch den Markt, das heißt über das Verhältnis von Angebot und Nachfrage wie auf einem Wochenmarkt, findet im Gesundheitswesen aufgrund des Marktversagens nicht statt. Der Preis hat aber einen wichtigen Einfluss auf die Gesamtkosten einer Gesundheitstechnologie. Durch Verhandlungen zwischen den Herstellern der Gesundheitstechnologie und den Entscheidungsträgern könnten das Dilemma der fehlenden Marktpreisbildung und der Unmöglichkeit zur Vorhersage von angemessenen Preisen durch wissenschaftliche Methoden sowie der Wunsch der Leistungsfinanzierer zur Ausgabenbegrenzung [P4] aufgelöst werden.

Kosten und Nutzen einer Technologie entstehen oftmals zu unterschiedlichen Zeitpunkten. So fallen beispielsweise die Kosten für die Durchführung einer Impfung, das heißt die Sachkosten für das Arzneimittel und die Personalkosten für die Verabreichung, aktuell an; der Nutzen entsteht aber später durch die Verhinderung der Erkrankung bei dem Geimpften und durch die Erzeugung einer sogenannten Herdenimmunität mit der Verhinderung der weiteren Ausbreitung. Um eine Verzerrung der Ergebnisse einer gesundheitsökonomischen Evaluation durch die unterschiedlichen Zeitpunkte der entstehenden Kosten und des erzeugten Nutzens der Gesundheitstechnologie zu verhindern, müssen alle Werte auf einen gemeinsamen Zeitpunkt bezogen werden. Dies geschieht durch **Diskontierung**: Der aktuelle monetäre Wert einer zukünftigen Leistung wird als **Gegenwartswert** oder als **Barwert** bezeichnet.

Wichtig ist, dass bei gesundheitsökonomischen Evaluationen keine Doppelerfassung erfolgt. Krankheitsbedingte Fehlzeiten können beispielsweise als Kosten oder auch als Nutzen erfasst werden, wenn durch die medizinische Intervention die Fehlzeiten reduziert werden. Wichtig ist auch, dass für die betrachteten Kosten und die Nutzen die Zeithorizonte identisch sind, da sonst Verzerrungen entstehen. Von der Länge des betrachteten Zeitintervalls hängen auch die Art und die Höhe der zu betrachtenden Kosten ab. Bei akuten Erkrankungen kann das betrachtete Intervall relativ kurz sein, bei chronischen ist ein entsprechend längerer Betrachtungszeitraum notwendig.

International besteht Einigkeit darüber, dass sogenannte **Zukunftskosten** ("future costs") aus ethischen Gründen nicht in die Kosten-Nutzen-Betrachtung einfließen sollten. Zukunftskosten sind jene durch andere Erkrankungen, die aufgrund einer erhöhten Lebenserwartung durch die Behandlung der ersten Erkrankung entstehen. Dies wären beispielsweise Kosten für eine onkologische Erkrankung, die der Patient zwanzig Jahre nach erfolgreicher Therapie eines Myokardinfarktes erleidet, und die er letalitätsbedingt ohne die erfolgreiche Behandlung des Myokardinfarktes nicht bekommen hätte.

Gesundheitsökonomische Analysen können aus unterschiedlichen **Perspektiven** durchgeführt werden (s. Abb. 6.4). Durch die Perspektive wird festgelegt, aus welcher Sicht die gesundheitsökonomische Analyse durchgeführt wird. Beispielsweise kann eine Erhebung der Kosten bei Schlaganfallpatienten aus der Perspektive der Krankenkassen erfolgen. Es werden dann die Kosten für die Krankenhausbehandlung, den Rettungsdienst, die Rehabilitation und die anschließende ambulante ärztliche Versorgung erhoben. Aus der Perspektive der Pflegekasse würden die Kosten für eine eventuell notwendige anschließende ambulante oder stationäre Pflege erhoben werden. Aus der Perspektive des Patienten würden beispielsweise die Zuzahlungen betrachtet werden. Bei der **gesamtgesellschaftlichen Perspektive** werden alle Kosten untersucht. Gemäß des ökonomischen Prinzips [P4] in seiner Ausprägung als Maximalprinzip, nach dem mit den vorhanden Ressourcen [P1] in einer Gesellschaft der größtmögliche Nutzen erzielt werden soll, ist es ökonomisch sinnvoll, gesundheitsökonomische Evaluationen aus der Perspektive der gesamten Gesellschaft durchzuführen. Aufgrund des sektoralen Denkens im deutschen Gesundheitswesen wird ein gesamtgesellschaftlicher Ansatz aber meistens nicht verfolgt.

Gesundheitsökonomische Daten werden oftmals im Rahmen von klinischen Studien als sogenannte „**piggy-back-Studien**" erhoben. Der Ressourcenverbrauch innerhalb von klinischen Studien wird oftmals zu hoch angesetzt, da viele Untersuchungen durch das Studienprotokoll unter den Gesichtspunkten einer arzneimittelrechtlichen Zulassung und der Sicherheit des Patienten erstellt (**protocol-driven costs**) wurden und der Ressourcenaufwand daher höher ist als in der täglichen klinischen Praxis. Die klinischen Studien werden zudem in den meisten Fällen vor der Markteinführung der neuen Gesundheitstechnologie durchgeführt (Phase III bei Arzneimitteln) oder in der frühen Phase nach der Markteinführung. Durch den daraus resultierenden routinemäßigen Gebrauch der Technologie treten Lerneffekte bei den Ärzten auf, so dass der Ressourcenverbrauch sinkt: Der Arzt entscheidet aufgrund seiner klinischen Erfahrung, für welche Patienten die Gesundheitstechnologie am besten geeignet ist und in welcher Dosierung, so dass in „real-life" der Einsatz der Technologie oftmals zielgerichteter (z. B. mit niedrigeren Dosierungen als unter Studienbedingungen) und damit mit geringeren Kosten erfolgt.

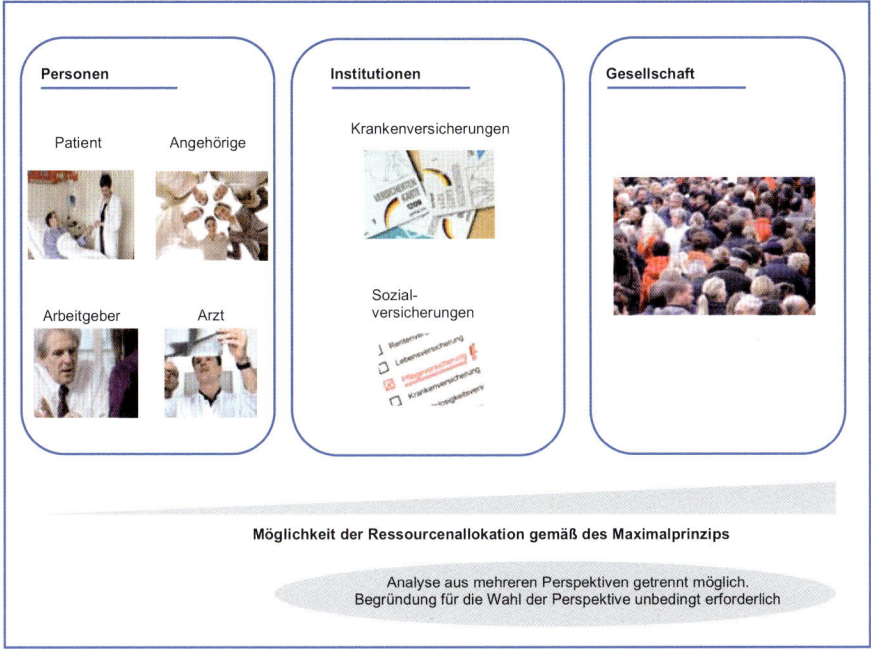

Abb. 6.4: Perspektiven bei gesundheitsökonomischen Evaluationen

Gesundheitsökonomische Fragestellungen sind oftmals sehr komplex, so dass nicht alle notwendigen Parameter durch eine einzelne klinische Studie erhoben werden können. Eine komplexe Fragestellung wäre beispielsweise, die Kosten für verschiedene medizinische Verfahren wie Arzneimittel und Operationen innerhalb eines Therapiegebiets miteinander zu vergleichen, um die kostengünstigste therapeutische Alternative zu ermitteln. Die Kosteneffektivität dieser unterschiedlichen Gesundheitstechnologien kann unmöglich in einer einzelnen klinischen Studie verglichen werden. Eine extrem hohe Fallzahl wäre nötig, die Durchführung würde hohe Kosten verursachen und wäre auch sehr zeitintensiv. Auch ethische Bedenken würden eine Rolle spielen. Um dennoch gesundheitsökonomische Analysen vornehmen zu können, kommen **Modellierungen** zur Anwendung. In ihnen werden die Ergebnisse unterschiedlicher Studien zusammengefasst. Zusätzlich können mittels mathematischer Verfahren Aussagen über Gesundheitseffekte einer Technologie für einen längeren Zeitraum, also auch über die Zeitdauer der klinischen Studien hinaus, getroffen werden. Modellierungen werden sehr häufig im Bereich des Impfens und bei onkologischen Erkrankungen eingesetzt. Die einfachste Form ist der Entscheidungsbaum (s. Abb. 6.5).

155

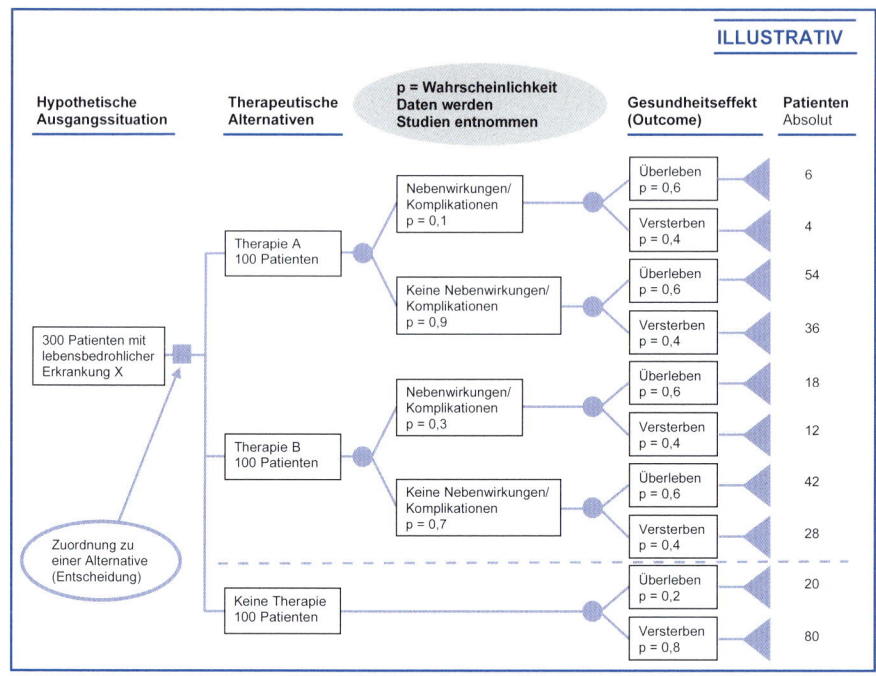

Abb. 6.5: Beispiel für einen Entscheidungsbaum

Der Ausgangspunkt des Entscheidungsbaums wird als **Wurzel** bezeichnet, die Verästelungen als **Knoten.** Basierend auf einer definierten Ausgangssituation wird eine Entscheidung getroffen, z. B. die Zuordnung zu einer Therapieform nach einer Diagnosestellung. Die Entscheidungssituation wird beim Entscheidungsbaum grafisch als Quadrat dargestellt. Nach der Entscheidung wird der weitere Verlauf durch die Behandlung bzw. durch die Unterlassung einer Behandlung bestimmt. Es können beispielsweise Komplikationen oder Nebenwirkungen vorkommen, die mit einer gewissen Wahrscheinlichkeit auftreten. Auch wenn keine Behandlung erfolgt, treten Ereignisse auf, die im Entscheidungsbaum abgebildet werden müssen. Die Verästelung des Baums anhand von Ereignissen und die Wahrscheinlichkeit ihres Auftretens wird durch Kreise grafisch dargestellt. Folgt man den einzelnen **Ästen** bis zum Schluss, gelangt man zu den **Enden,** die als Dreiecke dargestellt werden. Bei den Enden wird eine Aussage über den betrachteten Gesundheitseffekt getroffen, z. B. über die Häufigkeit des Überlebens oder über die Gesamtkosten. Manchmal, wenn keine empirischen Daten vorliegen, müssen auch Annahmen formuliert werden, die dann aber gut begründet sein müssen. Insgesamt liegt durch die Verwendung der Ergebnisse unterschiedlicher Studien und durch das Treffen von Annahmen eine gewisse **Unsicherheit** der Aussagen bei Modellierungen vor. Die **Robustheit** des Ergebnisses der Modellierung kann durch sogenannte **Sensitivitätsanalysen** überprüft werden. Bei diesen werden die Werte der Parameter verändert und es wird beobachtet, ob sich die Aussage durch diese Änderung verändert.

Anhand des Modells können mit der **Szenariotechnik** auch unterschiedliche Szenarien entwickelt werden. Dabei werden die Werte der Parameter meistens so verändert, als würden die günstigsten oder die schlechtesten Bedingungen vorherrschen. Das Ergebnis der Analyse ist dann ein **Best Case Szenario** und ein **Worst Case Szenario**.

Mithilfe des **Markov-Modells** lassen sich Gesundheitseffekte über den Zeitraum einer klinischen Studie hinaus modellieren. Sie werden dann eingesetzt, wenn zu einem frühen Zeitpunkt bereits gesundheitsökonomische Aussagen zu der Gesundheitstechnologie getroffen werden sollen, naturgemäß aber noch keine Ergebnisse aus klinischen Langzeitstudien vorliegen können.

Diese Situation wäre beispielsweise bei der Entscheidung über die Erstattung einer neuen Impfung durch den Gemeinsamen Bundesausschuss (G-BA) gegeben.

Nachfolgend werden die fünf Grundformen der gesundheitsökonomischen Evaluationen detailliert dargestellt.

6.1 Kostenanalyse (Cost Analysis, CA)

Bei Kostenanalysen werden die Kosten von Erkrankungen oder Gesundheitstechnologien rein deskriptiv zusammengestellt. Bei der Erhebung der Kosten für Krankheiten wird diese Studienform auch als **Krankheitskostenanalyse** bezeichnet. Es soll beispielsweise die Frage beantwortet werden, was die Behandlung eines Patienten mit Herzinfarkt aus der Perspektive der gesetzlichen Krankenkasse kostet. Die Ermittlung der Kosten erfolgt in drei Schritten. Im ersten wird überlegt, welche **Kostenarten** alle bedeutsam sind. In unserem Beispiel entstehen Kosten für den Rettungsdienst, das Krankenhaus, die Rehabilitationsklinik und die ambulanten Arztbesuche. Im nächsten Schritt wird die Höhe der Kosten für jede Kostenart separat ermittelt. In diesem Fall könnte das Ergebnis sein, dass der Krankenhausaufenthalt 6.000 EUR kostet, der Transport durch den Rettungsdienst 800 EUR, die Behandlung in der Rehabilitationsklinik 4.000 und jeder ambulante Arztbesuch 40 EUR. Im letzten Schritt werden die Kosten für jede Kostenart mit der jeweilig in Anspruch genommenen Menge multipliziert. Bei unserem Beispiel wurde bis auf die ambulanten Arztbesuche jede Position ein Mal in Anspruch genommen. Bei der Kostenart „ambulante Arztbesuche" würden bei durchschnittlich fünf Arztbesuchen Gesamtkosten in Höhe von 200 EUR entstehen. Am Ende werden alle Kosten addiert. Im hier betrachteten Beispiel würden die Gesamtkosten 11.000 EUR betragen. Die Berechnung der Gesamtkosten durch Addition der Einzelkosten wird als **Bottom-Up-Verfahren** bezeichnet. Die Berechnung von Einzelkosten aus den Gesamtkosten (also das umgekehrte Vorgehen) wird als **Top-Down-Verfahren** bezeichnet. Beispielsweise könnten in einer Spezialklinik die Kosten für die Behandlung eines einzelnen Patienten dadurch errechnet werden, indem alle angefallenen Kosten ermittelt und die Gesamtkosten dann durch die Anzahl der Patienten geteilt werden. Beispiele für öffentlich beworbene Kostenanalysen zeigt ein Plakat der Bundesregierung:

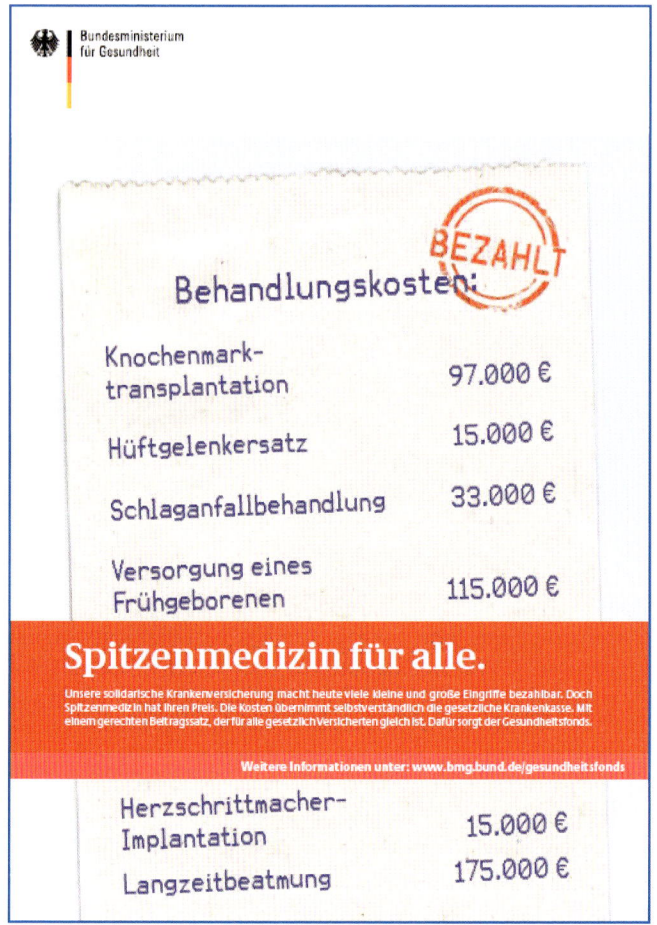

Abb. 6.6: Krankheitskostenanalysen aus der GKV-Perspektive von der Bundesregierung

Die Behandlungskosten werden auch von einzelnen Krankenhäusern erhoben und
an das Institut für Entgeltsysteme im Krankenhaus (InEK) weitergeleitet. Diese
sogenannten **Kalkulationskrankenhäuser** erheben die Kosten nach einem standar-
disierten Verfahren getrennt nach dem Ort der Entstehung, also der **Kostenstelle**,
und nach der **Kostenart**. Letztere gibt an, ob es sich um Personal- oder Sachkosten
handelt und wofür die Kosten im Detail entstanden sind, also für den ärztlichen
oder pflegerischen Dienst, für Arzneimittel oder Medizinprodukte etc. Basierend
auf diesen Berechnungen der Kalkulationskrankenhäuser legt das InEK jährlich den
jeweiligen relativen Wert der DRG-Fallpauschalen fest. In der **Kostenmatrix** des
InEK werden die Behandlungskosten nach Kostenart und Kostenstelle eingetragen
(siehe Beispiel laparoskopische Entfernung der Gallenblase H80B, s. Abb. 6.7).
Krankenhäuser können so ihre eigenen **Istkosten** mit den vorgegebenen Sollkosten
vergleichen und anpassen.

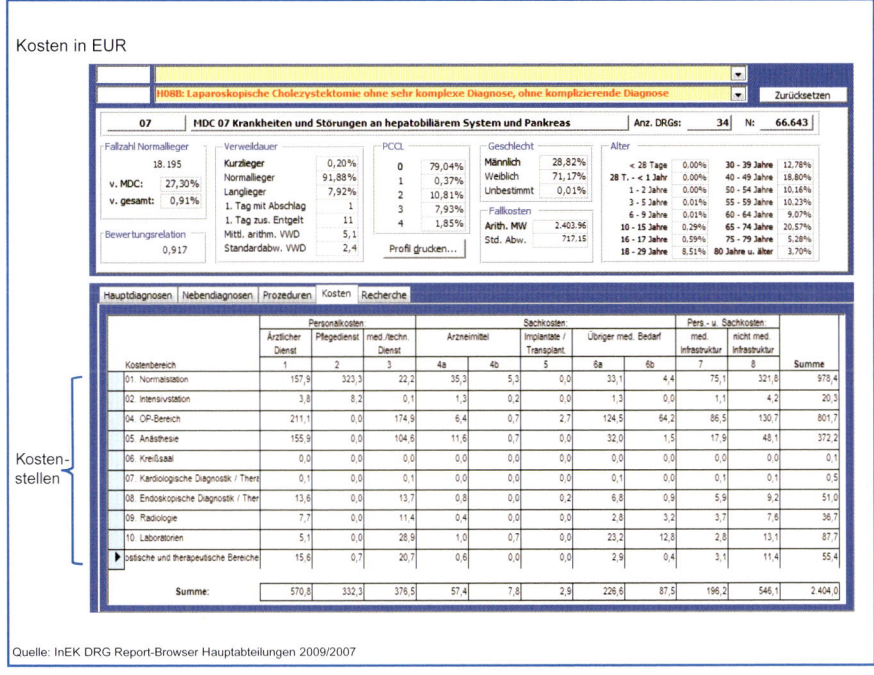

Abb. 6.7: Im InEK DRG-Report-Browser können die Normkosten der DRGs differenziert eingesehen werden.

6.2 Kosten-Minimierungsanalyse (Cost-Minimization Analysis, CMA)

Bei der Kosten-Minimierungsanalyse werden verschiedene Gesundheitstechnologien für dieselbe Indikation mit demselben medizinischen Nutzen bezüglich der Kosten miteinander verglichen. Gemäß des ökonomischen Prinzips [P4] in seiner Ausprägung als Minimalprinzip sollte aus Kostengründen diejenige Gesundheitstechnologie gewählt werden, die die geringsten Kosten verursacht. Die Kosten-Minimierungsanalyse als Form der gesundheitsökonomischen Evaluation kann nur dann sinnvoll angewendet werden, wenn die verschiedenen zu betrachtenden Gesundheitstechnologien tatsächlich alle einen vergleichbaren Nutzen haben, was in der Realität jedoch nur selten der Fall ist, und die Vorraussetzung des wissenschaftlichen Äquivalenznachweises gegeben ist. Trotz dieser Limitationen wird sie oftmals eingesetzt und es werden unkorrekte Ergebnisse produziert. Ein Beispiel für die falsche Verwendung der Kosten-Minimierungsanalyse ist die Angabe der Tagestherapiekosten verschiedener Antibiotika auf einem mikrobiologischen Befund. Diese Angabe impliziert, dass die Wirksamkeit der unterschiedlichen Antibiotika vergleichbar ist und dass das Antibiotikum mit den geringsten Tagestherapiekosten gewählt werden sollte [P4]. Die Wirksamkeit ist aber unterschiedlich, wie auch die Art und Häufigkeit der

159

auftretenden Nebenwirkungen. Es kann sein, dass das Antibiotikum mit den geringsten Tagestherapiekosten die höchsten Folgekosten für die Therapie der Nebenwirkungen induziert und damit die höchsten **Gesamtkosten**. In den meisten Situationen ist also eine Gleichwertigkeit der zu vergleichenden Gesundheitstechnologien nicht gegeben, so dass neben den Kosten als Input auch der Output durch die Gesundheitstechnologie, d. h. der Nutzen betrachtet werden muss. Dies geschieht durch die im Folgenden dargestellten gesundheitsökonomischen Evaluationsformen.

6.3 Kosten-Effektivitätsanalyse (Cost-Effectiveness Analysis, CEA)

Bei dieser Analyseform werden die Kosten der Gesundheitstechnologien ihrem Nutzen gegenübergestellt. Der Nutzen wird dabei in sogenannten **natürlichen Einheiten** gemessen. Das sind beispielsweise gerettete Lebensjahre, Veränderung des Blutdrucks in mmHG, Veränderung des Gesamtcholesterins in mmol/l, gewonnene Arbeitstage oder verhinderte Pflegetage. Wird eine Einheit gewählt, die für verschiedene Erkrankungen anwendbar ist, können auch die Kosten von medizinischen Leistungen für unterschiedliche Indikationen miteinander verglichen werden, beispielsweise wie hoch die Kosten für ein gerettetes Lebensjahr bei der Sekundärprävention des Myokardinfarktes sind und wie hoch die Kosten für ein gerettetes Lebensjahr durch das Brustkrebs-Screening für Frauen sind. Es können auch die Kosten für Gesundheitstechnologien aus dem nichtmedizinischen Bereich betrachtet werden. So kann z. B. analysiert werden, wie hoch die Kosten pro gerettetes Lebensjahr durch den Einbau von Feinstaubfiltern im Auto, die Verwendung von Airbags oder den Bau von Kreisverkehren zur Reduzierung der Unfallhäufigkeit sind. Den Vergleich der Kosten mit dem Output gemessen in natürlichen Einheiten kennen wir auch aus anderen Lebensbereichen: Wenn beispielsweise die Reisekosten unterschiedlicher Transportmittel (PKW, Bus, Bahn, Flugzeug, Schiff) verglichen werden sollen, können die durchschnittlichen Kosten pro zurückgelegtem Kilometer errechnet werden. Bei Umweltmaßnahmen können die Kosten pro geretteten Baum errechnet werden.

Der Preis neuer Gesundheitstechnologien ist oft höher als der von älteren zur Verfügung stehenden Optionen. Es stellt sich dann oftmals die Frage, ob die neue Technologie wirtschaftlich ist [P4] und eingeführt werden sollte. Vor einer solchen Frage steht z. B. die Arzneimittelkommission eines Krankenhauses oder der Gemeinsame Bundesausschuss (G-BA). Zur Erleichterung der Entscheidung können die Kosten und der Nutzen der neuen und der alten Technologie in ein Koordinatensystem eingetragen werden (s. Abb. 6.3, S. 153). Auf der x-Achse werden die Kosten dargestellt, auf der y-Achse der Nutzen. Der Schnittpunkt der Geraden, also der Nullpunkt, wird dabei durch die bereits vorhandene Gesundheitstechnologie definiert. Sollte für eine Indikation noch keine therapeutische Option bestehen, wird der Nullpunkt durch die Gabe von Placebo bzw. durch Nichtstun definiert. Sind bei der neuen Gesundheitstechnologie die Kosten geringer und der Nutzen höher als bei der alten (rechter unterer Quadrant), ist es auf jeden Fall ökonomisch sinnvoll, das neue Verfahren einzuführen [P4]. Bei geringerem Nutzen und höheren Kosten (linker oberer Quadrant) wäre die neue Gesundheitstechnologie unwirtschaftlich. Sie kann aber trotzdem medizinisch sinnvoll sein. Der Nutzen wird anhand von Durchschnittswerten aus klinischen Studien ermittelt. Daraus lassen sich aber keine Aussagen für den individuellen Patienten ableiten. Ein Einsatz der neuen Gesundheitstechnologie kann bei gleichem oder geringerem Nutzen im Vergleich zum Standardverfahren im Einzelfall sinnvoll sein, beispielsweise wenn ein Patient das Standardverfahren aufgrund von Nebenwirkungen nicht verträgt. Das Gleiche gilt für ein Verfahren mit geringerem durchschnittlichen Nutzen und geringeren Kosten: Im Einzelfall kann auch hier der Einsatz sinnvoll sein. Der breitflächige Einsatz aber wäre ethisch nicht gerechtfertigt, denn den Patienten würde eine effektivere Therapie vorenthalten werden. Die Entscheidung liegt letztlich bei dem verordnenden Arzt, der über die gesetzlich gesicherte Therapiefreiheit verfügt. Hat eine neue Gesundheitstechnologie einen höheren Nutzen bei höheren Kosten (rechter oberer Quadrant), kann keine wissenschaftlich basierte gesundheitsökonomische Aussage darüber getroffen werden, ob die zu betrachtende Maßnahme durchgeführt werden sollte. Aufgrund des höheren Nutzens ist es auf jeden Fall ethisch geboten, ansonsten würde man dem Patienten ja eine Technologie mit einem höheren Nutzen vorenthalten.

Bedingt durch die Knappheit der Ressourcen [P1] fragen die Entscheidungsträger zunehmend, in welchem Verhältnis die zusätzlichen Kosten zu dem zusätzlichen Nutzen stehen. Diese Frage kann aber nur normativ, d. h. wertend, beantwortet werden. Dahinter steckt die Frage der **Zahlungsbereitschaft** („**willingness-to-pay**") und der **Zahlungsfähigkeit** („**ability to pay**") der Leistungsfinanzierer. Das sind die Versicherungen, die Patienten, der Staat und die Arbeitgeber.

Ein in der Ökonomie weit verbreitetes Phänomen ist, dass bei der Einführung einer völlig neuen Technologie oftmals ein sehr hoher zusätzlicher Nutzen erzeugt wird. Beispielsweise hat die Erfindung des PKW als **Sprunginnovation** die Mobilität der Menschheit revolutioniert. Neue Autos haben gegenüber älteren Modellen meist einen geringeren **Zusatznutzen** als den Nutzen, der bei der Erfindung des Automotivs erreicht wurde. Ökonomen sprechen vom **abnehmenden Grenznutzen**. Bei Autos sind ein geringerer Spritverbrauch, die Einführung von ESP (Elektronisches Stabilitätsprogramm) oder eine komfortable Gestaltung der Kabine **Schrittinnovationen**. Trotz des abnehmenden Grenznutzens sind diese Schrittinnovationen mit der Generierung eines Zusatznutzens wichtig. Auch in der Medizin existiert dieser abnehmende Grenznutzen. Das betrifft vor allem gut erforschte Gebiete wie Herz-Kreislauf-Erkrankungen. In anderen Bereichen, wie der Onkologie, sind dagegen noch viele Sprunginnovationen möglich.

6.4 Kosten-Nutzwertanalyse (Cost-Utility Analysis, CUA)

Die Kosten-Nutzwertanalyse ist eine Weiterentwicklung der Kosten-Effektivitätsanalyse. Es werden wie bei der Kosten-Effektivitätsanalyse die Kosten erhoben und der Nutzen wird in natürlichen Einheiten abgebildet. Diese Einheiten werden bei dieser Analyseform mit einem zweiten Parameter zu einem sogenannten Nutzwert kombiniert. Werden als natürliche Einheit beispielsweise „gerettete Lebensjahre" (life years saved, LYS) verwendet, können die Lebensjahre mit der während dieser Zeit erlebten Lebensqualität gewichtet werden. Dies folgt der Rationale, dass der Erfolg einer medizinischen Intervention aus der Sicht des Patienten anders zu bewerten ist, wenn er anschließend körperlich fit seine Rente auf Mallorca verjubeln kann, als wenn er als Pflegefall die geretteten Lebensjahre im Pflegeheim verbringen muss. Gerettete Lebensjahre gewichtet mit der Lebensqualität werden als sogenannte **qualitätsadjustierte Lebensjahre** oder auf Englisch als „**Quality Adjusted Life Years**" (**QALYs**) bezeichnet. Lebensqualität hängt von vielen Faktoren ab, z. B. vom Einkommen, von der Persönlichkeit, vom sozialen Umfeld usw. Da aber in gesundheitsökonomischen Evaluationen der Einfluss von Gesundheitstechnologien auf die Lebensqualität untersucht werden soll, wird nur die sogenannte **gesundheitsbezogene Lebensqualität**, auf Englisch „**Health related Quality of Life**" (**HrQoL**), betrachtet. Erhöht eine Gesundheitstechnologie die Lebenserwartung um zehn Jahre und verbringt der Patient diese bei vollster Lebensqualität, beträgt der Nutzen der Maßnahme 10 QALYs, also zehn Jahre bei 100 % Lebensqualität. Hat ein Patient nur die Hälfte an Lebensqualität, beträgt der Nutzen 5 QALYs, also zehn Jahre bei 50 % Lebensqualität. Lebensqualität wird sehr individuell in Abhängigkeit von der aktuellen gesundheitlichen Situation, der Persönlichkeit des Befragten und dem kulturellen Hintergrund empfunden. Es muss daher ein ausreichend großes Kollektiv für die Erhebung der Lebensqualität befragt werden, um den individuellen Einfluss zu minimieren. Idealerweise werden die für die jeweilige Gesundheitstechnologie in Frage kommenden Patienten befragt und keine Gesunden. Die Erhebung sollte dynamisch über die Zeit erfolgen, da sich Lebensqualität im Verlaufe eine Erkrankung ändern kann (s. Abb. 6.8).

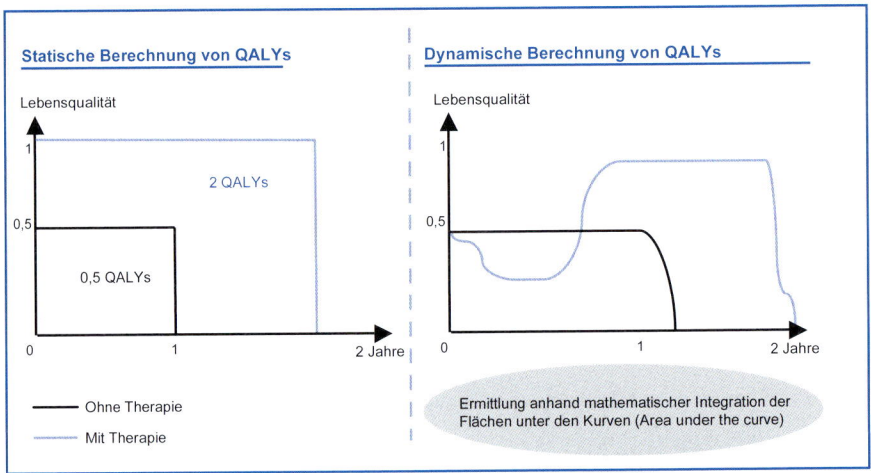

Abb. 6.8: Die Ermittlung der qualitätsadjustierten Lebensjahre (QALYs) kann auf zwei Arten geschehen.

Eine veränderte Lebensqualität betrifft insbesondere chronische Erkrankungen. Beispielsweise kann bei einer onkologischen Erkrankung bei Applikation einer zytostatischen Therapie die Lebensqualität aufgrund von Nebenwirkungen zunächst akut abnehmen, dann aber wegen des therapeutischen Effektes stark über das Ausgangsniveau hinaus ansteigen. Die Berechnung der QALYs erfolgt in diesen Fällen durch die Integration der Fläche unter der Lebensqualitätskurve. Die Erhebung der Lebensqualität geschieht anhand standardisierter Befragungstechniken. Dabei werden Befragungsbögen und strukturierte Interviews unterschieden.

Befragungsbögen

Bei den Fragebögen werden dem Patienten mehrere Fragen zusammen mit einer **Skala** präsentiert. Die Skala kann durch mehrere Kästchen oder eine Linie definiert werden. Die beiden Enden der Linie oder die beiden äußeren Kästchen zeigen dabei jeweils die Extreme der möglichen Zustände an. Bei der Frage nach Schmerzen, einem äußerst wichtigen Aspekt der Lebensqualität, wären die Extreme beispielsweise durch die Zustände „Schmerzfreiheit" und „schlimmster vorstellbarer Schmerz" gekennzeichnet. Die Kästchen zwischen den Endpunkten bzw. der Abschnitt auf der Linie dazwischen repräsentiert mögliche Zustände des Patienten bezüglich des untersuchten Parameters. Der Patient wird nun gebeten, eine Zuordnung seines Zustandes auf der Skala vorzunehmen. Dieses Verfahren wird als **Urteilsskalen-Verfahren** oder „**rating-scale-procedure**" bezeichnet. Für den Parameter „Schmerz" wird sehr oft die **visuelle Analogskala** (**VAS**) verwendet.

Für die Erhebung der Lebensqualität existieren zahlreiche Fragebögen, bei denen jeweils unterschiedliche Dimensionen der Lebensqualität untersucht werden. Das in Deutschland am meisten verwendete und am besten validierte Instrument ist der **EQ-5D**. Es gibt auch spezifische Fragebögen für einzelne Erkrankungen und für spezielle Patientengruppen, z. B. für Kinder.

Strukturierte Interviews

Bei den strukturierten Interviews wird der Patient in eine konstruierte Entscheidungssituation gebracht: Ihm wird angeboten, entweder keine Therapie durchführen zu lassen und dann dem natürlichen Krankheitsverlauf zu folgen, oder eine Therapie zu erhalten, die seine Krankheit auf jeden Fall heilen wird. Diese Therapie wird in der Realität in den seltensten Fällen existieren.

Beim sogenannten **Zeitausgleichsverfahren** oder „**Time-Trade-off-Verfahren**" erkauft sich der Patient bei der Entscheidung für die Therapie die garantierte Heilung mit einer Verkürzung der Lebenserwartung. Am Anfang der Befragung wird der Interviewer eine sehr hohe Reduzierung der Lebenserwartung vorschlagen, z. B. um 20 oder 30 Jahre. In den meisten Fällen entscheidet sich der Patient daraufhin für den natürlichen Krankheitsverlauf. Die Reduzierung der Lebenserwartung wird durch den Interviewer solange verringert, bis der Patient bereit ist, die Verkürzung der Lebenserwartung für einen garantierten Therapieerfolg in Kauf zu nehmen. Die Lebensqualität wird dann folgendermaßen errechnet:

$$\text{Lebenserwartung in Prozent} = 100 \times \frac{\begin{array}{c}\text{Durchschnittliche Restlebenserwartung} - \\ \text{reduzierte Lebenserwartung durch die Behand-} \\ \text{lung mit hypothetisch garantiertem Erfolg}\end{array}}{\text{Durchschnittliche Restlebenserwartung}}$$

Sollte der Patient keine reduzierte Lebenserwartung für den garantierten Erfolg akzeptieren, sich somit gegen eine Therapie entscheiden, ist seine Lebensqualität durch die Erkrankung nicht eingeschränkt. Aktuell beträgt sie dann 100 %. Die Berechnung der Lebensqualität durch das Time-Trade-off-Verfahren sei anhand eines Beispiels noch mal dargestellt: Einem 27-jährigen männlichen Patienten mit einer Restlebenserwartung von 50 Jahren und einer angeborenen Fehlsichtigkeit, die die Benutzung einer korrigierenden Sehhilfe erfordert, wird angeboten, eine Augenoperation mit garantiertem Erfolg bezüglich des Ausgleichs der Sehschwäche zu erhalten. Die Restlebenserwartung reduziert sich dadurch aber um 20 Jahre. Der Patient akzeptiert nicht. Der Interviewer verändert die Verringerung der Restlebenserwartung schrittweise. Der Patient entscheidet sich schließlich bei der Reduzierung der Restlebenserwartung um fünf Jahre für die Operation. Die Lebensqualität aufgrund der Sehschwäche beträgt also 90 %:

$$100 \times \frac{50 \text{ Jahre Restlebenserwartung} - 5 \text{ Jahre}}{50 \text{ Jahre Restlebenserwartung}}$$

Beim **Standardlotterieverfahren**, auch „**Standard-Gamble-Verfahren**" genannt, wird der Patient analog zum Zeitausgleichsverfahren in eine Entscheidungssituation gebracht. Die Therapie mit garantiertem Erfolg wird aber anstelle der reduzierten Lebenserwartung mit einer erhöhten Wahrscheinlichkeit für das Versterben erkauft. Dies sei an dem bereits oben dargestellten Fallbeispiel erläutert: Dem Patienten mit der Sehschwäche wird wieder eine Augenoperation mit garantiertem Erfolg angeboten. Die Wahrscheinlichkeit dabei zu sterben, wird anfangs sehr hoch gesetzt, z. B. mit 40 %. Der Patient willigt nicht ein. Der Interviewer reduziert die Wahrscheinlichkeit schrittweise. Bei 1 % willigt der Patient ein.

Das Ergebnis einer Kosten-Effektivitätsanalyse wäre z. B., dass die Kosten für eine Intervention 10.000 EUR pro QALY betragen. Wie bei der Kosten-Effektivitätsanalyse können bei der Kosten-Nutzwertanalyse die Kosten pro QALY für verschiedene Gesundheitstechnologien auch über einzelne Indikationen und Therapiegebiete hinaus miteinander verglichen werden. In Analogie zu der Kosten-Effektivitätsanalyse können die Kosten und der Nutzen einer neuen Gesundheitstechnologie ebenso mit denen einer etablierten Gesundheitstechnologie grafisch anhand eines Koordinatensystems verglichen werden.

Durch die Kosten-Nutzwertanalyse kann berechnet werden, *wie hoch* die Kosten pro QALY sind. *Wie viel* die Leistungsfinanzierer, also z. B. die Krankenkassen, jedoch pro QALY ausgeben möchten, ist eine andere Frage, die mit gesundheitsökonomischen Evaluationen nicht beantwortet werden kann. Eine Antwort darauf kann nur von den Leistungsfinanzierern selbst bzw. der Gesellschaft gegeben werden. Die Antwort drückt die jeweilige **Zahlungsbereitschaft** aus, also was dem Leistungsfinanzierer die Gesundheit bzw. die medizinische Innovation wert ist. Steht man bei gegebenem Budget [P1] und vielen [P2] alternativen Gesundheitstechnologien [P3] vor der Frage, in welche man investieren sollte, kann man mithilfe der Kosten pro QALY für verschiedene Verfahren eine **Rang- oder Hitliste** („league table") erstellen. Ein Beispiel für eine solche Rangliste zeigt Abbildung 6.9.

Bei einem gegebenen Budget wäre es aus ökonomischer Sicht sinnvoll, in diejenige Technologie zu investieren, die die geringsten Kosten pro QALY verursacht, das heißt am kosteneffektivsten ist [P4]. Auch wenn Airbags im Auto bei einem

Unfall im Einzelfall lebensrettend wirken und den Verletzungsgrad reduzieren, sieht man, dass es viele andere Gesundheitstechnologien gibt, die sehr viel kosteneffektiver sind (s. Abb. 6.9). Neben der Kosteneffektivität der Technologie muss aber auch die Anzahl der betroffenen Patienten berücksichtigt werden. Bei hoher Fallzahl kann trotz hoher Kosteneffektivität ein vorgegebenes Budget überschritten werden. Es wird daher eine sogenannte **Budget-Impact-Analyse** durchgeführt, bei der die Gesamtkosten für alle zu behandelnden Patienten berechnet werden. Entscheidungsträger sollten neben diesen ökonomischen Aspekten aber auch ethische Überlegungen anstellen. So würde es beispielsweise fragwürdig erscheinen, einem onkologischen Patienten eine lebensnotwendige kostenintensive Therapie vorzuenthalten und das Budget stattdessen für Flatulenz zu verwenden [P3], nur weil die Therapie der Flatulenz kosteneffektiver ist.

Kosten pro gerettetes Lebensjahr, Status 1998

	Interventionen	AUSWAHL Kosten In USD
1 Ermittlung der Kosten (in Geldeinheiten, z. B. EUR) einer Intervention (medizinische Maßnahme oder anderes) pro natürlicher Einheit (z. B. gerettetes Lebensjahr)	Pneumokokkenimpfung bei Personen über 65 Jahren	1.800–2.200
	Betablocker nach Herzinfarkt bei Hochrisikopatienten	3.000
	Geschwindigkeitsbegrenzung auf Autobahnen (USA)	6.600
2 Vergleich der Kosten verschiedener Maßnahmen durch Sortierung (absteigend oder aufsteigend) der Maßnahmen nach der Höhe der Kosten pro natürlicher Einheit	Knochenmarktransplantation bei akuter nichtlymphozytärer Leukämie bei Erwachsenen	6.600
	Airbag im PKW	12.000
	Heimdialyse bei chronischer terminaler Niereninsuffizienz	27.000
	Notfallbeleuchtung im Flugzeug	54.000

Abb. 6.9: Beispiel für eine Rangliste zum Vergleich der Kosten verschiedener Gesundheitstechnologien

Unabhängig von diesen Überlegungen findet in der Realität eine Ressourcenallokation im deutschen Gesundheitswesen aufgrund von Kosteneffektivitätsüberlegungen [P4] nicht statt. Die starke sektorale Trennung der Budgets und die Vielzahl der Leistungsfinanzierer mit dezentralen Entscheidungen macht eine Allokation der Res-

165

sourcen für das Gesundheitswesen gemäß des Maximalprinzips [P4] unmöglich bzw. führt sogar zur Fehlallokation von Ressourcen aufgrund falsch gesetzter ökonomischer Anreize [P8] im Sinne eines **Silo-Denkens**. So wäre es aus der Perspektive einer Krankenkasse durchaus ökonomisch sinnvoll [P4], eine neue kostenintensive Gesundheitstechnologie für die Behandlung eines Schlaganfalls mit nachgewiesener Reduzierung der Pflegebedürftigkeit nicht zu erstatten, da die Erstattung bei der Krankenkasse zu höheren Ausgaben führen würde. Die Folgekosten für die Pflegebedürftigkeit würden durch die Pflegeversicherung abgedeckt werden.

Das QALY-Konzept weist zahlreiche Schwächen auf: Es wird bei der Bildung des Nutzwertes angenommen, dass Lebensqualität und Verlängerung der Lebenserwartung gleichwertig seien. Es stellt sich dann die Frage, ob zehn gerettete Lebensjahre mit einer Lebensqualität von 20 % den gleichen Wert haben wie zwei gerettete Lebensjahre bei 100 % Lebensqualität. Nach dem QALY-Konzept besteht diese numerische Äquivalenz. Die Frage ist auch, ob die Erhöhung der Lebensqualität durch eine Gesundheitstechnologie von 20 auf 40 % ebenso zu bewerten ist wie die Erhöhung von 60 auf 80 %, d. h. ob Lebensqualität linear abgebildet werden kann, wie in dem QALY-Konzept angenommen wird. Es findet auch keine Altersgewichtung der geretteten Lebensjahre statt, das heißt, es werden zehn gerettete Lebensjahre bei einem 70-Jährigen genauso gewertet wie zehn gerettete Lebensjahren bei einem 30-Jährigen. Die unterschiedlichen Methoden zur Erhebung der Lebensqualität (mehrere Fragebögen, Time-Trade-Off, Standard-Gamble) führen darüber hinaus zu unterschiedlichen Ergebnissen. Das QALY-Konzept ist aber nach wie vor das international am häufigsten verwendete Konzept bei Kosten-Effektivitätsanalysen. Andere Konzepte, wie zum Beispiel die „Years of Healthy Life" (YHL), die „Health Adjusted Life Expectancy" (HALE), das „Healthy Years Equivalent concept" (HYE), das „Saved young life Equivalent-concept" (SAVE) und das „Disability Adjusted Life Years" (DALY), haben sich bisher nicht durchsetzen können. Insgesamt positiv zu sehen ist, dass die Lebensqualität des Patienten berücksichtigt wird und nicht nur monetäre Aspekte bei der Evaluation einer Gesundheitstechnologie betrachtet werden.

6.5 Kosten-Nutzen-Analyse (Cost-Benefit Analysis, CBA)

Bei dieser Analyseform wird auch der Nutzen eine Gesundheitstechnologie in Geldeinheiten dargestellt. Sie ist von allen gesundheitsökonomischen Evaluationen die aufwendigste und anspruchsvollste und wird daher nur selten durchgeführt. Das Ergebnis einer Kosten-Nutzen-Analyse wäre beispielsweise, dass die Kosten für die Sekundärprävention nach einem Myokardinfarkt für einen Patienten durchschnittlich 5.000 EUR betragen und der Nutzen durch die Verhinderung von Folgekosten für die Behandlung eines Re- oder Zweitinfarktes 6.000 EUR ausmachen. Die Gesundheitstechnologie hätte damit einen positiven Nettonutzen von 1.000 EUR und sollte durchgeführt werden [P4].

Die Bewertung des Nutzens in Geldeinheiten ist oftmals methodisch schwierig, beispielsweise bei der Frage, wie hoch der Nutzen ist, wenn eine Gesundheitstechnologie, z. B. eine Grippeschutzimpfung, die Fehlzeiten am Arbeitsplatz reduziert. Dazu müssen diese Fehlzeiten monetär bewertet werden. Beim **Humankapitalansatz** wird das Einkommen angesetzt, das der Patient in dieser Zeit verdient hätte. Es bildet aber nur schlecht den in dieser Zeit für das Unternehmen entstandenen Produktivitätsverlust ab. Bei längeren Fehlzeiten am Arbeitsplatz wird für die Bewertung auch der **Friktionskostenansatz** angewendet, denn aufgrund der Situation am Arbeitsmarkt könnte die Stelle des Erkrankten wieder neu besetzt werden. Beim Friktionskostenansatz wird daher anstelle der tatsächlichen Fehlzeit am Arbeitsplatz nur die Zeit berücksichtigt, bis die Stelle des Erkrankten neu besetzt werden könnte. Nicht abgebildet wird dann die anfänglich geringere Produktivität während der Einarbeitungszeit. Es ist wie der Humankapitalansatz ein hypothetisches Konstrukt, das die geltenden gesetzlichen Regelungen wie z. B. das Kündigungsschutzgesetz nicht berücksichtigt. Nach diesen beiden Ansätzen werden die Kosten von Krankheiten bei etlichen Bevölkerungsgruppen nur unzureichend abgebildet, z. B. bei Kindern und Rentnern. Der Wert eines Rentnerlebens müsste bei der Kosten-Nutzen-Bewertung mit „0" angegeben werden.

Kostenbetrachtungen im Gesundheitswesen sind aus ökonomischer Sicht sinnvoll [P4], um bei dem begrenzten **Gesundheitsbudget [P1]** die größtmögliche Wohlfahrt zu erzielen. Das darf aber nicht dazu führen, das Gesundheitswesen als reinen Kostenfaktor zu betrachten. Gesunde Menschen können durch Ihre Arbeitskraft ein Einkommen erzielen. Dadurch ist das Gesundheitswesen ein wichtiger Produktionsfaktor in einer modernen Gesellschaft.

Fragen zur Selbstkontrolle:

1. Was sind Kosten?
2. Wodurch unterscheiden sich direkte von indirekten Kosten?
3. Was sind intangible Kosten?
4. Nennen Sie Beispiele für Zukunftskosten.
5. Wozu dient Diskontierung?
6. Warum ist die Angabe der Perspektive so wichtig bei der Durchführung einer gesundheitsökonomischen Evaluation?
7. Wozu dienen Modellierungen?
8. Wodurch unterscheidet sich die Kosten-Nutzen-Analyse von allen anderen Formen der gesundheitsökonomischen Evaluationen?
9. Was sind natürliche Einheiten?
10. Welche Voraussetzung muss für die adäquate Anwendung der Kosten-Minimierungs-Analyse gegeben sein?
11. Was ist ein Nutzwert?
12. Welcher Nutzwert kommt international bei der Kosten-Nutzwert-Analyse am häufigsten zur Anwendung?
13. Wozu dienen gesundheitsökonomische Evaluationen?

7 Gesundheitspolitik oder warum nach der Reform vor der Reform ist

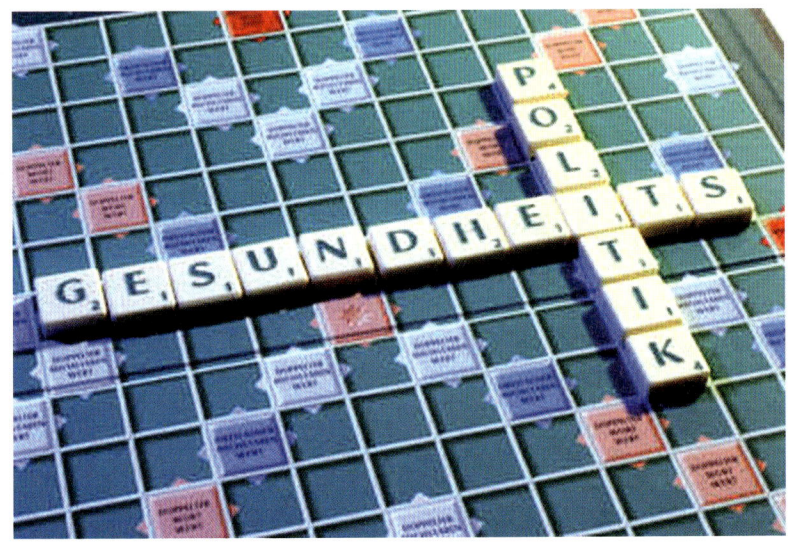

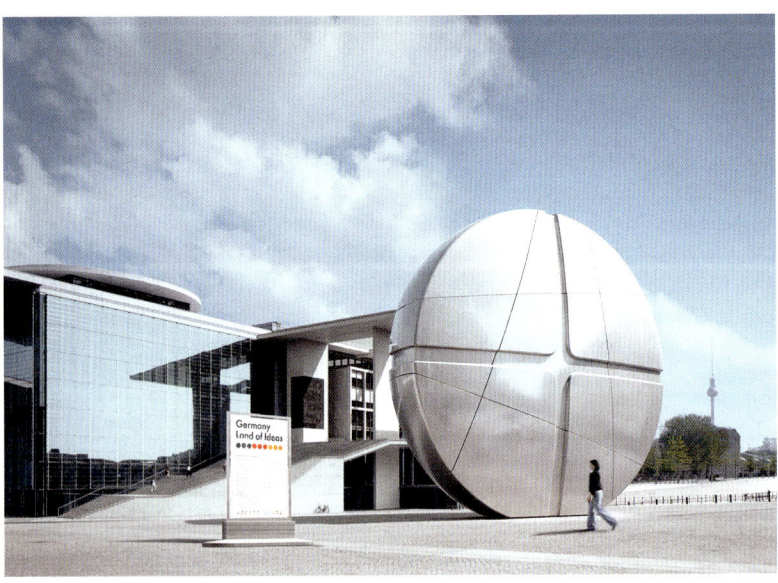

7.1   Die Rolle des Staates
7.2   Die Selbstverwaltung im Gesundheitssystem
7.3   Interessenverbände
7.3.1   Leistungsfinanzierer
7.3.2   Leistungserbringer
7.3.3   Berufsgruppen
7.3.4   Fachgesellschaften
7.3.5   Leistungsempfänger
7.3.6   Zulieferindustrie
7.4   Die Rolle der Medien
7.5   Die Gerichtsbarkeit

Wie bereits im ersten Kapitel dargelegt, basiert unser Wirtschaftssystem auf dem ständigen Austausch von Leistungen in Form von Dienstleistungen oder Gütern und Gegenleistungen in Form von Geld [P5]. Dieser Tausch wird als Handel bezeichnet, der nur dann zustande kommt, wenn für beide Seiten ein Vorteil entsteht. Handel ist daher quasi ein „permanenter Erzeuger von guter Laune" für beide Seiten. Dies gilt selbst für Sonderangebote, bei denen Verkäufer auch Gewinne machen.

Käufer und Verkäufer kommen an einem Markt zusammen. Auf dem gibt es das Angebot der Verkäufer und die Nachfrage der Käufer. In vielen Wirtschaftsbereichen reguliert sich der Preis der Leistung durch das Zusammenspiel von Angebot und Nachfrage. Wenn die Nachfrage steigt und das Angebot sinkt, steigen die Preise. Die hohe Nachfrage nach Wohnungen ist beispielsweise der Grund, warum die Mieten in der Innenstadt von München für viele unerschwinglich sind. Der Verkäufer möchte seinen Gewinn maximieren [P4]. Bei hoher Nachfrage braucht er nicht zu befürchten, dass er bei steigenden Preisen auf seinen Produkten sitzen bleibt. Wenn die Nachfrage sinkt oder ein Überangebot an Waren durch Wettbewerber [P7] besteht, muss der Verkäufer seine Preise senken. Ein Beispiel für das Sinken der Preise bei steigendem Angebot sind die intensiv in den Medien diskutierten Milchpreise. Grund für das Sinken der Milchpreise war die Aufhebung der Quotenregelung durch die EU-Kommission, welche zuvor dafür gesorgt hatte, dass die produzierte Milchmenge gedeckelt war. Nach der Aufhebung hat sich bei gleich bleibender Nachfrage das Angebot erhöht. Das Zusammenspiel von Angebot und Nachfrage erklärt auch das geringe Einkommen bei Friseuren. Durch ein Überangebot an Friseuren muss der einzelne Anbieter die Preise senken, um für den Kunden interessant zu sein [P3, P4, P7]. Durch die geringen Preise können nur geringe Gewinne realisiert werden, aufgrund derer die Friseurunternehmen nur geringe Gehälter zahlen können [P6], da – wie in anderen Dienstleistungsbereichen auch – die Personalkosten im Friseurbereich einen großen Kostenfaktor darstellen.

Anders als auf einem Markt mit verschiedenen Anbietern [P7] sieht die Preisfestsetzung bei **Monopolen** aus. Bei ihnen wird der Markt von einem Anbieter dominiert, wie z. B. von Microsoft in dem Markt für PC-Betriebssysteme. In der Monopolsituation kann der Anbieter die Preise festlegen, wenn der Konsument auf das Produkt angewiesen ist; der Konsument weicht dann aber oftmals auf Produkte aus, die den Zweck auf ähnliche Weise erfüllen. Auch im Gesundheitswesen haben wir Monopole. In der Notfallsituation ist der Patient auf die Behandlung im nächstgelegenen Krankenhaus angewiesen und es kann auch keine Verhandlung des Preises erfolgen. Die Kassenärztlichen Vereinigungen haben bis auf einige selektive neue

Versorgungsformen das Monopol für die ambulante Behandlung von GKV-Versicherten. Bei innovativen Arzneimitteln und Medizinprodukten haben die Erfinder ein zeitlich befristetes Monopol, damit sie durch die sogenannten Pioniergewinne die hohen Investitionskosten für die Forschung und Entwicklung refinanzieren können. Bei **Oligopolen** wird der Markt von wenigen Anbietern dominiert. Eine Oligopolsituation herrscht in Deutschland beispielsweise beim Strommarkt. Neben den monopol- und oligopolartigen Strukturen gibt es weitere Gründe, weswegen ein funktionierender Markt wie der auf einem Wochenmarkt im Gesundheitswesen nicht existiert, der Markt also nicht funktioniert. Dies wird als **Marktversagen** bezeichnet. Die weiteren Gründe sind:

- **Asymmetrische Informationsverteilung**: Der Patient als medizinischer Laie ist nicht in der Lage, die Notwendigkeit von medizinischen Leistungen zu beurteilen. Der Arzt aber verfügt über ein hohes medizinisches Wissen, der Patient nur über ein geringes und lückenhaftes. Er kann sich daher nicht souverän für ein Produkt und einen angemessenen Preis entscheiden. Die Transaktionskosten um an dieses Wissen zu kommen, das heißt der Aufwand, den der Patient betreiben müsste, wären viel zu hoch. Durch die asymmetrische Informationsverteilung wird der Markt ausschließlich von dem Leistungserbringer, also von der Angebotsseite, bestimmt, und nicht auch von der Nachfragerseite.
- **Angebotsinduzierte Nachfrage**: Durch den Informationsvorsprung kann der Arzt dem Patienten Leistungen anbieten, die nicht unbedingt medizinisch notwendig oder sinnvoll sind, die aber das Einkommen des Arztes positiv beeinflussen [P4].
- **Moral Hazard**: Durch die finanzielle Absicherung durch Versicherungen ändern Menschen ihr Verhalten – es wird risikobehafteter als ohne Versicherung. So kann jeder in Deutschland an Risikosportarten wie z. B. Bungee-Jumping teilnehmen, wohlwissend, dass er im Falle des Unfalls durch die Solidargemeinschaft abgesichert ist. Das Problem des Moral Hazard hat dazu geführt, dass mit der letzten Gesundheitsreform die Erstattung der Kosten für Komplikationen nach ästhetischen Eingriffen, wie z. B. Piercen, aus dem Leistungskatalog der GKV gestrichen wurde.
- **Externe Effekte**: Sie entstehen dann, wenn durch das eigene Verhalten auch andere Menschen betroffen sind. So führt der Verzicht auf eine offiziell empfohlene Schutzimpfung nicht nur dazu, dass man selbst nicht geschützt ist, sondern dass man als Erregerreservoir auch andere Menschen anstecken kann.

Ein weiterer Grund für das Marktversagen im Gesundheitswesen ist, dass die Konsumenten die Leistungen zum großen Teil nicht selbst finanzieren, sondern von institutionalisierten Leistungsfinanzierern wie den Krankenkassen finanziert bekommen. Dies alles führt dazu, dass Regelungen zur Preisgestaltung im Gesundheitswesen vorgenommen werden müssen, was entweder durch die Verhandlungen zwischen den Leistungserbringern und den institutionalisierten Leistungsfinanzieren direkt im Rahmen der Selbstverwaltung geschieht, oder durch staatliche Vorgaben. Ein Beispiel für staatliche Vorgaben ist die privatärztliche Liquidation nach der Gebührenordnung für Ärzte (GOÄ). Die GOÄ wird durch Rechtsverordnung vom Bundesgesundheitsministerium (BMG) mit der Zustimmung des Bundesrates erlassen.

Im Grundgesetz steht geschrieben, dass die Bundesrepublik Deutschland ein sozialer Bundesstaat ist. Daraus folgt das **Sozialstaatsgebot**, welches die Basis dafür ist, dass durch gesundheitspolitisches Handeln alle Menschen in Deutschland in den

Genuss von Gesundheitsleistungen kommen sollen. Um dieses Ziel zu erreichen, müssen zwangsläufig Eingriffe in den Gesundheitsmarkt durch staatliche Regulierungen erfolgen. Außerdem soll das Niveau der gesundheitlichen Versorgung, das heißt die Wohlfahrt, maximiert werden. Es wird immer dann mehr Wohlfahrt erreicht, wenn mindestens eine Person eine Nutzensteigerung erfährt, ohne dass eine andere Person einen Nachteil davon hat. Dies wird als **Pareto-Kriterium** bezeichnet. Dass die Bundesrepublik Deutschland ein Bundesstaat ist, erklärt auch, warum es so viele Akteure im deutschen Gesundheitswesen gibt (was das System so komplex macht): Neben den Einrichtungen auf Bundesebene, wie dem Bundesgesundheitsministerium, der Kassenärztlichen Bundesvereinigung, der Kassenzahnärztlichen Bundesvereinigung und der Deutschen Krankenhausgesellschaft, gibt es in jedem Bundesland ein Landesgesundheitsministerium, eine Kassenärztliche Vereinigung, eine Kassenzahnärztliche Vereinigung und eine Landeskrankenhausgesellschaft. Bei den gesetzlichen Krankenkassen existieren neben dem GKV-Spitzenverband für die einzelnen Krankenkassenarten Bundesverbände und in jedem Bundesland Landesverbände.

Die Aufgaben von Gesundheitspolitik in der Gesamtheit sind die Sicherstellung und die Förderung der Gesundheit der Bevölkerung. Dies umfasst die Teilbereiche:

- Finanzierung von Gesundheitsleistungen
- Sicherstellung von Gesundheitsleistungen
- Senkung der Krankheitswahrscheinlichkeit, z. B. durch Prävention
- Setzen von Anreizen [P8] für Maßnahmen, die den Krankheitsverlauf positiv beeinflussen

Die Erstellung von Gesundheitszielen basiert dabei meist nicht auf einem systematischen Vorgehen mit Problemanalyse der Ist-Situation, Formulierung der Soll-Situation und Ableitung der Maßnahmen zum Erreichen derselben. Es erfolgt auch keine Priorisierung mit systematischer Fokussierung auf besonders relevante Aufgaben und es fehlen sowohl Gesamtstrategien innerhalb der Gesundheitspolitik als auch interdisziplinäre Strategien mit anderen Politikbereichen, die die Gesundheit der Menschen direkt oder indirekt beeinflussen. Selbst wenn diese Strategien existieren würden, wäre nicht vorauszusetzen, dass sie richtig und zielführend sind. Gesundheitsökonomische Evaluationen und die systematische Beurteilung von Gesundheitstechnologien im Sinne eines „Health Technology Assessment" (HTA) können politische Entscheidungen wissenschaftlich vorbereiten. Die eigentliche politische Entscheidung ist dann aber nicht alleine von wissenschaftlichen Argumenten abhängig, es spielen viele weitere Faktoren eine Rolle bei Entscheidungsfindungen, wie z. B. die subjektive Wertung des Entscheiders. Entscheidungen sind daher immer auch normativ.

An der Gestaltung der Gesundheitspolitik sind zahlreiche Akteure beteiligt, deren Organisation stark fragmentiert ist. Die Koordination aller Beteiligten auf eine Gesamtstrategie ist aufgrund der Vielzahl und der unterschiedlichen, teils völlig gegensätzlichen Interessen praktisch unmöglich. Die Akteure lassen sich grob in drei Ebenen einordnen:

- Staat
- Selbstverwaltung
- Interessenvertretungen

In Deutschland wird Gesundheitspolitik historisch bedingt dezentralisiert durchgeführt. Die staatlichen Aufgaben umfassen die Erstellung von Rahmenvorgaben für das autonome Handeln der Selbstverwaltungspartner und Überwachungstätigkeiten. Die operativen Tätigkeiten werden von den Partnern der Selbstverwaltung übernommen. Dies hat den Vorteil, dass die Bundesministerien entlastet werden und dass auch das fachliche Know-how in einer spezialisierten Institution gebündelt werden kann. Der Nachteil ist, dass eben gerade wegen der Autonomie der Selbstverwaltungspartner die Bundesministerien nur einen eingeschränkten Einfluss auf die Gestaltung der Gesundheitspolitik haben, ein „Durchregieren" ist im deutschen Gesundheitssystem unmöglich.

7.1 Die Rolle des Staates

Im Bereich der Exekutiven sind Bundes- und Landesministerien sowie die Gesundheitsämter relevant. Folgende Bundesministerien sind gesundheitspolitisch tätig:

- Bundesministerium für Gesundheit (BMG)
- Bundesministerium für Arbeit und Soziales (BMAS)
- Bundesministerium der Finanzen (BMF)
- Bundesministerium für Bildung und Forschung (BMBF)
- Bundesministerium für Familie, Senioren, Frauen und Jugend (BMSFJ)
- Bundesministerium für Umwelt, Naturschutz und Reaktorsicherheit (BMU)
- Bundesministerium für Wirtschaft (BMWi)

Das BMG erarbeitet Gesetzesentwürfe, Rechtsverordnungen und Verwaltungsvorschriften für diese Bereiche:

- Prävention
- Gesundheitsschutz
- Krankheitsbekämpfung

Zu den zentralen Aufgaben des BMG zählen die Weiterentwicklung der gesetzlichen Kranken- und der gesetzlichen Pflegekassen. In den Zuständigkeitsbereich des BMG fallen auch die europäische und die internationale Gesundheitspolitik. Diese Bereiche werden im Zeitalter der Globalisierung und Harmonisierung innerhalb der EU immer wichtiger. Dem Bundesgesundheitsministerium unterstehen fünf nachgeordnete Bundesbehörden, die es bei der Erfüllung der hoheitlichen Aufgaben unterstützen. Dies sind das Robert-Koch-Institut (RKI), das Deutsche Institut für Medizinische Dokumentation und Information (DIMDI), das Bundesinstitut für Arzneimittel und Medizinprodukte (BfArm), das Paul-Ehrlich-Institut (PEI) und die Bundeszentrale für gesundheitliche Aufklärung (BZgA).

Dem Bundesministerium für Arbeit und Soziales untersteht das Bundesversicherungsamt (BVA). Es ist zuständig für:

- Weiterentwicklung des Risikostrukturausgleichs in der gesetzlichen Krankenversicherung

- Aufsicht der Versicherungsträger (gesetzliche Unfallversicherung, gesetzliche Rentenversicherung, Pflegekassen, gesetzliche Krankenkassen), wenn sich deren Zuständigkeitsbereich über mehr als drei Bundesländer hinaus erstreckt (andernfalls sind die Bundesländer für die Aufsicht zuständig)
- Verwaltung des Gesundheitsfonds
- Zulassung der strukturierten Behandlungsprogramme (Disease-Management-Programme)
- Finanzausgleich der sozialen Pflegeversicherung
- Lastenverteilung in der gesetzlichen Unfallversicherung

Das Gesundheitswesen als bedeutender Wirtschaftsfaktor ist darüber hinaus für das Bundesministerium für Finanzen durch die Generierung eines nicht unerheblichen Steueraufwandes relevant. Durch die Vorgabe von Steuersätzen, wie z. B. der Mehrwertsteuer, hat das BMF Einfluss auf die deutschen Gesundheitsausgaben. Aufsichtsbehörde über die privaten Krankenkassen ist die Bundesanstalt für Finanzdienstleistungsaufsicht (BaFin), die dem Bundesministerium der Finanzen untersteht. Das Bundesministerium für Bildung und Forschung kann über die Rahmenvorgaben für Bildung die Gesundheitserziehung gestalten. Damit wird die Primärprävention gestärkt. Über die Gestaltung und Förderung von Forschungsvorhaben wird der medizinisch-technische Fortschritt gefördert. Auch über die Gestaltung von Ausbildungsbedingungen bei Gesundheitsberufen wirkt das BMBF auf das Gesundheitswesen ein. Das Bundesministerium für Familie, Senioren, Frauen und Jugend unterstützt unter anderem Modellprojekte zur Förderung des selbstständigen Lebens von Senioren und zur qualitätsvollen Pflege und Hilfe im Alter. Durch die demografische Entwicklung wird dieser Bereich weiter an Bedeutung zunehmen. Im Bundesministerium für Umwelt, Naturschutz und Reaktorsicherheit gibt es eine eigene Abteilung für „Umwelt und Gesundheit". Das Bundesministerium für Wirtschaft regelt die wirtschaftlichen Rahmenbedingungen für den mit 253 Mrd. EUR Umsatz und 4,4 Mio. Beschäftigten größten und konjunkturstabilsten Wirtschaftsbereich in Deutschland. Dem Gesundheitswesen kommt somit eine enorme volkswirtschaftliche Bedeutung zu.

Auf Landesebene wird der Bereich Gesundheit oftmals mit weiteren sozialen Bereichen wie Familie, Arbeit, Jugend und Sport in den Ministerien abgebildet. In den Zuständigkeitsbereich der Länder fallen:

- Krankenhausplanung und Finanzierung (Sicherstellung)
- Rettungsdienst, Zivil- und Katastrophenschutz
- Gesundheitsförderung und Krankheitsprävention (Infektions- und Umwelthygiene, Suchthilfe)
- Aufsicht über regional agierende gesetzliche Krankenkassen
- Überwachung von Betrieben zur Herstellung und zum Vertrieb von Arzneimitteln und Medizinprodukten
- Psychiatrische Versorgung
- Prüfungen und Erteilung der Approbation bei medizinischen Fachberufen

Die Abstimmung zwischen den Bundesländern und dem Bundesgesundheitsministerium erfolgt in der Gesundheitsministerkonferenz. Die staatlichen operativen Aufgaben wie Begehung und Kontrolle von Leistungserbringern übernehmen die **Gesundheitsämter**, die von den Kommunen betrieben werden. Für gesundheitspolitische

Gesetze sind sowohl der Bundestag als auch der Bundesrat zuständig. Im Bundestag sind sieben der insgesamt 24 Ausschüsse für die Gesundheitspolitik relevant:

- Ausschuss für Gesundheit
- Ausschuss für Arbeit und Soziales
- Ausschuss für Wirtschaft und Technologie
- Ausschuss für Bildung, Forschung und Technologiefolgenabschätzung
- Ausschuss für Familie, Frauen und Senioren
- Ausschuss für Umwelt, Naturschutz und Reaktorsicherheit
- Ausschuss für Ernährung, Landwirtschaft und Verbraucherschutz

Die Ausschüsse setzen sich aus den Mitgliedern der jeweiligen Fraktionen entsprechend der Sitzverteilung des Bundestags zusammen. Dem Ausschuss Bildung, Forschung und Technologiefolgenabschätzung ist das Büro für Technologiefolgenabschätzung (TAB) zugeordnet, das systematische Bewertungen von Gesundheitstechnologien vornimmt. Diese Bewertung wird als „**Health Technology Assessment**" (**HTA**) bezeichnet. Das Büro für Technologiefolgenabschätzung hat beispielsweise die Auswirkungen der Reproduktionsmedizin, der Gentherapie und der Xenotransplantation in einem HTA untersucht. Gesundheitstechnologien sind Arzneimittel, Operationen und Medizinprodukte, aber auch Verwaltungsarten oder ganze Systeme zur finanziellen Absicherung von Gesundheitsleistungen (z. B. das System der gesetzlichen Krankenversicherung). In einem vollständigen HTA werden Technologien bezüglich folgender Dimensionen untersucht:

- Nutzen
- Kosten
- Schaden
- Nutzen-Schaden-Abwägung
- Juristische Aspekte
- Ethische Implikationen
- Psychologische Effekte
- Sozio-kulturelle Aspekte

Ein HTA dient dazu, Entscheidung über eine Gesundheitstechnologie wissenschaftlich fundiert vorzubereiten, z. B. im Rahmen einer Neueinführung oder bei Fragen bezüglich der Erstattung. Eine solche Entscheidung kann zwar wissenschaftlich durch einen HTA vorbereitet werden, die Entscheidung als solche ist dann aber wertend, d. h. normativ und nicht wissenschaftlich. Einen großen Einfluss bei der Entscheidung haben die Erfahrungen und Werte der Entscheidungsträger, d. h. Ideologien.

Auf Bundesebene ist die soziale Absicherung im Sozialgesetzbuch (SGB) zusammengefasst. Für das Gesundheitswesen besonders relevant sind:

- SGB V Gesetzliche Krankenversicherung
- SGB VII Gesetzliche Unfallversicherung
- SGB IX Rehabilitation und Teilhabe behinderter Menschen
- SGB XI Soziale Pflegeversicherung

Die Drogen- und die Patientenbeauftragte sind auch Teil der Bundesregierung und wichtig für die Gesundheitspolitik. Beide sind Mitglieder des Deutschen Bundestags, unterstehen in ihrer Funktion aber direkt dem Kabinett.

Der Bundesrat muss bei Gesundheitsgesetzen zustimmen, die die Finanzen der Länder betreffen. Sollte bei einem zustimmungspflichtigen Gesetz der Bundesrat die Zustimmung verweigern, muss der Vermittlungsausschuss (VA) angerufen werden. Diese Situation wird von Gesundheitspolitikern gefürchtet, da meist keine inhaltliche Anpassung der Gesetze erfolgt, sondern wie bei einem „Kuhhandel" Zugeständnisse bezüglich anderer Gesetze errungen werden.

Gesundheitsreformen stehen ständig auf der Tagesordnung der Gesundheitspolitik. Es werden circa alle 2–3 Jahre gesetzliche Änderungen vorgenommen. Selbst in den 20 Jahren nach der Einführung der gesetzlichen Krankenversicherung im Jahr 1883 wurde das GKV-System elf Mal novelliert. Nach Angaben des Bundesgesundheitsministeriums sind die Ziele von Gesundheitsreformen:

- Qualität im Gesundheitswesen weiterentwickeln
- Wirtschaftlichkeit gewährleisten
- Beitragssätze stabilisieren

Das Wort Gesundheitsreform ist jedoch nicht zutreffend, es wird ja schließlich nicht die Gesundheit reformiert, sondern es werden Gesetze im Gesundheitswesen verabschiedet. Das ist ein langer Weg. Die Eckpunkte der Reform werden zunächst in einem Arbeitspapier dargelegt. Sie ergeben sich aus den Wahlprogrammen der Parteien, Koalitionsvereinbarungen, Regierungserklärungen und Anregungen aus dem Gesundheitsministerium. Es folgen Arbeitsklausuren und Abstimmungsmeetings. Durch Verhandlungsmarathons (auch Krankenkassen verhandeln mit Krankenhäusern gern mal um 23:00 Uhr) und überzogener oder nicht ernst gemeinter Forderungen können die Ergebnisse der Klausurtagungen gezielt gesteuert werden. Die dann im Gesundheitsministerium erarbeiteten **Referentenentwürfe** gelangen zur Lesung in das Parlament und aus der nachfolgenden parlamentarischen Auseinandersetzung entstehen die **Kabinetts-** bzw. **Fraktionsentwürfe**. Im Rahmen der parlamentarischen Auseinandersetzung bringen auch die zahlreichen Interessenverbände ihre sehr unterschiedlichen bis gegensätzlichen Vorstellungen ein. Für die Verabschiedung der Reform ist die parlamentarische Mehrheit im Bundestag und meist auch die Mehrheit im Bundesrat notwendig. Die politischen Interessen der Parteien sind aber sehr verschieden oder oftmals völlig konträr. Unterschiedliche Machtverhältnisse in den beiden Kammern können die Entscheidungssituation zusätzlich verschlechtern. Ein Kompromiss ist dann notwendig und anstelle von Sprunginnovationen kommt es zu Schritt- bzw. Scheininnovationen der Gesundheitspolitik. Vor der Bundestagswahl im Jahr 2005 ist die CDU mit dem Modell der Kopfpauschale und die SPD ist mit dem Konzept der Bürgerversicherung zur zukünftigen Finanzierung von GKV-Leistungen angetreten. Durch die politische Konstellation mit einer großen Koalition war keines der beiden Konzepte politisch durchsetzbar. Das Resultat aus der Zwickmühle war die Einrichtung des Gesundheitsfonds. Oftmals scheitern die im Bundestag verabschiedeten Gesetze auch an der Zustimmung des Bundesrates, so dass die Anrufung des Vermittlungsausschusses notwendig wird. Bei der nächsten Reform werden dann diejenigen Inhalte angegangen, die aktuell aufgrund der Widerstände nicht mit aufgenommen werden können, die aber bei der nächsten Reform durch geänderte politische Mehrheiten oder durch veränderte Rahmenbedingungen möglich werden.

Die Europäische Union (EU) wird auch im Gesundheitswesen immer wichtiger. Ihre Einflussmöglichkeit besteht durch die Zuständigkeit für den europaweiten

Verbraucherschutz und über die Regelungen für den freien Dienstleistungs- und Warenverkehr. Die europäische Versichertenkarte (European Health Insurance Card EHIC) für Versicherte von gesetzlichen Krankenversicherungen ist ein Beispiel für das Ergebnis der europäischen Gesundheitspolitik.

7.2 Die Selbstverwaltung im Gesundheitssystem

Die wichtigste Organisation im Rahmen der Selbstverwaltung im deutschen Gesundheitswesen ist der **Gemeinsame Bundesausschuss (G-BA)**. Er legt fest, welche Leistungen zu Lasten der GKV erbracht werden dürfen. Im G-BA sitzen jeweils fünf Vertreter des Spitzenverbandes Bund der Gesetzlichen Krankenversicherung (GKV-Spitzenverband) als Vertreter der Leistungsfinanzierer sowie fünf Vertreter von den Leistungserbringern. Diese setzen sich zusammen aus zwei Vertretern der Kassenärztlichen Bundesvereinigung (KBV), zwei Vertretern der Deutschen Krankenhausgesellschaft (DKG) und einem der Kassenzahnärztlichen Bundesvereinigung. Zur Erleichterung der Entscheidungsfindung gibt es noch zwei unparteiische Mitglieder und einen unparteiischen Vorsitzenden. Des Weiteren sitzen im G-BA sechs Vertreter von Patientenorganisationen, die ein Anhörungs-, aber kein Stimmrecht besitzen. Neben diesem Plenum existieren Unterausschüsse, in denen die fachlichen Grundlagen für die Beschlussfassungen ausgearbeitet werden. Die Beschlüsse des G-BA werden in Form von Richtlinien herausgegeben und im Bundesgesetzblatt veröffentlicht. Sie haben untergesetzlichen Normcharakter und sind damit rechtsverbindlich.

Für den ambulanten Bereich gilt, dass Leistungen, die zu Lasten der gesetzlichen Krankenversicherung erbracht werden sollen, vom G-BA in den **Leistungskatalog** im Sinne einer Positivliste aufgenommen werden müssen. Dies wird als **Erlaubnisvorbehalt** bezeichnet. Im akutstationären Bereich dagegen können die Leistungen so lange zu Lasten der GKV erbracht werden, bis sie vom G-BA ausgeschlossen werden. Dies wird als **Verbotsvorbehalt** bezeichnet. So kommt es, dass viele Leistungen, wie z. B. die Durchführung eines PET-CTs, stationär erbracht werden, obwohl ein Krankenhausaufenthalt aus medizinischer Sicht dafür gar nicht notwendig wäre.

Leistungen für Versicherte der GKV müssen ausreichend, zweckmäßig und wirtschaftlich sein und dürfen das Maß des Notwendigen nicht überschreiten. Es existieren aber keine Definitionen, was jeweils als ausreichend, zweckmäßig, wirtschaftlich und notwendig anzusehen ist und nach welcher Methodik die Daten zur Überprüfung erhoben werden. Moderne Anforderungen gehen von einem Wirksamkeitsnachweis der Gesundheitstechnologie in randomisierten klinisch kontrollierten Studien aus. Dieser Nachweis muss für den Bereich der chemisch definierten Arzneimittel erbracht werden, bevor überhaupt eine Marktzulassung erfolgt. Im Bereich der Homöopathika fehlen diese Nachweise gänzlich, in anderen Bereichen, wie z. B. den operativen Verfahren und auch bei Medizinprodukten, gelten sehr viel geringere Anforderungen. Schätzungen gehen davon aus, dass rund 60 % aller medizinischen Interventionen niemals in randomisierten klinisch kontrollierten Studien untersucht wurden.

Die Beschlüsse des G-BA haben Auswirkungen auf 85,2 % der deutschen Bevölkerung. Der G-BA verfügt allerdings über keine demokratische Legitimation. Allenfalls die Vertreter der gesetzlichen Krankenkassen sind indirekt über die Sozialwahlen von ihren Mitgliedern, den Beitragszahlern, gewählt worden. Die Deutsche Krankenhausgesellschaft ist als eingetragener Verein eine private Interessengemeinschaft der Krankenhäuser. Interessant ist bei dem Konstrukt G-BA auch, dass Vertreter der Krankenhäuser, der ambulant tätigen Ärzte und der Zahnärzte über den Leistungsumfang der jeweiligen anderen Leistungserbringer entscheiden. Der Gemeinsame Bundesausschuss ist ebenso wie die Kassenärztliche Bundesvereinigung (KBV), die Kassenzahnärztliche Bundesvereinigung (KZBV), die 17 Kassenärztlichen und 17 Kassenzahnärztlichen Vereinigungen der Bundesländer von der Rechtsform her eine Körperschaft des öffentlichen Rechts und damit mittelbare Staatsverwaltung. Diese Körperschaften üben hoheitliche Aufgaben aus. Ihre Beschlüsse haben rechtsverbindliche Wirkung.

Bei den Leistungserbringern stehen auf Landesebene hinter der Kassenärztlichen Bundesvereinigung 17 Kassenärztliche Vereinigungen (jeweils eine für jedes Bundesland und zwei in Nordrhein-Westfalen) und hinter der Kassenzahnärztlichen Bundesvereinigung 17 Kassenzahnärztliche Vereinigungen. Die Deutsche Krankenhausgesellschaft subsumiert die Interessen der 16 Landeskrankenhausgesellschaften. Auf der Seite der Leistungsfinanzierer stehen hinter dem GKV-Spitzenverband auf Bundesebene der AOK Bundesverband, der IKK Bundesverband, der BKK Bundesverband der Betriebskrankenkassen, der Bundesverband der Ersatzkassen, der Bundesverband der landwirtschaftlichen Krankenkassen und die Knappschaft Bahn-See. Hinter den Bundesverbänden stehen wiederum die Landesverbände. Alle Verbände verfügen über Geschäftsführungen, Vorstände und Aufsichtsräte, die Körperschaften zusätzlich über Vertreterversammlungen. Es ist klar, dass in diesem System ein erheblicher Abstimmungsaufwand notwendig ist und dass ein großes Rationalisierungspotenzial [P4] für Verwaltungsausgaben besteht.

Im Bereich der Pflege existieren Bundesvereinigungen der Träger der Pflegeeinrichtungen. Diese verhandeln mit den Bundesverbänden der Krankenkassen Rahmenverträge (die Pflegefinanzierung erfolgt unter dem Dach der Krankenkassen) und erarbeiten Empfehlungen für die pflegerische Versorgung. Auf Landesebene werden die Verträge zwischen den Verbänden der Leistungserbringer für die ambulante und stationäre Pflege und den Landesverbänden der Pflegekassen sowie den Trägern der Sozialhilfe geschlossen.

7.3   Interessenverbände

Die Interessen der einzelnen Akteure im Gesundheitssystem sind sehr unterschiedlich und werden daher durch zahlreiche Verbände vertreten. Schon allein im Verzeichnis der Ärztlichen Organisationen und anderer Verbände im Gesundheitswesen der Bundesärztekammer sind 523 Verbände erwähnt, darunter auch solche wie die Deutsch-Ägyptische Gesellschaft für Gynäkologie und Geburtshilfe e. V. oder die Ärztegesellschaft für Erfahrungsheilkunde e. V. Die Liste erhebt keinen Anspruch auf Vollständigkeit, da es sich um Verbände mit ärztlichem Schwerpunkt handelt. Sie bilden neben Einzelpersonen die vorparlamentarische Opposition. Es ist klar, dass in diesem pluralistischen System mit Gegensätzlichkeit bis Widersprüchlichkeit der Interessen und der hohen Anzahl der Akteure eine zielgerichtete und effiziente Gesundheitspolitik schwer möglich ist. Nachfolgend wird nur eine Auswahl der Interessenvertretungen exemplarisch vorgestellt.

7.3.1 Leistungsfinanzierer

Der wichtigste Interessenverband bei den Leistungsfinanzierern ist der **GKV-Spitzenverband** (Spitzenverband Bund der Krankenkassen, „SpiBu" oder „SpibaBu" oder „SpiVerbaBu"). Er vertritt die Interessen sämtlicher gesetzlicher Krankenkassen auf der Bundesebene und damit auch die von 85,2 % der deutschen Bevölkerung. Durch die maßgeblichen Mitwirkungsmöglichkeiten im Gemeinsamen Bundesausschuss (G-BA) kommt ihm insgesamt eine herausragende Bedeutung zu. Die Bundesverbände der einzelnen Krankenkassenarten haben seit der Implementierung des GKV-Spitzenverbands an Bedeutung verloren. Sie sind jetzt keine Körperschaften des öffentlichen Rechts mehr, sondern eingetragene Vereine. Sie stehen somit im Wettbewerb [P7] mit dem GKV-Spitzenverband. Durch das Anbieten von entsprechenden Serviceleistungen für ihre Mitgliedskrankenkassen müssen sie Ihre Daseinsberechtigung zunehmend unter Beweis stellen.

Auch Krankenkassen verfolgen politische Ziele. Wegen des staatlich verordneten bundesweit einheitlichen Beitragssatzes müssen die Kassen ihre Ausgaben kontrollieren und sich diesbezüglich gesundheitspolitisch positionieren. Die Interessen unterscheiden sich dabei erheblich zwischen den Krankenkassen. Während sich die AOKs aufgrund hoher Ausgaben und einer relativ schlechten Einnahmebasis für die Weiterentwicklung des Risikostrukturausgleichs (Finanzausgleich zwischen den Kassen) einsetzen, fordern die Ersatzkassen mit einer guten Einnahmebasis (junge Gutverdiener als Mitglieder) seit Jahren dessen Abschaffung. Die Krankenkassen besitzen auch wissenschaftliche Institute, um politische Stellungnahmen mit Daten zu unterstützen. Es existiert das Wissenschaftliche Institut der Ortskrankenkassen (WidO) und die Techniker Krankenkasse unterhält das Wissenschaftliche Institut der TK für Nutzen und Effizienz im Gesundheitswesen (WINEG). Schlussfolgerungen aus wissenschaftlichen Daten haben immer normativen Charakter; derselbe Datensatz kann also unterschiedlich interpretiert werden. Der Verband der privaten Krankenversicherung e. V., der die Interessen der rund 50 Mitgliedsunternehmen der privaten Krankenversicherung vertritt, hat daher als Gegenpool zu den Instituten der gesetzlichen Krankenkassen das Wissenschaftliche Institut der PKV (WIP) gegründet.

Im Bereich der gesetzlichen Unfallversicherung vertritt der Spitzenverband der Deutschen Gesetzlichen Unfallversicherung e. V. (DGUV) die Interessen der Berufsgenossenschaften auf Bundesebene. Die unterschiedlichen Träger der gesetzlichen Rentenversicherung haben sich nicht zu einem Interessenverband zusammengeschlossen.

7.3.2 Leistungserbringer

Im deutschen Gesundheitswesen besteht zum Teil eine Vermischung zwischen der Erfüllung von hoheitlichen Aufgaben einerseits und der Interessenvertretung der Mitglieder andererseits. Diese interessante Sonderstellung nehmen die **Kassenärztlichen Vereinigungen** und die **Kassenzahnärztlichen Vereinigungen** ein. Als mittelbare Staatsverwaltung übernehmen sie hoheitliche Aufgaben, wie den Sicherstellungsauftrag und den Gewährleistungsauftrag für die ambulante ärztliche bzw.

zahnärztliche Versorgung. Sie vertreten aber gleichzeitig auch die gesundheitspolitischen Interessen ihrer Mitglieder, also der Vertragsärzte bzw. Vertragszahnärzte.

Für den Bereich der Krankenhäuser gibt es 22 Interessenverbände. Es gibt in jedem Bundesland eine **Landeskrankenhausgesellschaft** und auf Bundesebene die **Deutsche Krankenhausgesellschaft (DKG)**. Es handelt sich um eingetragene Vereine. Die DKG nimmt durch die Stimmberechtigung im Gemeinsamen Bundesausschuss aber auch hoheitliche Aufgaben wahr. Neben diesen 17 allgemeinen Krankenhausverbänden mit eigenem Vorstand und Geschäftsführung existieren noch spezifische Krankenhausverbände:

- Verband der Universitätsklinika Deutschlands e. V.
- Bundesverband deutscher Privatkliniken e. V.
- Interessenverband kommunaler Krankenhäuser e. V.
- Katholischen Krankenhausverband Deutschlands e. V.
- Deutscher Evangelischer Krankenhausverband e. V.

Den Kassenärztlichen Vereinigungen und den Verbänden der Krankenhäuser kommt insgesamt aufgrund der Höhe der jeweiligen Umsätze eine herausragende Bedeutung in dem Verbändesystem der Bundesrepublik Deutschland zu.

7.3.3 Berufsgruppen

Neben den Kassenärztlichen Vereinigungen werden die Interessen der Ärzte auch von den **Landesärztekammern** vertreten. Bei den Kammern handelt es sich um Körperschaften öffentlichen Rechts mit hoheitlichen Aufgaben. Ärzte bzw. Zahnärzte sind nach Erteilung der Approbation Zwangsmitglieder bei der Landesärzte- bzw. **Landeszahnärztekammer**, in deren örtlichen Bereich sie die ärztliche Tätigkeit ausüben. Es gibt 17 Landesärztekammern, eine in jedem Bundesland und zwei im Bundesland Nordrhein-Westfalen (Kammer Nordrhein und Kammer Westfalen-Lippe). Die **Bundesärztekammer** bzw. die **Bundeszahnärztekammer** vertritt die übergeordneten Interessen der Ärzteschaft. Im Gegensatz zu der Kassenärztlichen und der Kassenzahnärztlichen Bundesvereinigung handelt es sich bei diesen Bundesverbänden nicht um Körperschaften öffentlichen Rechts mit Staatsaufgaben, sondern um eingetragene Vereine. Einmal jährlich findet der Deutsche Ärztetag statt, bei dem die Delegierten Positionen zu aktuellen Themen beziehen. Die Bundesärztekammer verabschiedet auch eine Musterberufsordnung, an der sich die Weiterbildungsordnungen in den Bundesländern orientieren.

Der **Marburger Bund** vertritt die Interessen der angestellten Ärzte und versteht sich selbst als Ärztegewerkschaft. Die niedergelassenen Ärzte haben sich im **NAV-Virchowbund** zusammengeschlossen. Ihre Interessen werden auch durch die KV und die KBV vertreten. Für Hausärzte gibt es außerdem den **Deutschen Hausärzteverband**. Der **Hartmannbund** vertritt die Interessen von allen Ärzten und setzt sich außerdem für die Belange der Medizinstudenten ein. Auch für nichtärztliches Personal gibt es Verbände, z. B. den Deutschen Pflegeverband und den Deutschen Verband für Physiotherapie. Sie alle haben aber nur einen sehr geringen Einfluss in der Gesundheitspolitik.

7.3.4 Fachgesellschaften

Für jede wissenschaftliche Disziplin gibt es mindestens eine, manchmal sogar mehrere Fachgesellschaften. Diese arbeiten zusammen in der Arbeitsgemeinschaft der Wissenschaftlichen Medizinischen Fachgesellschaften e. V. (AWMF).

7.3.5 Leistungsempfänger

Für fast jede Erkrankung gibt es eine Selbsthilfegruppe bzw. Patientenvertretung. Aufgrund der kleinen Größen dieser Gruppen reicht das fachliche Know-how oftmals nicht aus, um die Interessen gegenüber den Institutionen im Gesundheitswesen adäquat zu vertreten. Neben den krankheitsspezifischen Patientengruppe gibt es eine Abteilung für die Patientenbelange bei der „Verbraucherzentrale Bundesverband" sowie den „Deutschen Behindertenrat" (DBR), die „Bundesarbeitsgemeinschaft der Patientenstellen" (BAGP) und die „Deutsche Arbeitsgemeinschaft Selbsthilfegruppen e. V.". Diese vier allgemeinen Patientenvertretungen sind im Gemeinsamen Bundesausschuss, dem höchsten Organ der Selbstverwaltungspartner in der gesetzlichen Krankenversicherung, anhörungsberechtigt.

7.3.6 Zulieferindustrie

Bei den Apotheken gibt es für jede Apothekenart eigene Interessenverbände. In der „ABDA – Bundesvereinigung Deutscher Apothekenverbände" haben sich die 17 Landesapothekerkammern und die Landesapothekerverbände zusammengeschlossen. Durch die „ADKA" sind die Krankenhausapotheker vertreten. Die im Vergleich zu den Offizinapotheken sehr unterschiedlichen Interessen der Versandhandelapotheken werden wiederum durch den „BVDVA – Bundesverband Deutscher Versandapotheken" repräsentiert. Die Interessen des pharmazeutischen Großhandels werden durch den „Bundesverband pharmazeutischer Großhandel e. V." (PHAGRO) verfolgt. Der „Bundesverband Medizintechnologie e. V." (BVMed) spricht für die Medizintechnikhersteller. Die rund 1.000 Arzneimittelhersteller haben sich je nach Schwerpunkt ihres Produktsortiments in verschiedenen Verbänden zusammengeschlossen. Der „Verband forschender Arzneimittelhersteller e. V." (VFA) vertritt die Interessen der großen multinationalen Konzerne zur Herstellung von innovativen patentgeschützten Arzneimitteln. Der „Bundesverband der Pharmazeutischen Industrie e. V." (BPI) tritt für die Interessen der kleinen und mittelständischen pharmazeutischen Unternehmen ein. Der „Bundesverband der Arzneimittelhersteller e. V." (BAH) hat einen Schwerpunkt bei den Herstellern für Phytopharmaka und Homöopathika. Hersteller von Nachahmerprodukten (Generika) werden durch „ProGenerika" und den „Deutschen Generikaverband e. V." vertreten.

Die Interessen der VFA-Mitgliedsunternehmen sind naturgemäß den Interessen von Generikaherstellern entgegengesetzt. Insgesamt kommt den Interessenverbänden der Pharmaindustrie neben den Verbänden für die Leistungserbringer (KBV,

KZBV, DKG) aufgrund des Ausgabenvolumens für Arzneimittel und der historischen Bedeutung des Pharmastandorts Deutschland (ehemals „Apotheke der Welt") eine besondere Bedeutung in der deutschen Gesundheitspolitik zu.

7.4 Die Rolle der Medien

Neben den institutionalisierten Stakeholdern spielen auch die Medien eine wichtige Rolle in der Gesundheitspolitik. Das Fachwissen bei den Journalisten über das deutsche Gesundheitssystem und über Gesundheitsökonomie ist aber oftmals nur rudimentär vorhanden. Auch die Rezipienten sind angesichts der Komplexität des deutschen Gesundheitssystems mit den Inhalten fachlich meistens überfordert. So kommt es, dass sich durch die öffentliche Darstellung zahlreiche Mythen der Gesundheitspolitik im Bewusstsein der Bevölkerung festgesetzt haben. Dazu zählt beispielsweise der Mythos der „Kostenexplosion im Gesundheitswesen". Abbildung 2.6 (Kapitel 2.1.1, S. 41) zeigt die Entwicklung der Gesundheitsausgaben in Relation zum Bruttoinlandsprodukt und den jährlichen Wachstumsraten seit 1992. Eine Darstellung der Daten vor 1992 ist aufgrund der Teilung Deutschlands mit den zwei völlig verschiedenen Gesundheitssystemen nicht sinnvoll. Eine „Explosion" der Gesundheitsausgaben ist auf der Abbildung nicht zu sehen.

Schon allein die Verwendung des Begriffs „Kosten" ist in diesem Kontext falsch. Kosten sind definiert als monetär bewerteter Verbrauch von Gütern und Dienstleistungen für die Herstellung betrieblicher Leistungen. Es handelt sich also um einen Begriff aus dem internen Rechnungswesen einzelner Betriebe. Wenn ein Krankenhaus beispielsweise feststellt, dass das Operationsbesteck-Set heute doppelt so viel kostet wie vor zehn Jahren, könnte vielleicht von einer Kostenexplosion gesprochen werden. Dann müsste aber noch die Inflation eingerechnet werden. Sind die Kosten dann immer noch stärker gestiegen als die allgemeine Preisentwicklung, muss verglichen werden, ob es sich um genau das gleiche Besteck handelt oder ob Verbesserungen in der Technik vorliegen. Der Zusatznutzen muss dann entsprechend berücksichtigt werden. Bei der betrachteten Größe in der Abbildung handelt es sich also um „Ausgaben" und nicht um „Kosten". Aber auch eine „Ausgabenexplosion" ist nicht zu erkennen. Stattdessen sind die Gesundheitsausgaben kontinuierlich angestiegen, wie auch das Bruttoinlandsprodukt. Kritiker sagen, dass durch die zahlreichen Gesundheitsreformen die Gesundheitsausgaben nicht begrenzt wurden. Die Frage ist allerdings, ob die Begrenzung der Gesundheitsausgaben das Ziel von Gesundheitspolitik sein sollte. Das Gesundheitswesen ist originär dazu da, den Menschen zu helfen, also Wohlfahrt zu erzeugen, und nicht um Ausgaben einzusparen. Die Ausgaben müssen sich an dem medizinischen Bedarf der Bevölkerung orientieren. Die Aussage der Kosten- bzw. Ausgabenexplosion unterstellt auch, dass die Ausgaben vorher adäquat waren und weitere für nicht notwendige Leistungen getätigt werden. Es wird also von der Vergangenheit, das heißt von der Ist-Situation, auf eine Soll-Situation in der Zukunft geschlossen. Dies ist ein sogenannter **normativer Fehlschluss**. Bei der Beurteilung der Gesundheitsausgaben muss einerseits auf die Morbidität der Bevölkerung, das heißt ökonomisch ausgedrückt auf den Input, und andererseits auf die Ergebnisse der Gesundheitsleistungen, das heißt auf den Output, geschaut werden. Die Gesundheitsleistungen haben sich kontinuierlich verbessert, was sich auch in einem Anstieg der Lebenserwartung und einem Rückgang der Säuglingssterblichkeit zeigt.

Das Bruttoinlandsprodukt beinhaltet alle Wirtschaftssektoren. Die bloße Betrachtung der Gesundheitsausgaben in Relation zum Bruttoinlandsprodukt impliziert die Annahme, dass alle Industriebranchen in gleicher Weise wie in den Jahren zuvor wachsen sollen. Während in anderen Bereichen, wie den erneuerbare Energien oder verbrauchsarmen Autos, Wachstum gewünscht und massiv staatlich unterstützt wird, werden Ausgaben für Gesundheit und damit für das Gesundheitswesen oftmals als „Opfergabe" angesehen. Dies ist insbesondere verwunderlich, da es sich beim Gesundheitswesen mit 4,4 Mio. Angestellten um den beschäftigungsintensivsten Wirtschaftsbereich handelt. Durch die morbiditätsbedingte Nachfrage nach Gesundheitsleistungen ist dieser Wirtschaftsbereich auch relativ konjunkturstabil, das heißt relativ unabhängig von Wirtschaftskrisen.

Durch Gesetzesänderungen im Gesundheitswesen, die fälschlicherweise als „Gesundheitsreformen" bezeichnet werden (Gesundheit wird bei den Gesetzesänderungen ja nicht reformiert), wird regelmäßig, das heißt alle 2–3 Jahre, in die Ausgaben für Gesundheitsleistungen vom Gesetzgeber eingegriffen. Kritiker können sagen, dass die Gesetze keinen Einfluss auf die Gesundheitsausgaben haben. Allerdings ist dann die Frage, wie sich die Ausgaben ohne die staatlichen Interventionen entwickelt hätten. Betrachtet man die Ausgaben in etwas kleineren Zeitabschnitten, wie in Monatsintervallen, so erkennt man, dass die Gesundheitsausgaben vor der Verabschiedung und dem Inkrafttreten der Gesetze jeweils sogar stark angestiegen sind. Es handelt sich um sogenannte Vorzieheffekte, bei denen die Versicherten die Leistungen vor dem Inkrafttreten der Rationierung vermehrt in Anspruch genommen haben. Je nach Regierung werden die Ausschläge als „Blüm-Bauch" oder „La-Ulla-Welle" bezeichnet. Ein anderes Problem bei den Gesundheitsausgaben sind die „Verschiebebahnhöfe". Das sind Ausgaben, die der gesetzlichen Krankenversicherung aufgebürdet werden, obwohl es sich entweder um originäre Leistungen anderer Sozialversicherungszweige, wie z. B. ein verminderter Beitragssatz für Arbeitslose, oder um gesamtgesellschaftliche Aufgaben, wie z. B. Mutterschaftsleistungen, handelt. Die Gesamtausgaben für die Verschiebebahnhöfe werden für das Jahr 2005 auf 11 Mrd. EUR geschätzt. Interessant bei der öffentlichen Diskussion ist, dass die Ausgaben für Unterhaltungselektronik, wie z. B. für DVD-Player und Flachbildfernseher, stark angestiegen sind, in diesem Bereich aber niemand von „Ausgabenexplosion" spricht.

Das Problem bei der Finanzierung von Gesundheitsleistungen sind nicht die Ausgaben, sondern die nachlassenden Einnahmequellen der gesetzlichen Krankenversicherung. Die GKV-Einnahmen basieren auf den Löhnen der Mitglieder. Die Summe dieser Löhne, also die **Grundlohnsumme**, ist weniger stark gestiegen als das Bruttoinlandsprodukt. Es werden immer mehr Einkünfte durch andere Einkunftsarten erwirtschaftet, wie z. B. durch Kapitalerträge. Zudem ist die Zahl der Mitglieder der gesetzlichen Krankenversicherung, das heißt der Beitragszahler, gesunken und die Anzahl der Rentner ist gestiegen (s. Abb. 2.7, S. 42). Hinzu kommt eine Zunahme von nicht sozialversicherungspflichtigen Beschäftigungen, das heißt von sogenannten „Minijobs". Politisch wird der Erosion der finanziellen Basis der GKV durch das Anheben der Versicherungspflichtgrenze, durch die Einführung einer Mindestversicherungszeit in der GKV von drei Jahren vor einem möglichen Wechsel in die private Krankenversicherung und durch das Anheben der Beitragsbemessungsgrenze entgegengewirkt. Dem Grundsatz der Beitragssatzstabilität in der gesetzlichen Krankenversicherung liegt die Überlegung zugrunde, dass die Arbeitgeber die Finanzierung der Krankenversicherung bezuschussen und möglichst wenig belastet [P4] werden sollen, damit Deutschland international als Industriestandort wettbewerbsfähig ist [P7]. Die Finanzierung der Beiträge für die GKV erfolgte bis 2004 paritätisch, d. h. 50 % durch den Arbeitnehmer und 50 % durch den Arbeitgeber. Mit der Gesundheitsreform im Jahr 2004 wurde die paritätische Finanzierung der GKV-Beiträge aufgegeben. Seitdem finanzieren die Arbeitnehmer Leistungen zum Zahnersatz und das Krankentagegeld selbst, so dass ungefähr 55 % der Gesundheitsleistungen durch den Arbeitnehmer und 45 % durch den Arbeitgeber übernommen werden. Die privaten Ausgaben für Gesundheit sind in den letzten Jahren insgesamt stark gestiegen, während die Ausgaben der gesetzlichen Krankenversicherung weniger stark gestiegen sind als die Gesundheitsausgaben insgesamt (s. Abb. 7.1).

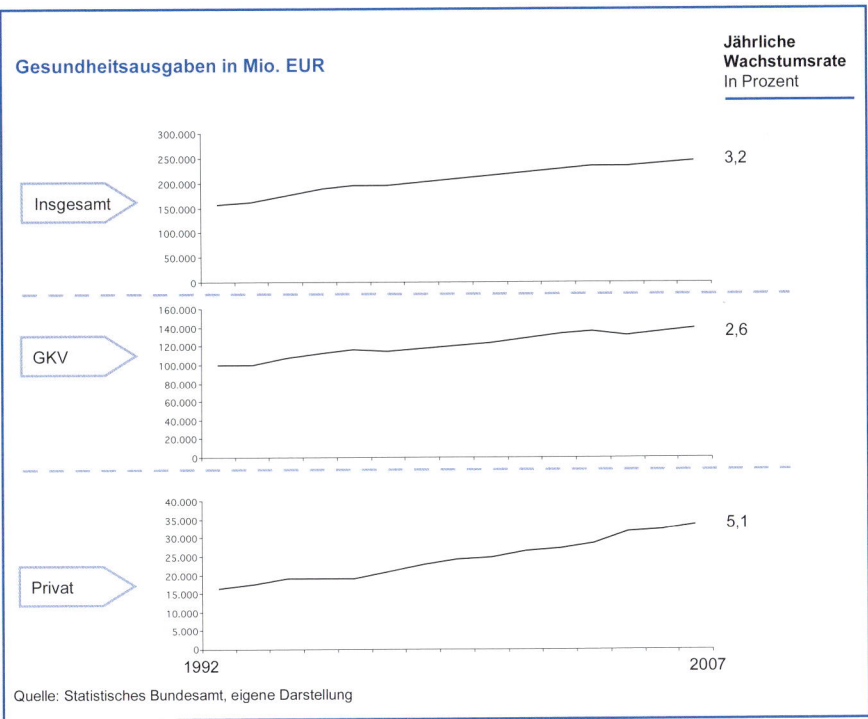

Abb. 7.1: Bei den Gesundheitsausgaben gab es in den letzten Jahren eine Verschiebung mit Erhöhung der privaten Ausgaben (Out of pocket-Ausgaben).

Die Abgaben der Arbeitgeber für Sozialversicherungen bilden die **Lohnnebenkosten**. Sind diese hoch, wird befürchtet, dass Arbeitgeber ihren Standort in kostengünstigere Länder verlegen. Dies ist aber nur in produzierenden Wirtschaftsbereichen möglich, bei Dienstleistungsunternehmen sind die Unternehmen auf die Nähe zum Kunden (Uno-Actu-Prinzip) angewiesen. Auch müssen im Ausland entsprechende Arbeitskräfte vorhanden sein, und die Qualität des produzierten Outputs muss in

183

Relation zu den Kosteneinsparungen gesehen werden. Die Lohnnebenkosten machen insgesamt nur einen geringen Teil des gesamten Lohns aus. Es muss auch gesehen werden, dass es Arbeitgebern letzten Endes egal ist, ob die Ausgaben für das Personal direkt an die Mitarbeiter ausgezahlt werden oder ein Teil an die Sozialversicherungen direkt überwiesen wird. Letztlich sind daher nicht die Lohnnebenkosten, sondern die gesamten Lohnkosten im internationalen Vergleich entscheidend. Wenn die privaten Ausgaben für Gesundheit steigen, z. B. durch die Aufhebung der paritätischen Finanzierung, durch Zuzahlungen oder den Ausschluss von Leistungen, werden die Arbeitnehmer die gestiegenen Ausgaben bei den nächsten Tarifverhandlungen gegenüber den Arbeitgebern geltend machen. Die Einsparungen für den Arbeitgeber durch Verlagerung von Beiträgen auf den Arbeitnehmer können daher sehr kurzfristig sein.

7.5   Die Gerichtsbarkeit

Bei den Verhandlungen zwischen den Leistungserbringern und den Leistungsfinanzierern, also beispielsweise zwischen Krankenkassen und Krankenhäusern, kommen oftmals keine Einigungen zustande. Die Leistungsfinanzierer (z. B. die Krankenkassen) möchten die Ausgaben möglichst minimieren [P4], die Leistungserbringer (z. B. die Krankenhäuser) die Ausgaben maximieren [P4]. Es besteht dann die Möglichkeit zum Anrufen von **Schiedsstellen**. Sieht ein Akteur im Gesundheitswesen seine Rechte verletzt, so steht ihm der Weg der **Sozialgerichtsbarkeit** offen. Es gibt in jedem Bundesland ein Sozialgericht und als letzte Instanz das **Bundessozialgericht**. Auch die Entscheidungen des Europäischen Gerichtshofs (EuGH) haben immer größere Bedeutung im Inland. So hat das Urteil über die Anerkennung von Bereitschaftsdiensten als Arbeitszeit erhebliche Veränderungen im ärztlichen Dienst in deutschen Krankenhäusern hervorgerufen. Auch die Bestätigung des Fremdbesitzverbots für Apotheken (Apotheken dürfen nur von Apothekern geleitet werden und nicht im Besitz einer Kapitalgesellschaft sein) hat dazu geführt, dass DocMorris seine Pläne zur Etablierung einer Apothekenkette in Deutschland aufgeben musste.

Fragen zur Selbstkontrolle:

1. Was ist ein Markt?
2. Was ist Marktversagen?
3. Nennen Sie fünf Gründe für Marktversagen im Gesundheitswesen.
4. Was besagt das Pareto-Kriterium?
5. Was sind die Aufgaben des Gemeinsamen Bundesausschusses?
6. Wie setzt sich der Gemeinsame Bundesausschuss zusammen?

8 Management von Gesundheitsein-richtungen oder wie man auch morgen noch das Gehalt seiner Arzthelferin bezahlen kann

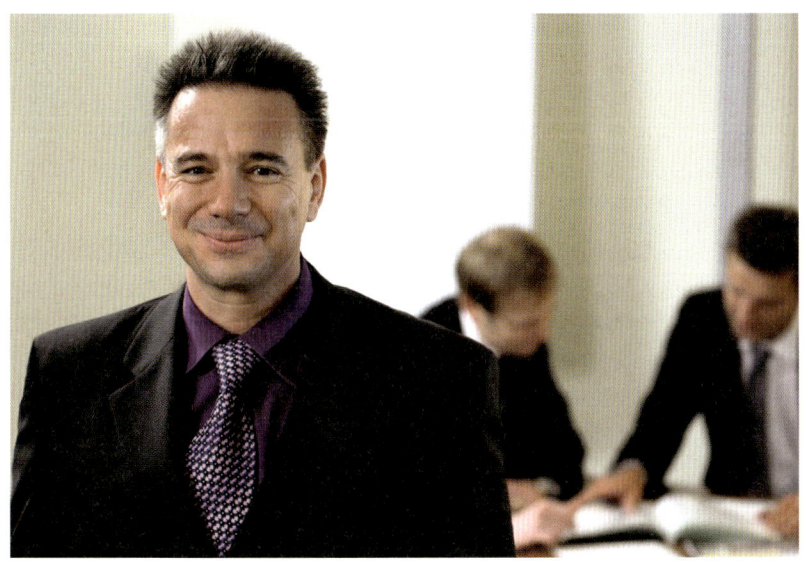

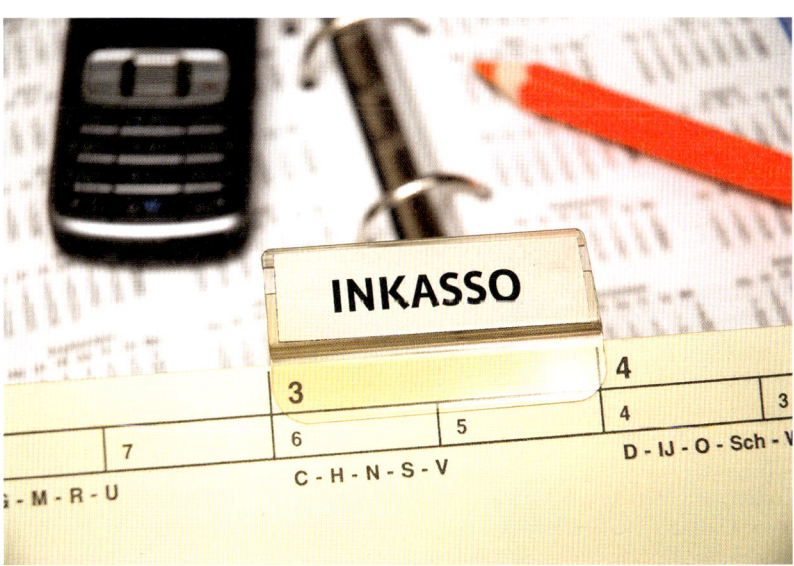

8.1	Betriebswirtschaftliche Grundbegriffe
8.1.1	Umsatz
8.1.2	Kosten
8.1.3	Gewinn
8.1.4	Eigenkapital und Fremdkapital
8.1.5	Wachstum
8.1.6	Kernkompetenz
8.1.7	Kennzahlen
8.1.8	Key Factors
8.1.9	Liquidität
8.1.10	Lernkurve
8.1.11	Stakeholder
8.1.12	Substitutionseffekt
8.1.13	Vision
8.2	Betriebswirtschaftliche Grundkonzepte
8.2.1	Analysen
8.2.2	Managementkonzepte
8.3	Krankenhausmanagement
8.4	Praxismanagement

Die Ressourcen sind nicht nur generell und im Gesundheitswesen begrenzt, sondern auch auf der Ebene einzelner Unternehmen [P1]. Ob Arztpraxis, Krankenhaus oder Apotheke – alle Leistungserbringer im Gesundheitswesen sind wirtschaftlich tätige selbstständige Unternehmungen. Ein Unternehmen kann nur existieren, wenn die Einnahmen die Ausgaben dauerhaft übersteigen [P6]. Um dieses Ziel zu erreichen, müssen Unternehmen wirtschaftlich [P4] geführt werden. Dafür bedarf es betriebswirtschaftlicher Kenntnisse. An einigen gesundheitsökonomischen Fakultäten erhalten die angehenden Betriebswirte eine medizinische Basisausbildung, die sie zu einer adäquaten Kommunikation mit Ärzten befähigen soll. Umgekehrt sollten klinisch tätige Ärzte Grundbegriffe und Konzepte der Wirtschaftswissenschaften verstehen, um gegenüber Geschäftsführern und Controllern etc. angemessen argumentieren zu können. Aussagen wie „billigere Kosten" sollten der Vergangenheit angehören.

In einer Marktwirtschaft wie Deutschland steht es jedem frei, sich wirtschaftlich zu betätigen. Dies wird als **Gewerbefreiheit** bezeichnet. Der Unternehmer trägt dabei ein **wirtschaftliches Verlustrisiko**. Auf der anderen Seite besteht die Aussicht auf das Erwirtschaften von Gewinnen. Es gibt in der Regel neben dem eigenen Unternehmen zahlreiche andere **Konkurrenzunternehmen**, die auch gerne Geld verdienen möchten [P7]. Die große Herausforderung liegt darin, den potenziellen Konsumenten vom eigenen Angebot zu überzeugen. Dies kann an vier Hebeln durch die Gestaltung folgender Bereiche geschehen:

- Des **Produkts**: Besonders angenehme Atmosphäre im Krankenhaus durch Balkone, Lobby etc., freundlichen Service, qualitativ hochwertige medizinische Leistungen
- Des **Ortes**: Zum Beispiel die Errichtung eines Ärztehauses im Munich Airport Center, um gestressten Managern die Gesundheitsleistung direkt am Flughafen beim Umsteigen zu erbringen und die Zeit zum Hereinfahren in die Stadt zu sparen

- Des **Preises**: Die Augenlaserbehandlung „LASIK" muss von den Patienten selbst gezahlt werden. Ein niedriger Preis kann zur Gewinnung vieler Patienten führen, da vielleicht auch jene gewonnen werden, die noch am Schwanken sind und sich die Behandlung bei einem hohen Preis nicht leisten können. Aber auch ein hoher Preis kann je nach angestrebter Zielgruppe sinnvoll sein, da er bei den Konsumenten oftmals als Surrogatparameter für eine hohe Qualität wahrgenommen wird.
- Der **Werbung**: In einer Wissensgesellschaft werden wir ständig von Informationen überflutet. Durch Werbung kann die Aufmerksamkeit gezielt für ein Produkt beim Konsumenten erzeugt werden. Werbung im Gesundheitswesen findet man im Bereich der Arzneimittel, Altenheime, Treppenlifte und auch bei Akutkrankenhäusern. Der Klinikkonzern Vivantes hat beispielsweise Straßenbahnen in den Unternehmensfarben („Corporate Design") lackieren lassen („Die Gesundheitslinie"). Selbst die Bundesregierung wirbt sehr innovativ für ihre Gesundheitsreformen.

Diese vier Hebel werden als die „**4Ps**" oder als „**Marketing-Mix**" bezeichnet. Die 4Ps sind die Anfangsbuchstaben für die Wörter „**product**", „**price**", „**place**" und „**promotion**". Ein Unternehmen muss sich und seine Produkte erfolgreich am Markt positionieren. Im Krankenhaus liegt die **Kernkompetenz** zum Erreichen dieses Ziels bei der Geschäftsführung. In der eigenen Praxis steht der Arzt selbst plötzlich vor der Herausforderung, ein kleines Familienunternehmen erfolgreich managen zu müssen, das heißt wirtschaftlich zu führen und idealerweise besonders erfolgreich gegenüber den Wettbewerbern [P7] am Markt zu positionieren. Derartige Managementfähigkeiten werden im Medizinstudium aber nicht vermittelt. In diesem Kapitel wird ein gewisses Grundwerkzeug geliefert.

8.1 Betriebswirtschaftliche Grundbegriffe

8.1.1 Umsatz

Der Umsatz ist die Summe der Einnahmen (Erlöse) eines Unternehmens. Im Krankenhaus werden diese aus der Patientenbehandlung, der Teilnahme am Notarztdienst (d. h. Verleihung der Ärzte an die Feuerwehr), durch Vermietung von Ladenflächen (Blumenladen, Friseur), Betreiben von Parkhäusern etc. generiert. Im Universitätsklinikum Hamburg Eppendorf gibt es sogar eine richtige Ladenzeile („Patienten-Boulevard") mit Sparkasse, Post, DocMorris-Apotheke, Sanitätshaus und Perückenladen. Der Umsatz wird folgendermaßen errechnet:

$$\text{Umsatz} = \text{Menge} \times \text{Preis}$$

Um den Umsatz zu steigern [P4] (und das ist meistens das Ziel von Unternehmen), muss man also entweder die verkaufte Produktmenge erhöhen, den Preis des Produkts oder beides. Für Gesundheitsleistungen sind die einzelnen Preise meistens extern vorgegeben, z. B. durch den Fallpauschalenkatalog, den EBM oder die GOÄ.

Zur Erhöhung des Umsatzes kann ein Leistungserbringer demzufolge nur die Menge erhöhen, die Leistungen müssen also ausgeweitet werden. Dies kann durch Erhöhung der Anzahl einzelner Leistungen erfolgen oder durch die Erweiterung des Leistungsspektrums. Eine andere Möglichkeit wäre, sich auf besonders hochpreisige Leistungen mit hoher Marge zu spezialisieren (**cherry-picking**). Das Leistungsspektrum kann durch zusätzliches Anbieten von individuellen Gesundheitsleistungen (IGel) oder Gesundheits-Checkups, durch Eröffnen einer Privatstation für Ölscheichs, Errichtung eines Patientenhotels oder eines Medizinischen Versorgungszentrums (MVZ) erreicht werden. An dem Universitätsklinikum in Hamburg Eppendorf wurde beispielsweise ein Zentrum für Prävention eingerichtet, an dem ein ganztägiger Gesundheits-Checkup sowie ein Gesundheitscoaching angeboten werden. Der Check muss privat gezahlt werden.

8.1.2 Kosten

Kosten sind definiert als bewerteter Verbrauch von Gütern und Dienstleistungen zur Erstellung einer betrieblichen Leistung. Im Falle eines Krankenhauses ist die betriebliche Leistung die Behandlung des Patienten, also z. B. eine Operation. Die erforderlichen Güter zur Erstellung dieser Leistung sind beispielsweise das chirurgische Besteck und die Anästhetika. Die Dienstleistung ist die manuelle Tätigkeit des Chirurgen am OP-Tisch und die Durchführung der Narkose durch den Anästhesisten. Bei einer Spende des Krankenhauses an einen Verein zur Förderung Frühgeborener handelt es sich nicht um Kosten, da der Werteverzehr nicht zur Erstellung einer betrieblichen Leistung erfolgt.

Es werden **Personal-** und **Sachkosten** unterschieden. Im Gesundheitswesen machen Personalkosten den größten Kostenblock aus. Kosten, die analog zu der Produktionsmenge des Unternehmens steigen oder sinken, heißen **variable Kosten**, z. B. für Arzneimittel. Diese werden nur verbraucht, wenn Patienten da sind. Ausgenommen davon sind sogenannte **irreguläre Abgänge**, bei denen die Produktionsmittel von den Mitarbeitern konsumiert werden. Beispielsweise steigt im Krankenhaus im Winter der Desinfektionsmittelverbrauch drastisch an, da Desinfektionsmittel als Frostschutz für Autos verwendet werden kann. **Fixe Kosten** existieren unabhängig von der Patientenzahl, z. B. Verwaltungskosten oder die Kosten für Gebäude. Personalkosten sind kurz- bis mittelfristig fix, können aber langfristig auch an den Bedarf angepasst werden und sind somit langfristig variabel.

Um einen besseren Überblick über die Kostenstruktur eines Unternehmens zu bekommen, ist neben der Betrachtung der **Gesamtkosten** (fixe + variable Kosten) auch die der **Durchschnittskosten** für ein hergestelltes Gut oder für eine Dienstleistung wichtig. Stellt das Unternehmen nur ein Produkt her, werden die Gesamtkosten einfach durch die hergestellte Menge dividiert. Produziert ein Unternehmen sehr unterschiedliche Güter, wie z. B. ein Krankenhaus (eine Entfernung des Blinddarms verursacht andere Kosten als eine Lebertransplantation), ist für die genaue Zuordnung der Kosten zu den einzelnen Produkten eine sehr differenzierte **Kostenträgerrechnung** notwendig. **Kostenträger** sind die hergestellten Produkte. Oftmals wird dieser Begriff fälschlicherweise für die Leistungsfinanzierer verwendet, also z. B. für Krankenkassen. Kosten werden an sogenannten **Kostenstellen** verursacht. Diese können nach den einzelnen Fachabteilungen (z. B. Anästhesie, Chirurgie, Innere) gegliedert sein oder nach Funktionen, z. B. Kostenstelle Gipsraum, Kostenstelle CT. Für jede gibt es einen **Kostenstellenverantwortlichen**, der dem Geschäftsführer über die Entwicklung der Kosten berichten muss. Diese Funktion übernimmt meistens der Chefarzt oder ein Oberarzt. Die entstehenden Kosten werden nach **Kostenarten** unterteilt. Das sind z. B. „ärztliches Personal", „nichtärztliches Personal", „Arzneimittel", „Verpflegung". Kosten, die den Kostenträgern direkt zugeordnet werden können (wie z. B. verbrauchte Arzneimittel), werden als **Einzelkosten** bezeichnet. Die Kosten, bei denen die direkte Zuordnung nicht geht, werden als **Gemeinkosten** bezeichnet. Zu ihnen gehören z. B. der Sozialdienst oder die Verwaltung eines Krankenhauses. Die Gemeinkosten werden durch **Schlüsselung** auf die Kostenträger oder die Kostenstellen verteilt. Die Schlüsselung kann z. B. anhand der Häufigkeit oder Dauer der Inanspruchnahme vorgenommen werden. Mittels der erhobenen Kostendaten können Optimierungspotenziale, das heißt Einsparpotenziale, identifiziert werden. Dies gelingt beispielsweise durch den Vergleich der Kostendaten mit denen anderer Unternehmen. Im Bereich der Krankenhäuser können die Kostendaten mit den veröffentlichten Daten vom Institut für Entgeltsysteme im Krankenhaus (InEK) verglichen werden. Die Daten vom InEK basieren auf den Kostendaten von rund 250 Krankenhäusern. Die Daten liefernden Krankenhäuser werden als **Kalkulationskrankenhäuser** bezeichnet. Basierend auf deren Daten berechnet das InEK den relativen Wert der DRG-Fallpauschale. Mit der Fallpauschale werden im Krankenhaus die **Betriebskosten** abgegolten. Die **Investitionskosten** für Gebäude und Einrichtung sollen von den Bundesländern getragen werden.

In der Vergangenheit getätigte Ausgaben werden **sunk costs** genannt. Sie sind nicht wiederbringbar. Ein Beispiel dafür sind Ausgaben für Gebäude oder ein Ultraschallgerät. Wird Geld für eine Alternative ausgegeben, kann es nicht mehr für etwas anderes verwendet werden [P3]. Es entstehen dann sogenannte **Opportunitätskosten** für die verpasste Chance, z. B. wenn Geld, anstatt es an der Börse gewinnbringend anzulegen, als Bargeld im Tresor liegen bleibt. Es werden dann keine Zinsen erzielt und durch die Inflation verliert das Geld sogar an Wert. Das Gleiche gilt für den Faktor Zeit. Wenn sich ein Arzt entschließt, die Reinigung seiner Wohnung selbst durchzuführen, entgehen ihm 100 EUR pro Stunde, die er durchschnittlich verdienen könnte, wenn er stattdessen eine ärztliche Tätigkeit ausüben würde. In dem Fall würde es sich lohnen, eine Haushaltshilfe für 10 EUR pro Stunde einzustellen. Das **Opportunitätskostenprinzip** gibt dem Individuum auch selbst ein Gefühl dafür, was seine (freie) Zeit wert ist.

Kosten sind ein Begriff aus dem internen Rechnungswesen eines Unternehmens. Sie können hoch oder niedrig sein. Abzugrenzen vom Kostenbegriff ist der **Preis**. Der Preis eines Gutes oder einer Dienstleistung ist der monetäre Wert, also das, was der Kunde in Geld (Euro, Dollar, sonstige Währung) dafür bezahlen muss. In manchen Unternehmen werden die Preise durch die sogenannte **Zuschlagskalkulation** berechnet. Dabei errechnet das Unternehmen die entstehenden Kosten pro produzierte Einheit und schlägt noch etwas für den Gewinn drauf. Dies ist eine Möglichkeit für die Vorbereitung auf die Verhandlung der Pflegesätze in Pflegeheimen und Rehabilitationskliniken mit den Leistungsfinanzierern. In anderen Märkten funktioniert das nicht. Ein Bäcker wird nicht lange überleben, wenn er durch die Zuschlagskalkulation als Preis 1 EUR pro Brötchen errechnet hat. Dann muss er schnellstens seine Kosten und damit den Preis für das Brötchen senken. Angeschaffte Geräte und Gebäude nutzen sich ab und verlieren an Wert. Sie müssen nach einer gewissen Zeit ausgetauscht werden. Für den Werteverlust müssen bei der Kosten-kalkulation **kalkulatorische Kosten** oder **Abschreibungen** angesetzt werden.

Als **Istkosten** werden die aktuellen Kosten in einem Unternehmen oder innerhalb einer Kostenstelle bezeichnet. **Plan-** oder **Sollkosten** werden dagegen vorgegeben. Das Verhältnis von Ist- und Sollkosten wird als **Wirtschaftlichkeit** bezeichnet.

$$\text{Wirtschaftlichkeit} = \frac{\text{Istkosten}}{\text{Sollkosten}}$$

Sollkosten haben seit der Abschaffung des Selbstkostendeckungsprinzips und der Einführung einer pauschalierten Vergütung der Krankenhausleistungen eine her-ausragende Bedeutung bekommen. Die „InEK-Kostenmatrix" gibt die Höhe der Kosten für eine DRG-Leistung gesplittet nach den Kostenarten und Kostenstellen wieder. Dies sind letztlich die Kosten, die das Krankenhaus von den Leistungsfinan-zierern erstattet bekommt. Ein Krankenhaus muss daher in einer **Zielkostenrech-nung** seine Kostenstruktur an die Gegebenheit der Fallpauschalen anpassen. Dies wird als „**Target Costing**" bezeichnet.

Kosten sind zunächst einmal virtuell vorhanden. Es erfolgen keine unmittelbaren Geldzahlungsströme. Für sie wird der Begriff **Auszahlung**, z. B. wenn das Kranken-haus dem Arzt das Gehalt überweist, oder **Einzahlung** verwendet, z. B. wenn die Krankenkasse dem Krankenhaus das Entgelt für die Behandlung des Patienten über-weist.

8.1.3 Gewinn

Der Gewinn ist das, was bei dem Unternehmen am Ende übrig bleibt. Er errechnet sich folgendermaßen:

$$\text{Gewinn} = \text{Umsatz} - \text{Kosten} - \text{Steuern}$$

Da Steuern eine staatlich vorgegebene Größe sind, kann zur Maximierung des Gewinns [P4] (und das ist die Absicht von Wirtschaftsunternehmen) nur der Umsatz erhöht werden, die Kosten gesenkt werden oder beides. Die Höhe der Steuern hängt von der **Rechtsform** und der Art des Unternehmens ab.

Krankenhäuser sind von der Umsatzsteuer (Mehrwertsteuer) befreit, wenn min-destens 40 % der Patienten Versicherte von gesetzlichen Krankenversicherungen sind. Niedergelassene Ärzte, die in der Rechtsform der Personengesellschaft agieren, müssen neben der **Einkommenssteuer** die Sozialversicherungsbeiträge in voller Höhe bezahlen, da sie ja keinen Arbeitgeber haben, der die Hälfte übernimmt. **Kapital-gesellschaften** (z. B. Aktiengesellschaften, GmbHs) zahlen die **Körperschaftssteuer**. Durch die Rechtsform des Unternehmens werden Besteuerung, Gewinnverwendung und Gestaltung der Bilanz festgelegt. Aktiengesellschaften (AGs) können durch die Ausgabe von Aktien große Mengen Geld an der Börse aufnehmen. Dies ist z. B. wichtig für Investitionen zur Erforschung neuer Arzneimittel oder auch beim Auf-bau einer Klinikkette. Sollte das Unternehmen insolvent werden, haften die Aktio-näre. Das Unternehmen muss einen entsprechenden Gewinn erwirtschaften, um den

Aktionären eine Dividende auszuschütten. Diese müssen ja einen Anreiz [P8] haben, ihr Geld in die Aktien zu investieren und nicht auf dem Bankkonto liegen zu lassen. Bei der Gesellschaft mit beschränkter Haftung (GmbH) ist die Haftung auf das Stammkapital von 12.500 EUR beschränkt. Dafür bekommen diese Unternehmen auch schwieriger Kredite, da die Bank im Insolvenzfall maximal 12.500 EUR bekommen würde und es neben der Bank meist noch andere Gläubiger gibt. Krankenhäuser agieren oft in der Rechtsform der gemeinnützigen GmbH (gGmbH). Es handelt sich im Prinzip um eine GmbH, bloß dass die erwirtschafteten Gewinne wieder in den Klinikbetrieb fließen und nicht an die Eigentümer der GmbH ausgezahlt werden. Die gGmbH ist steuerbegünstigt.

In einer Praxis übt ein Arzt einen freien Beruf aus und agiert als Personengesellschaft. Im Gegensatz zur Kapitalgesellschaft sind bei dieser Gesellschaftsform das Vermögen des Unternehmens und das Privatvermögen nicht getrennt und die Haftung ist auch nicht auf das eingesetzte Kapital beschränkt. Der Arzt haftet also voll mit seinem gesamten Eigentum.

In der **Gewinn- und Verlustrechnung (GuV)** werden Umsätze und Kosten gegenübergestellt. In Abhängigkeit von der Unternehmensform muss diese auch veröffentlicht werden. Übersteigen die Umsätze die Kosten, wird ein **Jahresüberschuss** erwirtschaftet, der auch als **Unternehmenserfolg** bezeichnet wird. Übersteigen die Kosten die Umsätze, entsteht ein **Jahresfehlbetrag**. Das Verhältnis von Gewinn zum eingesetzten Kapital gibt die **Rentabilität** an, das von Gewinn zu Umsatz die **Profitabilität**.

8.1.4 Eigenkapital und Fremdkapital

Durch eine finanzielle Beteiligung an einem Unternehmen, wird ihm Eigenkapital zugeführt. Dafür erwirbt der Investor Rechte, z. B. Mitspracherechte, aber auch Pflichten, wie die Haftung. Fremdkapital wird dem Unternehmen ausgeliehen, z. B. in Form eines Bankkredits. Beim Fremdkapital besteht keine Haftung im Falle einer Unternehmenspleite: Das ausgeliehene Geld ist weg, darüber hinausgehende Forderungen bestehen nicht. Fremdkapitalgeber haben dafür aber auch kein Mitspracherecht bezüglich der Unternehmensführung. Fremdkapital wird z. B. für bauliche Maßnahmen benötigt, Eigenkapital für das Unternehmenswachstum durch Unternehmensübernahme. Beispielsweise hat die Rhön-Klinikum AG neue Aktien begeben, um den Kauf neuer Krankenhäuser zu finanzieren.

Eigen- und Fremdkapital werden in der **Bilanz** ausgewiesen. Diese ist in zwei Teile gegliedert. Die Summen der einzelnen Positionen beider Teile sind immer identisch, d. h. die Bilanz ist ausgeglichen. Auf der rechten Seite der Bilanz, den **Passiva**, stehen die Mengen des Eigen- und des Fremdkapitals. Die Passiva geben die **Mittelherkunft** des Unternehmens an. Auf der linken Seite der Bilanz, den **Aktiva**, steht das, was mit dem Geld gemacht wurde, also die **Mittelverwendung**. Diese Seite ist wiederum in Anlage- und Umlaufvermögen geteilt. **Umlaufvermögen** ist kurzfristig verfügbar, z. B. das Barguthaben. **Anlagevermögen** hingegen steht nicht kurzfristig zur Verfügung. Dazu gehören beispielsweise Gebäude oder langfristige Finanzinvestitionen.

8.1.5 Wachstum

Beim Wachstum wird zwischen organischem und anorganischem Wachstum unterschieden. **Organisches Wachstum** ist die Erhöhung des Umsatzes des Unternehmens durch eigene Anstrengungen, z. B. die Erbringung neuer Leistungen. Beim **anorganischen Wachstum** wird der Umsatz durch die Fusion mit anderen Unternehmen oder durch die Übernahme von anderen Unternehmen realisiert.

Bei der **Fusion (Merger)** schließen sich mehrere Unternehmen gleichberechtigt zusammen (wie z. B. Daimler und Chrysler). Im Krankenhausbereich haben sich beispielsweise die Kliniken in öffentlicher Trägerschaft des Landes Berlin zum Klinikkonzern Vivantes zusammengeschlossen. Bei der Übernahme, also der **Akquisition**, wird ein Unternehmen von einem anderen aufgekauft. Akquisitionen finden häufig in der pharmazeutischen Industrie statt, aber auch bei den privaten Klinikkonzernen (z. B. Rhön-Klinikum-AG, Helios, Sana, Asklepios etc.). Unternehmenszusammenführungen sind eine strategische Grundsatzentscheidung. Eine Übernahme oder eine Fusion mit Unternehmen aus einem anderen Industriebereich erfolgt bei der Integration. Bei der **vertikalen Integration** werden vor- oder nachgelagerte Unternehmen in der Wertschöpfungskette übernommen, beispielsweise wenn ein Krankenhaus ein Medizinisches Versorgungszentrum (MVZ) zur Einweisung und Nachbehandlung der Patienten übernehmen würde oder eine Rehabilitationsklinik zur Nachbehandlung. Um eine vertikale Integration handelte es sich auch, als der Pharmagroßhändler Celesio das Apothekenunternehmen DocMorris übernommen hat oder der Arzneimittel- und Medizinproduktehersteller Fresenius die Helios Kliniken und die Wittgensteiner Kliniken. Bei der **horizontalen Integration** werden Unternehmen auf derselben Stufe der Wertschöpfung zusammengeführt, also z. B. der Zusammenschluss zweier pharmazeutischer Unternehmen, z. B. Bayer und Scherig. Die Eingliederung von Unternehmen aus ganz anderen Wirtschaftszweigen in das Geschäft wird **laterale Integration** genannt. Beispielsweise betreibt der Easy-Konzern, der als EasyJet Airline begonnen hat, Cafés, Hotels, Pizzerien, Kreuzfahrtschiffe, Autovermietungen, Fahrschulen und ist mit Fitness-Studios nun auch in den Gesundheitsmarkt eingestiegen.

8.1.6 Kernkompetenz

Die Kernkompetenz spiegelt die Tätigkeit des Unternehmens wider, die es besonders gut beherrscht und über die es sich profiliert. Die Kernkompetenz eines Krankenhauses ist die Krankenbehandlung. Bei allen anderen Tätigkeiten, wie z. B. Reinigung, Catering, Sterilisation, IT etc., muss prinzipiell gefragt werden, ob diese Leistungen an andere Unternehmen mit der jeweiligen Kernkompetenz ausgelagert werden können, was als **Outsourcing** bezeichnet wird, z. B. Charité Facility Management. Die Entscheidung darüber wird **Make-or-buy-decision** genannt. Das Outsourcing von Leistungen ist aber nicht immer kostengünstiger [P4]. Im Krankenhausbereich müssen externe Unternehmen im Gegensatz zu Krankenhäusern Umsatzsteuer bezahlen, was die Produktionskosten erhöht. Außerdem besteht die Gefahr, dass die wahrnehmbare Servicequalität nachlässt.

8.1.7 Kennzahlen

Kennzahlen sind Verdichtungen großer Datenmengen. Sie dienen der Unternehmensführung zur Information für die betriebliche Steuerung des Unternehmens. Anhand der Kennzahlen Umsatz, Gewinn, Verbindlichkeiten (Schulden) kann z. B. schnell ein grober Überblick über die wirtschaftliche Lage eines Unternehmens gewonnen werden.

8.1.8 Key Factors

Key Factors oder Schlüsselfaktoren sind die entscheidenden Faktoren bei einem Prozess oder Zustand. Bei der Erstellung einer Gesundheitsleistung ist die Ergebnisqualität beispielsweise ein Schlüsselfaktor. Durch Identifizierung dieser Faktoren kann Einfluss auf die Prozesse genommen werden. Key Factors, von denen das Ergebnis maßgeblich beeinflusst wird, heißen **Critical Success Factors**.

8.1.9 Liquidität

Sie gibt an, ob das Unternehmen über Barvermögen verfügt, um seinen Zahlungsverpflichtungen nachzukommen. Es müssen immer Liquiditätsreserven vorhanden sein. Verfügt ein Unternehmen über keine Geldmittel mehr, was als **Illiquidität** bezeichnet wird, kann es seinen Zahlungsverpflichtungen nicht nachkommen. Es muss dann **Insolvenz** anmelden. Der Beobachtung der Liquidität kommt daher eine wichtige Bedeutung bei der Unternehmensführung zu.

8.1.10 Lernkurve

Die Lernkurve, auch Erfahrungskurve genannt, besagt, dass die Fehlerquote und der Materialverbrauch bei Erhöhung der Produktionsmenge sinken und damit die Qualität steigt und die Kosten sinken. Das Sinken der Kosten wird als **komparativer Kostenvorteil** oder auch als **Skaleneffekt** oder „Economies of scale" bezeichnet. Dies ist auch der Grund, weswegen man seine Hemden von jemandem bügeln lassen sollte, der dies öfter tut und daher schneller fertig ist. Dieser theoretische Hintergrund der Lernkurve war Anlass, für bestimmte Operationen und andere Gesundheitsleistungen sogenannte **Mindestmengen** einzuführen. Werden diese von den Leistungserbringern unterschritten, werden die Kosten nicht mehr durch die gesetzlichen Krankenkassen erstattet. Die Höhe der Mindestmengen wurde aber willkürlich gesetzt, eine empirische Ermittlung für den Schwellenwert, ab dem die Qualität steigt und die Kosten sinken, existiert nicht. Eine weitere Möglichkeit zur Kostensenkung besteht, wenn eine Person oder ein Unternehmen nicht nur ein Produkt herstellt oder eine Leistung anbietet, sondern ein **Portfolio** aus ähnlichen Leistungen erbringt. Die Kosten sinken dann, weil die Gemeinkosten auf mehrere Leistungen

193

umgeschlagen werden können, was als „**Economies of scope**" bezeichnet wird. Es entstehen dabei sogenannte **Synergieeffekte**.

8.1.11 Stakeholder

Stakeholder sind alle für das Unternehmen relevanten Bevölkerungsgruppen. Dazu gehören bei einem Krankenhaus beispielsweise:

- Patienten
- Einweisende Ärzte
- Krankenkassen
- Eigentümer
- Gesundheitsämter
- Deutsche Krankenhausgesellschaft
- Landesregierung

Im Sinne des Unternehmenserfolges gilt es, zu den relevanten Stakeholdern tragfähige Beziehungen aufzubauen. Nicht verwechselt werden dürfen Stakeholdern mit Shareholdern, was Unternehmensanteilseigner sind, also z. B. Aktionäre.

8.1.12 Substitutionseffekt

Bei steigenden Preisen wenden sich die Verbraucher teilweise anderen Produkten zu. Die Umsätze des Unternehmens mit den steigenden Preisen können dann trotzdem durch den geringeren mengenmäßigen Absatz zurückgehen. Beispielsweise steigen viele Leute bei hohen Benzinpreisen auf öffentliche Verkehrsmittel und Fahrräder um. Aufgrund der Praxisgebühr und der Zuzahlung zu rezeptpflichtigen Arzneimitteln, also steigenden Preise für die Gesundheitsleistung aus der Sicht der Patienten, gehen einige von ihnen gleich direkt in die Apotheke und holen sich freiverkäufliche Arzneimittel.

8.1.13 Vision

Die Vision beschreibt ein übergeordnetes Ziel des Unternehmens, z. B. die Marktführerschaft. Sie wird meist von der Unternehmensleitung top-down vorgegeben. Basierend darauf werden **Strategien** definiert, wie diese Vision erreicht und erhalten werden kann. Die Strategien werden durch die **operativen Tätigkeiten** umgesetzt. Neben der Vision gibt es weitere **Unternehmensziele**, z. B. als kompetenter Partner wahrgenommen zu werden oder eine hohe Mitarbeiterzufriedenheit zu haben.

8.2 Betriebswirtschaftliche Grundkonzepte

Zu den betriebswirtschaftlichen Grundkonzepten gehören Analysen und Managementkonzepte.

8.2.1 Analysen

ABC-Analyse

Bei der ABC-Analyse werden die Produkte eines Unternehmens nach dem Umsatz und der Menge eingeteilt:

- **A-Produkte**: Hoher Gesamtumsatz, geringe Häufigkeit
- **B-Produkte**: Mäßiger Gesamtumsatz, mäßige Häufigkeit
- **C-Produkte**: Geringer Gesamtumsatz, hohe Häufigkeit

Im Krankenhaus können die Produkte durch die DRGs abgegrenzt werden. Die ABC-Analyse ist hilfreich, um sich einen Überblick zu verschaffen, wenn es darum geht, Hebel für Kosteneinsparungen oder Qualitätsverbesserungen oder andere Herausforderungen zu identifizieren.

Benchmarking

Beim Benchmarking findet ein Vergleich der Leistungen des eigenen Unternehmens mit denen anderer statt. Es werden z. B. Unternehmenskennzahlen oder auch Qualitätsindikatoren verglichen. Schneidet das Unternehmen im Vergleich zu anderen weniger gut ab, soll in einer Ursachenanalyse nach Schwächen gesucht werden und bei den „Best-in-class-Unternehmen" geschaut werden, was verbessert werden kann. Dies wird auch als „**learning from the best**" bezeichnet. Unternehmensspionage ist strengstens verboten. Anhand öffentlich zugänglicher Daten, wie z. B. Geschäftsberichten, Pressemitteilungen, Vorträgen etc., kann aber versucht werden, Daten über andere Unternehmen herauszubekommen. Benchmarking ist leichter innerhalb eines Konzerns möglich, bei dem die Leistungen der einzelnen Häuser miteinander verglichen werden können, z. B. innerhalb eines Krankenhauskonzerns. Auch zwischen den unterschiedlichen Abteilungen desselben Krankenhauses ist Benchmarking bedingt möglich.

Branchenanalyse („Porters Five Forces")

Mithilfe der Branchenanalyse oder auch Porters Five Forces genannt, kann systematisch analysiert werden, in welchem Ausmaß wettbewerbsrelevante Kräfte [P7] auf ein Unternehmen in einer Branche einwirken. Nach Porter wirken fünf Wettbewerbskräfte auf Unternehmen ein. Die erste Kraft ist die aktuelle Konkurrenz [P7], das heißt beispielsweise, welche Krankenhäuser oder Arztpraxen noch am Markt tätig sind. Diese Kraft wird bei der schematischen Darstellung der Porters Five Forces in einem Kreis in der Mitte dargestellt. Die vier weiteren Kräfte werden als Pfeile abgebildet und sind:

- **Markteintrittsbarrieren:** Wie leicht ist es für Konkurrenten, in den Markt zu kommen? Wie einfach ist es, ein Krankenhaus oder eine Praxis zu eröffnen?
- **Substitutionsmöglichkeiten:** Können die Patienten statt im Krankenhaus doch ambulant behandelt werden oder werden ambulante Leistungen plötzlich auch von Krankenhäusern mit erbracht?
- **Lieferanten:** Können diese durch Zusammenschluss höhere Preise für Medizinprodukte verlangen? Können Krankenhäuser durch Bildung von Einkaufsgemeinschaften der Verhandlungsmacht der Lieferanten entgegenwirken?
- **Abnehmer:** Wie entscheiden sich Patienten bei der Krankenhauswahl? Wie wird zukünftig mit den Krankenkassen verhandelt?

Die Branchenanalyse ist beispielhaft für den Krankenhausbereich dargestellt (s. Abb. 8.1).

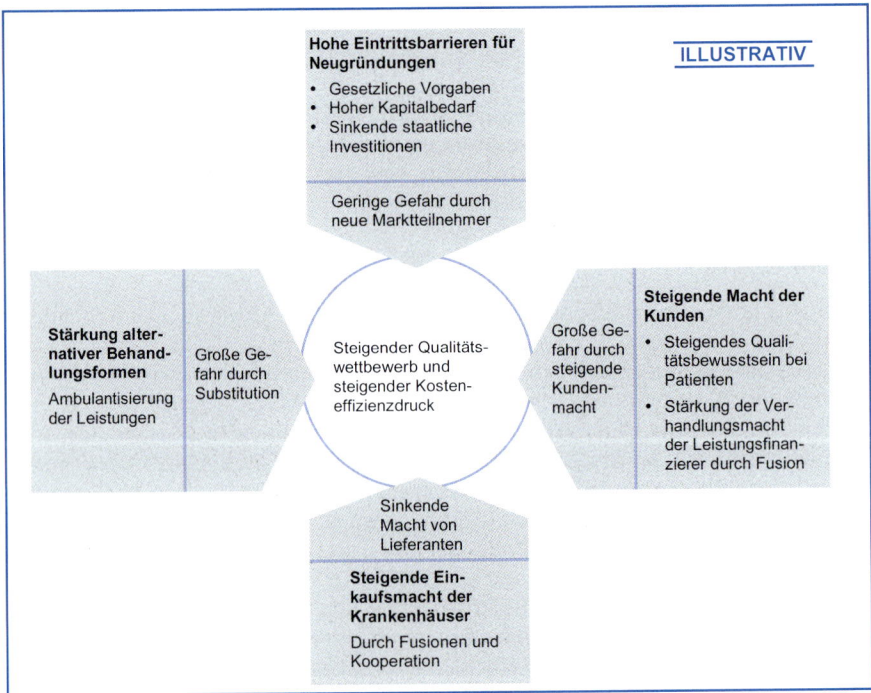

Abb. 8.1: Branchenanalyse („Porters Five Forces") für den akutstationären Bereich

Break-Even-Analyse (Gewinnschwellenanalyse)

Mit der Break-Even-Analyse kann errechnet werden, ab welcher produzierten Menge Gewinne erzielt werden (s. Abb. 8.2). Dies kann auf der Ebene des gesamten Unternehmens, auf der von Abteilungen oder eines einzelnen Produkts errechnet werden.

Die Preise für Krankenhausleistungen sind durch die DRG-Fallpauschalen festgesetzt. Bei dem gegebenen Preis einer DRG steigen also die Einnahmen linear mit der Anzahl der erbrachten Fälle. Die Fixkosten, z. B. für das Personal, sind immer unabhängig von der produzierten Menge vorhanden. Die variablen Kosten, z. B. für Arzneimittel, steigen linear mit der erbrachten Menge an. Insgesamt steigen so die Gesamtkosten, das heißt die fixen und variablen Kosten, mit der erbrachten Leistungsmenge an. Der Schnittpunkt der Erlös- und Gesamtkostengeraden ist der sogenannte **Break-Even-Punkt**. Wird bei der Leistungsmenge der Break-Even-Punkt überschritten, werden Gewinne erzielt. Ein Krankenhaus kann mithilfe der Break-Even-Analyse errechnen, wie viele Fälle es erbringen muss, um wirtschaftlich zu arbeiten. In einem weiteren Schritt kann dies auf die Bettenauslastung umgerechnet werden. Damit wird die Frage beantwortet, wie hoch die Bettenauslastung sein muss, damit das Krankenhaus Gewinne erzielt.

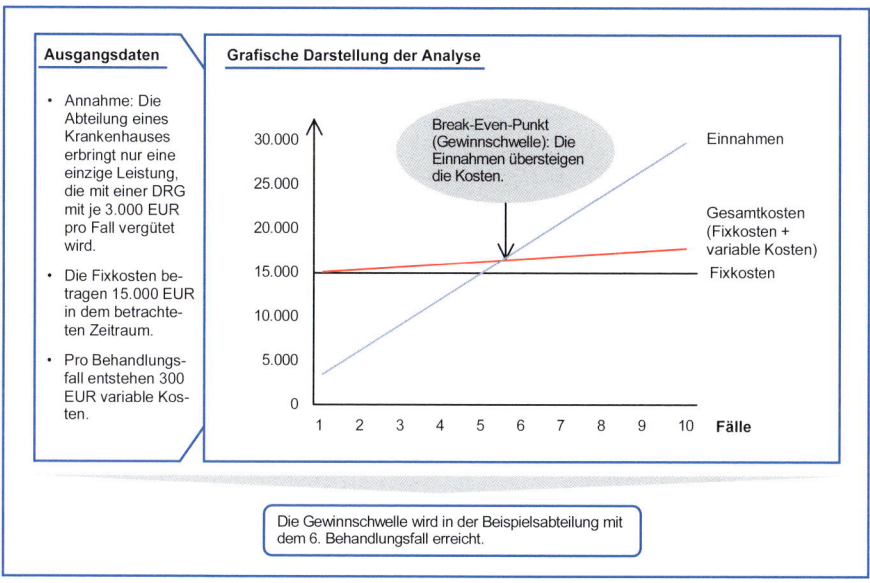

Abb. 8.2: Beispiel für eine Break-Even-Analyse in einer Abteilung eines Krankenhauses

Die Break-Even-Analyse wird von Unternehmen aller Wirtschaftszweige angewendet. Beispielsweise kann eine Airline damit berechnen, wie groß der „Sitzladefaktor", das heißt die Auslastung des Flugzeugs, sein muss, damit der Flug kostendeckend bzw. gewinnbringend ist. Wird der Sitzladefaktor nicht erreicht, müsste die Verbindung gestrichen werden [P6]. Ein Krankenhaus kann aber nicht einfach eine Abteilung streichen, wenn es im Krankenhausplan des Bundeslandes aufgenommen ist oder ein Versorgungsvertrag mit den Krankenkassen besteht. Dann muss durch gezieltes Anwerben von Patienten die Erlössituation verbessert werden und/oder es müssen die Kosten gesenkt werden, damit die Gewinnschwelle überschritten wird [P6]. Die Break-Even-Analyse ist auch für Praxen geeignet, um bei gegebener Kostenstruktur den Mindestumsatz zu ermitteln, ab dem Gewinne erzielt werden.

197

Kosten-Nutzen-Analyse

Die Kosten-Nutzen-Analyse wird beispielsweise in Vorbereitung auf die Entscheidung bezüglich einer größeren Investition durchgeführt, z. B. wenn ein Krankenhaus überlegt, einen Herzkatheterplatz einzurichten. Es werden dann alle zukünftigen Kosten und alle zukünftigen Einnahmen abgebildet und einander gegenübergestellt.

Portfolioanalyse

Die Portfolioanalyse ist eine Möglichkeit zum zielgerichteten Management aktueller und potentieller Produkte eines Unternehmens. Die Produkte werden in einer Vier-Felder-Matrix dargestellt. Die x-Achse zeigt den **relativen Marktanteil** des Produkts des eigenen Unternehmens im Verhältnis zum Marktführer. Die y-Achse bildet das **Marktwachstum** des Zielmarkts des Produkts ab.

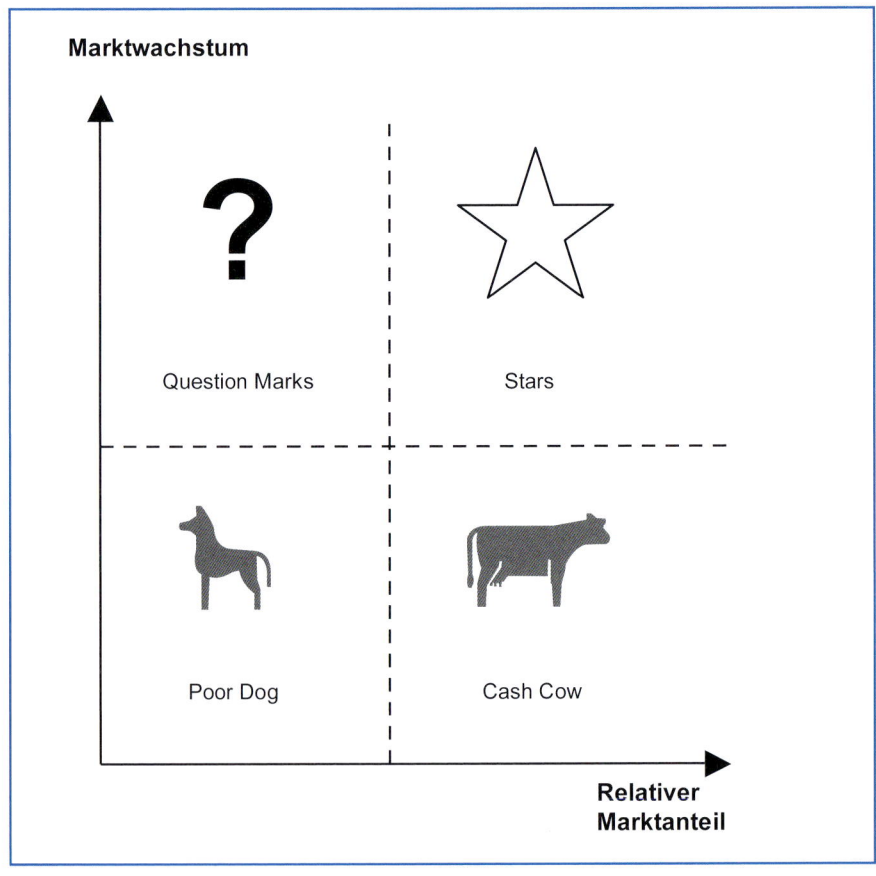

Abb. 8.3: Mit der Vier-Felder-Matrix kann eine Portfolioanalyse des Unternehmens durchgeführt werden und daraus können Strategien abgeleitet werden.

Die vier Quadranten der Vier-Felder-Matrix haben folgende Namen (s. Abb. 8.3):

- Links unten „**Poor dogs**": Sie haben einen geringen Marktanteil und der Zielmarkt wächst auch nicht. Diese Produkte lassen sich schwer besser positionieren, es sollten keine weiteren Investitionen vorgenommen werden bzw. Investitionen verringert werden. Dies wird als Desinvestition bezeichnet.
- Rechts unten „**Cash-Cow**": Hoher Marktanteil, aber geringes Wachstum. Da der Markt nicht weiter wächst, kann auch nicht mehr viel herausgeholt werden. Auch in diese Produkte sollte nicht mehr viel investiert werden, sondern die Umsätze „abgeschöpft" werden. Cash-cows sind die finanzielle Basis eines Unternehmens.
- Links oben „**Question Marks**": Der Marktanteil ist noch gering, aufgrund des wachsenden Markts kann das Produkt aber noch entwickelt werden, es kann also noch viel herausgeholt werden. Wird das Produkt nicht aktiv entwickelt, besteht die Gefahr, dass es zum „poor dog" wird.
- Rechts oben „**Stars**": Hoher Marktanteil und hohes Marktwachstum. Es gilt, den Marktanteil zu halten und den Markt weiter auszubauen. So kann das Produkt später zur Cash-Cow und damit zum neuen Umsatzträger des Unternehmens werden.

Für die Einordnung der Produkte kann man das Marktwachstum und den relativen Marktanteil sehr genau berechnen. Es gibt eigene Programme zur Erstellung der Vier-Felder-Matrix. Der Aufwand ist aber oftmals nicht notwendig. Meist reicht eine schematische Darstellung der Matrix und die ungefähre Einordnung in einen der vier Quadranten.

Die Portfolioanalyse kann von einem Krankenhaus beispielsweise genutzt werden, um eine Entscheidung über die Anschaffung von neuen Geräten zur Einführung neuer apparativer Prozeduren vorzubereiten oder auch um Spezialisierungen von Abteilungen zu planen. In der Abteilung Neurologie kann z. B. geschaut werden, wie weit die Versorgung demenzerkrankter Patienten entwickelt ist. Die Häufigkeit der Demenz wird in den nächsten Jahren weiter steigen, das heißt, es kommt zum Marktwachstum. Produkte zur Behandlung der Demenz sind daher tendenziell in die oberen Quadranten einzuordnen. Krankenhäuser haben meist auch eine gute Vorstellung über ihre Position im Verhältnis zur Konkurrenz. Andernfalls kann ein Blick in die Qualitätsberichte der Krankenhäuser weiterhelfen, in denen die Häufigkeit der am meisten gestellten Diagnosen der Fachabteilungen veröffentlicht ist. Sollte der Marktanteil relativ gering sein, handelt es sich um ein „?-Produkt" der neurologischen Abteilung. Zusammen mit anderen Faktoren kann dann entschieden werden, ob Investitionen zur Weiterentwicklung vorgenommen werden oder nicht.

SWOT-Analyse

„SWOT" ist die Kombination der Anfangsbuchstaben der Wörter „strengths", „weaknesses", „opportunities" und „threats". Bei der SWOT-Analyse wird die Innenwelt des Unternehmens mit ihren Stärken (strengths) und Schwächen (weaknesses) analysiert. Zusätzlich wird die Umwelt des Unternehmens mit ihren Möglichkeiten (opportunities) und Gefahren (threats) untersucht. Treffen Stärken des Unternehmens auf Möglichkeiten, ergeben sich Chancen. Treffen Gefahren aus der

Umwelt auf Schwächen des Unternehmens, entstehen Risiken. Bezüglich der Unternehmensführung gilt es, Chancen für das Unternehmen zu nutzen und sich auf Risiken vorzubereiten.

Vorgehensmodelle

Vorgehensmodelle werden verwendet, um zu überprüfen, ob die vorhandenen Strukturen, Maßnahmen, Prozesse, Produkte oder anderes dem Idealzustand entsprechen. Zunächst erfolgt die Beschreibung des Ideal- oder Sollzustands. Als nächster Schritt wird der Ist-Zustand beschrieben. Weichen Ist- und Idealzustand voneinander ab, besteht Handlungsbedarf und die Lücke („Gap") muss geschlossen werden. Es werden dann konkrete Maßnahmen zur Umsetzung abgeleitet. Beispielsweise kann mit dieser Analyseform geklärt werden, ob die vorhandenen Qualitätsmanagementsysteme (Ist-Zustand) den gesetzlichen Vorgaben (Soll-Zustand) entsprechen.

Wertschöpfungskette

Durch die Darstellung der Wertschöpfungskette eines Unternehmens oder einer Abteilung kann der Produktionsprozess systematisch analysiert werden und Rationalisierungspotenziale können aufgedeckt werden. Der Produktionsprozess der Leistung des Unternehmens (Güter, Dienstleistungen) erfolgt entlang der Wertschöpfungskette, die auch als **„Value Chain"** bezeichnet wird. Im Rahmen des Produktionsprozesses werden primäre von sekundären Aktivitäten unterschieden (s. Abb. 8.4).

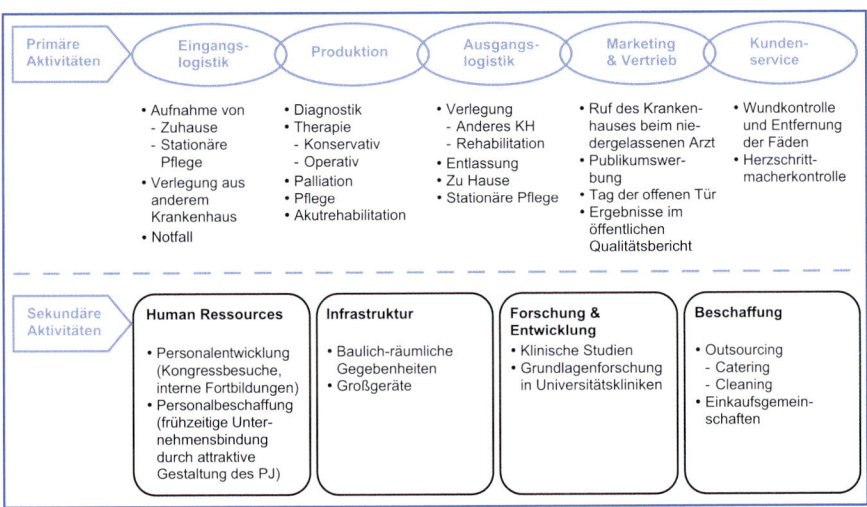

Abb. 8.4: Wertschöpfungskette eines Krankenhauses

Primäre Aktivitäten dienen unmittelbar dem Produktionsprozess, während sekundäre unterstützend wirken. Es handelt sich allerdings um eine sehr grobe Einteilung. Primäre und sekundäre Aktivitäten sind eng miteinander verwoben und auch die

sekundären Unternehmensaktivitäten, wie z. B. die Personalbeschaffung von qualifizierten Mitarbeitern oder die Forschung & Entwicklung bei Herstellern von innovativen Arzneimitteln, sind essenziell für den langfristigen Unternehmenserfolg.

8.2.2   Managementkonzepte

Beschwerdemanagement

Beschwerden der Patienten sind wertvolle Hinweise für die Verbesserung der Leistungen des eigenen Unternehmens. Für Patienten bietet es außerdem die Möglichkeit, etwas, was ihnen am Herzen liegt, zu artikulieren. Durch freundliches und
aktives Zuhören fühlt sich der Patient ernst genommen und verstanden. Er wird
auch bei berechtigter Beschwerde wahrscheinlich wiederkommen, das heißt, er
verhält sich loyal gegenüber dem Unternehmen. Wird die Beschwerde dagegen be-
schwichtigt, heruntergespielt oder anderweitig unprofessionell entgegengenommen,
wird der Patient – sofern er eine Wahl hat [P3] – nicht wiederkommen und seinem
Verwandten- und Bekanntenkreis sowie dem einweisenden Arzt bei einer Krankenhausbehandlung negativ davon berichten.

Eine sinkende Besuchs- oder Einweisungsrate kann die Folge sein. Im Unternehmen sollte daher eine Kultur gelebt werden, in der Beschwerden als Chance gesehen
werden, etwas zu verbessern und eine langfristige stabile Kundenbeziehung aufzubauen. Patienten können aktiv zu Beschwerden aufgefordert werden, was als Be-
schwerdestimulierung bezeichnet wird und beispielsweise durch Patientenfragebö-
gen geschehen kann.

Change-Management

Schon Heraklit sagte: Panta rhei (alles fließt). Die Umwelt eines Unternehmens
befindet sich im ständigen Wandel. Dies gilt insbesondere für das Gesundheitswesen
durch ständige Gesundheitsreformen, für Rehakliniken, die in Akutkrankenhäuser
umgewandelt werden, für Krankenhäuser, die plötzlich ambulante Leistungen erbringen, und für Patienten, die sich das Krankenhaus nicht mehr vom Arzt vorgeben
lassen, sondern selbst nach Qualitätskriterien aussuchen. Wandel ist also ein ständiger und ganz natürlicher Vorgang. Für eine erfolgreiche Positionierung am Markt
müssen sich die Unternehmen auf diesen Wandel einrichten [P6, P7]. Durch das
Change-Management soll die Veränderung nicht nur reaktiv angegangen werden,
sie soll aktiv im Sinne des Unternehmens gestaltet werden. Bei den Mitarbeitern des
Unternehmens muss eine Änderungsbereitschaft und –fähigkeit erzeugt werden. Der
Mensch ist ein Gewohnheitstier und stellt prinzipiell die größte Hürde bei Veränderungen dar. Nach einem anfänglichen Schock und ablehnender Haltung bei Veränderungen muss nicht nur eine Einsicht, sondern eine Akzeptanz bei den Mitarbeitern erzeugt werden. Hierfür bedarf es besonderer Führungsqualitäten.

Human Ressources Management

Im Gegensatz zum Zeitalter der Industrialisierung, in dem der Mensch eher als
Maschine betrachtet wurde, stellt das Human Ressources Management den Mitar-

beiter als kritischen Erfolgsfaktor für den Unternehmenserfolg in den Vordergrund. Mitarbeiter sind also eine wichtige Ressource, die es weiterzuentwickeln gilt. Neben qualitätsgefährdenden Gesichtspunkten sollte unter dem Human Ressources Aspekt auch die Abschaffung der 24-Stunden-Dienste, die Schaffung einer angenehmen Teamatmosphäre und eine angemessene Vergütung der ärztlichen Tätigkeit betrachtet werden. Durch aktives Human Ressources Management können die gut ausgebildeten Mitarbeiter langfristig an das Unternehmen gebunden werden. Der Klinikkonzern Helios bezahlt beispielsweise Medizinstudenten im praktischen Jahr eine Aufwandsentschädigung, um die Arbeit der Studenten zu würdigen [P8] und sie für eine Assistenzarzttätigkeit in dem Unternehmen zu gewinnen.

Just-in-Time-Konzept

Dieses Konzept wurde ursprünglich entwickelt, um die Lagerkosten zu minimieren [P4]. Produkte werden erst dann für den Verbraucher hergestellt, wenn sie nachgefragt werden. Bei Büchern ist ein Beispiel das sogenannte „Print on demand". Das Konzept findet aber auch im Krankenhaus Anwendung, beispielsweise wenn der Patient bei einer elektiven Operation zeitnah aufgenommen wird. Es müssen dafür alle Vorbefunde etc. vorhanden sein. Der Patient sollte in einer ambulanten Sprechstunde für die Operation und Anästhesie aufgeklärt worden sein. Dadurch können stationäre Ressourcen eingespart werden [P4]; es bedarf aber eines guten Einweisungsmanagements.

Projektmanagement

Projektmanagement dient der Bewältigung von neuartigen komplexen Aufgaben. Hierzu gehört z. B. die Einführung eines neuen Qualitätsmanagement- oder EDV-Systems. Projekte sind dadurch gekennzeichnet, dass sie einmalig sind, einen definierten Anfang (z. B. Änderung der Gesetzeslage) und ein definiertes Ende (z. B. gesetzliche Frist) haben, meistens sehr komplex sind (dies ist relativ zu sehen; eines der wohl komplexesten Projekte war der Pyramidenbau) und ihnen ein begrenztes Budget [P1] zur Verfügung steht. Die Herausforderung bei Projekten besteht also darin, das vorgegebene Ziel in der vorgegebenen Zeit unter Einhaltung des Budgets zu erreichen [P4]. Zunächst werden **Projektziele** definiert und ein **Projektmanager** bestimmt. Dieser beruft mit allen relevanten Personen, das heißt dem **Projektteam,** eine Anfangsbesprechung ein, ein sogenanntes „**Kick-Off-Meeting**". Es erfolgt eine Projektplanung mit dem Setzten von **Meilensteinen.** Das sind Punkte, an denen wichtige Zwischenziele des Projekts erreicht werden sollen. Zur Erreichung der Ziele werden **Teilaufgaben** definiert. Diese können in Form von sogenannten **Arbeitspaketen** an andere Personen oder auch an externe Unternehmen delegiert und komplett unabhängig voneinander abgearbeitet werden. Während des Projekts wird der Projektzwischenstand an den sogenannten **Lenkungsausschuss** berichtet. Dieser hat die oberste Kontrolle über den Projektfortschritt und kann ggf. intervenieren.

Die Übertragung von Projekten wird von den betroffenen Mitarbeitern oftmals als zusätzliche Belastung angesehen. Dem erfahrenen Facharzt bietet ein Projekt allerdings die Möglichkeit, sich für eine Oberarztstelle zu empfehlen. Wer es schafft, ohne Vorgesetztenfunktion eine Projektgruppe zu leiten, wird dies erst Recht qua Amt schaffen. Besonders Profilierte sollten aktiv nach Projekten fragen und High-Potentials selbstständig welche initiieren.

Prozessmanagement

Ebenso wie bei der strikten Trennung der ambulanten und stationären Versorgung wird auch in Unternehmen stark in einzelnen Fachabteilungen („Königreichen") gedacht. Dies wird als **„Silo-Denken"** bezeichnet. Da auch innerhalb einer Krankenhausabteilung oftmals die Zuständigkeit wechselt, ist die Versorgung des Patienten mitunter insuffizient und ineffizient und es entsteht ein hoher Koordinierungsaufwand.

Beim Prozessmanagement wird die gesamte Behandlung von der prästationären Vorbereitung bis zur Entlassung, das heißt entlang der **Prozesskette**, betrachtet und optimiert. In der Herz- und Gefäßchirurgie am Universitätsklinikum Freiburg beispielsweise wurden zur Prozessverbesserung feste Behandlungsteams bestehend aus Ober-, Assistenz- und Facharzt gebildet. Die Patienten sind jeweils einem Behandlungsteam fest zugeordnet; sie werden während des gesamten stationären Aufenthalts von demselben verantwortlichen Team behandelt.

Beim Produktionsprozess, also z. B. bei der Erstellung einer Gesundheitsleistung, werden folgende Prozesse unterschieden:

- **Nutzleistungen**: Dienen direkt der Patientenbehandlung
- **Stützleistungen**: Sind Voraussetzung für die Leistungserstellung. Sie dienen aber nicht unmittelbar der Behandlung und werden vom Patienten auch nicht wahrgenommen, wie z. B. die Archivierung der Krankenakte
- **Blindleistungen**: Dienen weder direkt noch indirekt der Behandlung des Patienten, z. B. Doppeluntersuchungen bei fehlenden Unterlagen
- **Fehlleistungen**: Waren ursprünglich als Nutzleistung geplant, können aber aufgrund unvorhergesehener Fehler nicht verwendet werden, z. B. paravenöse Lage einer Venenverweilkanüle, nicht im Labor angekommene Blutproben

Blind- und Fehlleistungen sollten minimiert werden [P4]. Die Vermeidung der Ressourcenverschwendung durch eine Verringerung nichtwertschöpfender Leistungen wird als **„Lean Management"** bezeichnet. Einen Beitrag zur Prozessoptimierung können auch **klinische Behandlungspfade** liefern, bei denen die zu erledigenden Aufgaben und Zuständigkeiten klar definiert sind.

QHAR-Konzept

Mit dem QHAR-Konzept lässt sich prinzipiell jedes Problem strukturiert bearbeiten. „QHAR" sind die Anfangsbuchstaben der Bezeichnungen der vier Schritte des Konzepts. Am Anfang steht eine Frage (**q**uestion), die sich aus dem Problem ergibt. Im nächsten Schritt wird eine konkrete **H**ypothese formuliert, nach deren Veri- oder Falsifizierung die anfängliche Frage beantwortbar sein sollte. In der darauf folgenden **A**nalyse werden Daten zur Stützung oder zur Verwerfung der Hypothese gesammelt. Für die Analyse des Problems und dessen Behebung werden **R**essourcen geplant, z. B. finanzielle Ressourcen oder Mitarbeiterzeit [P1].

Szenariotechnik

Mithilfe der Szenariotechnik wird versucht, anhand der Situation in der Gegenwart mit Annahmen eine Aussage über die Zukunft zu treffen, z. B. eine Prognose über den zukünftigen Umsatz des Unternehmens zu erstellen. Die Annahmen werden so verändert, dass einmal das zu prognostizierende Ergebnis unter den besten Bedingungen errechnet wird, das ist das sogenannte „**Best Case Szenario**", und einmal unter den schlechtesten Bedingungen, das sogenannte „**Worst Case Szenario**". Das Unternehmen kann sich dementsprechend auf die Szenarien einstellen, z. B. durch Personalplanung unter der Annahme des Worst Case Szenarios, um keine Mitarbeiter entlassen zu müssen und bei positiverer Entwicklung neue einstellen zu können. Außerdem kann durch die Unternehmensführung versucht werden, die Umweltfaktoren entsprechend zu beeinflussen. Beim **Trendszenario** wird die historische Entwicklung, z. B. des Umsatzes, einfach für die zukünftigen Jahre fortgeschrieben.

Wissensmanagement (Knowledge Management)

In einem hochqualifizierten Bereich wie dem Gesundheitswesen ist kontinuierliches Fortbilden und die jederzeitige Verfügbarkeit von medizinischem Fachwissen zum Nachschlagen erforderlich. Zudem veraltet das bereits vorhandene Wissen sehr schnell. Eine gezielte Förderung von Kongressbesuchen, das Einrichten einer Datenbank mit medizinischen Fachzeitschriften im Intranet, die Organisation von interdisziplinären Fortbildungsveranstaltungen und das Wechseln auf andere Stationen (job-rotation) können seitens der Unternehmensführung zum aktiven Wissensmanagement beitragen

8.3 Krankenhausmanagement

Der organisatorische Aufbau der Krankenhäuser in Deutschland ist klassischerweise in drei Säulen gegliedert:

- Ärztlicher Dienst mit Ärztlichem Direktor
- Pflegedienst mit Pflegedirektor
- Verwaltung mit Kaufmännischem Direktor

Mittlerweile gibt es aber schon Abteilungen, die eigene Budget- und Umsatzverantwortung haben, sogenannte **Profit-Center**. Diese agieren wie selbstständige Unternehmen im Unternehmen und konkurrieren mit den anderen Abteilungen [P7]. Bis 1993 gab es in den Krankenhäusern das sogenannte **Selbstkostendeckungsprinzip**, d. h. die Krankenhäuser haben einfach alle entstandenen Kosten von den Krankenkassen erstattet bekommen. Sie waren daher eher Verwaltungsbetriebe. Es bestanden keine Anreize [P8] zum wirtschaftlichen Handeln [P4]. In den letzten Jahren hat der Wandel zum Gesundheitsbetrieb begonnen und hält immer noch an. Für Ärzte werden aus diesem Grund in Zukunft bei einer angestrebten Karriere im Krankenhaus auch betriebswirtschaftliche Kenntnisse und Managementfähigkeiten immer wichtiger. Es gibt auch bereits erste Mediziner in der Geschäftsführung von Krankenhäusern, es findet also eine direkte Konkurrenz mit den Wirtschaftswissenschaftlern [P7] statt. Auch in die Pflegeausbildung erhält die wirtschaftswissenschaftliche Ausbildung Einzug, es findet eine medizinische und ökonomische Akademisierung der Pflege statt. Dies schlägt sich in der Implementierung von Masterstudiengängen für die Pflege nieder.

Der finanzielle Druck auf die Krankenhäuser ist in den letzten Jahren immer stärker geworden. Durch die Deckelung des Budgets [P1] und die Anbindung an die Entwicklung der Grundlohnsumme sind die Einnahmen nur geringfügig gestiegen. Auf der anderen Seite ist es zu vielfältigen Kostensteigerungen gekommen:

- Abschluss neuer Tarifverträge
- Wegfall des Arztes im Praktikum (AiP): Nach der alten Approbationsordnung schloss sich an das 3. Staatsexamen eine anderthalbjährige ärztliche Tätigkeit mit einem geringfügigen Einkommen an.
- Umsetzung Arbeitszeitgesetz: Die 36-Stunden-Dienste wurden abgeschafft, wodurch neue Stellen geschaffen werden mussten.
- Erhöhung der Preise für Energie
- Erhöhung der Mehrwertsteuer: Da Krankenhäuser keine Umsatzsteuer entrichten müssen, können sie die bereits bezahlten Mehrwertsteuern, wie z. B. für Arzneimittel, auch nicht gegenüber dem Finanzamt als Vorsteuerabzug geltend machen.

Sinkende Einnahmen und steigende Kosten haben viele Krankenhäuser in eine wirtschaftlich schwierige Lage gebracht. Auf die Krankenhäuser drückt außerdem der sogenannte **Investitionsstau** der Bundesländer, der sich wiederum negativ auf die Betriebskosten auswirkt. Durch den Sicherstellungsauftrag müssen die Bundesländer für die Investitionskosten der Krankenhäuser aufkommen. Aufgrund der Knappheit an Geldmitteln [P1] sind einige Bundesländer diesen Verpflichtungen aber nur ungenügend nachgekommen.

In den letzten Jahren hat die Zahl der Krankenhäuser kontinuierlich abgenommen: Im Jahr 1991 gab es noch 2.411, 2008 nur noch 2.083. Allerdings haben einige Krankenhäuser auch fusioniert, so dass der Rückgang von 328 Häusern nicht automatisch der Anzahl der Schließungen entspricht. Die Zahl der Krankenhäuser wird weiter sinken. Es werden nur die wirtschaftlichsten [P4, P7] überleben.

Für Einsparungen im ärztlichen Bereich werden in einigen Krankenhäusern vermehrt ärztliche Tätigkeiten an nichtärztliche Mitarbeiter delegiert, z. B. die Blutentnahmen. Viele Kliniken führen auch Kodierfachkräfte ein. Dies ist vom Human Ressources Ansatz sinnvoll, da sich der höher bezahlte Arzt dann mehr seiner Kernkompetenz (die unmittelbare Behandlung des Patienten) widmen kann. Die Kodierfachkräfte verfügen über eine größere Kodierroutine, wodurch komparative Kostenvorteile entstehen. Eine intensive Abstimmung zwischen Arzt und Kodierfachkraft ist erforderlich.

Ein weiteres aktuelles Kostensparmodell sind die sogenannten Teleportalkliniken. Es muss und kann nicht in jedem Haus der Grund- und Regelversorgung die gesamte spezielle Infrastruktur vorgehalten werden. In den Teleportalkliniken wird die Diagnostik vor Ort durchgeführt und die Ergebnisse online an größere Kliniken weitergeleitet, wo von Spezialisten der Befund erstellt wird. Insgesamt erhält immer mehr Technologie Einzug in den Klinikalltag. Ärzte führen Visiten mit Laptops durch, Patienten erhalten Barcodes als Armband, um nicht verwechselt zu werden, und Automaten stellen die benötigten Arzneimittel für den Patienten zusammen. Das Asklepios-Klinikum Hamburg-Barmbek („Hospital of the future") ist bereits seit längerem ein „papierloses Krankenhaus".

Weiterhin hat eine Internationalisierung des Krankenhausmarktes begonnen. Mit den Unternehmen Ameos aus der Schweiz und Capio aus Schweden sind ausländische Anbieter bereits am deutschen Markt tätig. Umgekehrt besitzt der deutsche Klinikkonzern Asklepios Klinken in den USA. Das Universitätsklinikum Hamburg-Eppendorf verkauft über eine eigene Unternehmensberatung deutsches Krankenhaus-Management-Know-how ins Ausland. Durch die Internationalisierung können sich interessante Perspektiven für Mediziner ergeben, z. B. durch einen Wechsel ins Ausland bei demselben Arbeitgeber.

Seit dem 01.01.2010 ist die Vergütung für dieselbe DRG in allen Krankenhäusern eines Bundeslandes identisch, es gilt ein einheitlicher Landesbasisfallwert. Danach werden diese an einen sogenannten **Bundesbasisfallwertkorridor** angeglichen, durch den die Vergütung bis auf die Bundesebene vereinheitlicht werden soll. In den Verhandlungen mit den Krankenkassen wird dann nicht mehr die Höhe, sondern nur noch die Menge der zu erbringenden Leistung verhandelt werden. Da zwischen den Anbietern keine preislichen Unterschiede mehr bestehen, wird der Wettbewerb zwischen den Krankenhäusern [P7] dann zunehmend auf der Ebene der Qualität der erbrachten Leistung stattfinden.

Viele akutstationäre Einrichtungen schließen sich mit Anbietern aus den anderen Gesundheitssektoren zu „**Gesundheitszentren**" zusammen. Dadurch kann die ambulante Versorgung in Form von Medizinischen Versorgungszentren, die akutstationäre Versorgung und die Rehabilitation bzw. die Pflege aus einer Hand von einem Leistungserbringer angeboten werden. Durch die Zentrierung können Verwaltungskosten reduziert und die medizinische Infrastruktur besser ausgelastet [P4] werden, z. B. durch eine gemeinsame Nutzung von Großgeräten wie CTs. Ein weiterer Vorteil ist, dass die Patientenströme besser steuerbar sind: Die Krankengeschichte kann besser weitergeleitet werden und bei Fragen können die Fälle in interdisziplinären und intersektoralen Konferenzen besprochen werden. Eine zum Gesundheitszentrum gehörende Apotheke kann öffentlich zugänglich sein, das heißt als Offizinapotheke agieren, und gleichzeitig als Versorgungsapotheke das Krankenhaus und die Rehabilitationsklinik bedienen. In einem zum Zentrum gehörenden Patientenhotel können die Patienten poststationär noch ein wenig behütet werden oder Angehörige untergebracht werden. Die SPA-Bereiche der Rehabilitationskliniken können aktiv um gesundheitsbewusste gesunde Selbstzahler werben. Zur Erzielung eines Wiedererkennungseffekts beim Kunden agiert das Gesundheitszentrum insgesamt idealerweise unter einer Dachmarke, was auch die Identifikation der Mitarbeiter mit dem Unternehmen erhöhen kann („we are family").

8.4   Praxismanagement

Für viele Mediziner ist nach 13 Jahren Schule, 6,5 Jahren Medizinstudium und 5–6 Jahren Facharztausbildung die Selbstständigkeit mit einer eigenen Praxis der größte Traum. Dieser Schritt muss aber gut geplant werden, man kauft sich ja auch nicht einfach mal irgendwo irgendein Haus für 300.000 EUR und hofft dann, dass schon alles gut gehen wird.

Einzel-, Praxis- und Gemeinschaftspraxen in der vertragsärztlichen Versorgung dürfen nur in der Rechtsform einer Personengesellschaft geführt werden: die Eigentümer haften damit auch mit ihrem Privatvermögen. Ein Medizinisches Versorgungszentrum kann auch als Kapitalgesellschaft geführt werden, z. B. als Gesellschaft mit beschränkter Haftung (GmbH). Die Haftung ist dann auf das Stammkapital von 12.500 EUR beschränkt. Aufgrund der beschränkten Haftung mit einem höheren Ausfallrisiko vergeben die Banken aber schwerer Kredite, es ist daher Eigenkapital notwendig oder es müssen weitere Gesellschafter aufgenommen werden.

Vor der **Praxisgründung** sollte unbedingt ein **Business Plan** erstellt werden. Dieser kann Fremdkapitalgebern wie z. B. Banken vorgelegt werden. Der Plan beinhaltet:

- Angaben zum geplanten Unternehmen: Organisation, Rechtsform
- Erstellte Produkte und Dienstleistungen: Zum Beispiel Schwerpunkte der Praxis, individuelle Gesundheitsleistungen
- Marktsituation: Räumliche Distanz zu den Wettbewerbern, Einzugsgebiet, allgemeine Entwicklungen im Markt, z. B. Ausstieg der Hausärzte aus dem KV-System
- Marketing: Zum Beispiel Namensgebung bei der Gründung eines MVZ
- Unternehmensleitung: Name, Qualifikation, Managementerfahrung
- Dreijahresplanung: Geplante Einnahmen und Ausgaben, Anzahl und Gehalt der Mitarbeiter
- Kapitalbedarf: Gesamtes Kapital, Eigenkapital, von den Banken benötigtes Fremdkapital

Es bestehen grundsätzlich zwei Möglichkeiten, sich an einem Gesundheitsunternehmen finanziell zu beteiligen. Bei der eigenen Praxis oder dem eigenen MVZ sind die Kapitalgeber und die Geschäftsführer identisch, es liegt eine **Selbstorganschaft** vor. Bei der **Fremdorganschaft** wird das Unternehmen von Managern, sogenannten **Agenten**, geführt. Der Arzt kann sich als Kapitalgeber, das heißt als **Prinzipal**, an dem Unternehmen beteiligen, z. B. an einem MVZ. Bei der Selbstorganschaft stehen dem Arzt alle relevanten Informationen zur Unternehmensführung zur Verfügung, er muss aber auch zur erfolgreichen Führung des Unternehmens über das notwendige Management-Know-how verfügen. Bei der Fremdorganschaft hat der Arzt einen Informationsnachteil. Der Agent verfolgt möglicherweise eigene Interessen oder agiert risikobehaftet, da er ja im Verlustfall nicht sein eigenes Geld verliert. Beide Systeme haben Vor- und Nachteile. Wem beides zu unsicher oder zu aufregend ist, der sollte kein Kapital in eine solche Unternehmung investieren und stattdessen ein Anstellungsverhältnis in einem Krankenhaus oder MVZ wählen. Das hat dann aber den Nachteil, sich dem Willen eines Dienstherrn unterordnen zu müssen.

Die Neugründung einer Praxis ist mit hohen **Investitionskosten** verbunden. Auch eine Übernahme einer bestehenden Praxis ist sehr kostspielig. Der Kaufpreis hängt von materiellen Faktoren, wie den Räumlichkeiten und der Ausstattung, von ideellen Faktoren, wie dem Ruf der Praxis, der Qualifikation des Personals, und dem Patientenstamm ab. Nach einer Erhebung der Deutschen Apotheker- und Ärztebank im Jahr 2006 betrugen die durchschnittlichen Kosten für eine Neugründung oder Übernahme einer Praxis 181.581 EUR in den alten Bundesländern und 104.896 EUR in den neuen Bundesländern. Nach dieser Erhebung waren die Kosten für eine Übernahme sogar höher als für eine Neugründung. Der Beitritt zu einer Gemeinschaftspraxis ist mit durchschnittlich 212.215 EUR noch ressourcenintensiver. Die Kassenärztlichen Vereinigungen bieten kostenlose Niederlassungs- und Praxisberatungen an.

Ist man Eigentümer einer Arztpraxis geworden, so betragen die jährlichen Umsätze durchschnittlich 279.000 EUR. Zieht man die entstandenen Betriebskosten (Miete, Material, Personal) für die Leistungserstellung ab, so bleibt ein **Reinertrag** von durchschnittlich 130.000 EUR. Allerdings müssen davon noch die Einkommenssteuer und die Sozialabgaben bezahlt werden. Da es sich nicht um ein Angestelltenverhältnis mit paritätischer Finanzierung handelt, müssen die Sozialabgaben voll vom Arzt abgeführt werden.

Nicht immer ist ein Vertragsarztsitz am Wunschort frei. Manchmal bestehen daher gar nicht die Alternativen einer Praxisübernahme oder Neugründung. Um vertragsärztlich tätig zu werden, muss oftmals eine bestehende Praxis übernommen werden. Der Verkäufer hat das Interesse, einen möglichst hohen Verkaufspreis zu erzielen [P4]. Der Käufer dagegen möchte einen möglichst geringen Kaufpreis zahlen [P4]. Oftmals legt der Verkäufer eine sogenannte Praxisbewertung vor, auch **Due Dilligence** genannt. Es empfiehlt sich, sich vor dem Kauf selbst professionell beraten zu lassen und eine eigen Praxisbewertung in Auftrag zu geben. In Gebieten mit hoher Nachfrage für Praxisübernahmen und geringem Angebot, z. B. in Großstädten, können oft sehr hohe Kaufpreise verlangt werden, ohne dass ein entsprechender materieller Gegenwert vorhanden ist. Der Arzt sollte sich genau überlegen, welchen Preis er zu zahlen bereit ist und ob nicht auch eine räumliche Veränderung als Alternative in Betracht zu ziehen wäre.

Nach dem Erwerb der eigenen Praxis gilt es nun, den Umsatz zu steigern bzw. mindestens zu halten. In einer Praxis gibt es folgende Einnahmemöglichkeiten:

1. Allgemeine Behandlung von GKV-Patienten
2. Behandlung von GKV-Patienten im Rahmen von Disease-Management-Programmen
3. Erbringung von Individuellen Gesundheitsleistungen (IGel), die nicht im Leistungskatalog der GKV enthalten sind
4. Behandlung von privat versicherten Patienten
5. Einnahmen durch Ausbildung

Innerhalb der Regelleistungsvolumina für GKV-Patienten werden die Leistungen mit einem festen Punktwert vergütet. Werden die Leistungsmengen überschritten, ist dieser variabel. Die Wachstumsmöglichkeiten im Bereich der allgemeinen Behandlung von GKV-Patienten sind damit begrenzt. Durch die Teilnahme an speziellen Behandlungsformen, wie z. B. Disease-Management-Programmen, die extrabudgetär vergütet werden, besteht eine zusätzliche verlässliche Einnahmequelle für den Arzt. Auch die Einnahmen durch Individuelle Gesundheitsleistungen sind verlässlich, da die Abrechnung auf der Gebührenordnung für Ärzte basiert und die Leistungen von den Patienten selbst gezahlt werden. Durch gezielte Marketingmaßnahmen, z. B. Hochglanzordner im Wartezimmer und gezieltes Ansprechen der Patienten, kann der Absatz dieser Leistungen erhöht werden. Die Auswahl des Personals und die Mitarbeiterentwicklung sollten auch unter dem Serviceaspekt erfolgen.

Die Einnahmen bei privat versicherten Patienten für dieselbe Leistung sind rund dreimal so hoch; sie zahlen für dieselbe Leistung rund das Dreifache wie gesetzlich Versicherte. Privat Versicherte erwarten dafür aber auch einen entsprechenden Service. Dazu gehören kurze Wartezeiten, eine schnelle Terminvergabe, Freundlichkeit des Personals und ausreichende Gesprächszeit beim Arzt. Einige Ärzte haben bereits separate Wartebereiche für Privatpatienten eingerichtet. Viele von ihnen sind intensive Internetnutzer. Eine eigene Homepage im Rahmen der gesetzlichen Vorgaben über Werbung für Ärzte kann gezielt Privatpatienten auf die Praxis aufmerksam machen.

Für die Ausbildung von Medizinstudenten (Famulatur, Blockpraktikum) erhalten Ärzte Aufwandspauschalen von den Fakultäten und auch von den Kassenärztlichen Vereinigungen. Die Kapazität der Praxis wird so außerdem gesteigert, da viele Tätigkeiten an die candidatus medicinae delegiert werden können. Das gilt erst recht für die Ausbildung von Assistenzärzten, deren Ausbildung auch von den KVen finanziell gefördert wird.

Neben der Umsatzsteigerung müssen die Kosten optimiert sein, da sich der Gewinn aus dem Umsatz abzüglich der Kosten ergibt. Die Prozesse in der Praxis müssen so effizient organisiert werden, dass die Mitarbeiterzahl („**Headcount**") auf das Notwendige angepasst werden kann. Eine Kennzahl zum Benchmarking mit anderen Praxen bietet die **Mitarbeiterproduktivität**. Das ist der Umsatz je **Vollzeit-äquivalent**. Zur Optimierung der Mieten kann sich ein Umzug innerhalb des Zulassungsbezirks evtl. schnell lohnen. Dabei darf die Distanz zum ursprünglichen Sitz aber nicht zu groß sein, um die Stammpatienten der Praxis nicht zu verlieren. Bei der Optimierung der Kosten für medizinisches Verbrauchmaterial kann geprüft werden, inwieweit ein Wechsel des Anbieters oder die Abnahme größerer Mengen (Lagerung, Zusammenschluss mit anderen Ärzten) Vorteile bringen kann.

Fragen zur Selbstkontrolle:

1. Welche vier Faktoren (vier Ps) sind relevant, um einen potenziellen Käufer zum Kauf der Produkte zu bewegen?
2. Aus welchen beiden Komponenten setzt sich der Umsatz eines Unternehmens zusammen?
3. Wie kann man den Gewinn eines Unternehmens erhöhen?
4. Wodurch unterscheiden sich Eigen- und Fremdkapital?
5. Was sind fixe und was variable Kosten?
6. Was sind Einzel- und was Gemeinkosten?
7. Wozu dient die Gewinnschwellenanalyse?
8. Welche Bedeutung kommt den Star-Produkten eines Unternehmens zu?
9. Was ist ein Meilenstein?
10. Welche Leistungen bei der Leistungserstellung gilt es zu minimieren?
11. Was ist ein Profit-Center?
12. Was ist Due Diligence?

Grundprinzipien der Ökonomie

Wir hoffen, dass Sie trotz der vielen Details in diesem Buch diese Grundprinzipien der Ökonomie nicht vergessen haben.

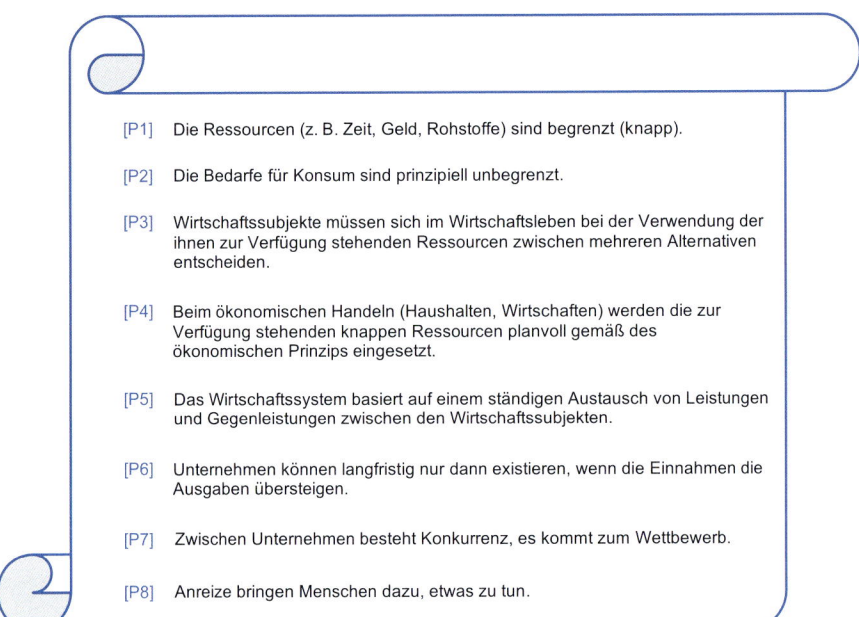

[P1] Die Ressourcen (z. B. Zeit, Geld, Rohstoffe) sind begrenzt (knapp).

[P2] Die Bedarfe für Konsum sind prinzipiell unbegrenzt.

[P3] Wirtschaftssubjekte müssen sich im Wirtschaftsleben bei der Verwendung der ihnen zur Verfügung stehenden Ressourcen zwischen mehreren Alternativen entscheiden.

[P4] Beim ökonomischen Handeln (Haushalten, Wirtschaften) werden die zur Verfügung stehenden knappen Ressourcen planvoll gemäß des ökonomischen Prinzips eingesetzt.

[P5] Das Wirtschaftssystem basiert auf einem ständigen Austausch von Leistungen und Gegenleistungen zwischen den Wirtschaftssubjekten.

[P6] Unternehmen können langfristig nur dann existieren, wenn die Einnahmen die Ausgaben übersteigen.

[P7] Zwischen Unternehmen besteht Konkurrenz, es kommt zum Wettbewerb.

[P8] Anreize bringen Menschen dazu, etwas zu tun.

Diese Prinzipien werden Ihnen in vielen Situationen helfen zu verstehen, warum Menschen so handeln, wie sie handeln.

Glossar

Adverse Selektion: Ansammlung von bestimmten Personengruppen mit hohen Risiken in einer Versicherung. Bei einer Freiwilligkeit der Krankenversicherung würden vermehrt kranke Menschen eine Versicherung abschließen und gesunde weniger.

Allokation: Zuordnung, Verteilung von Ressourcen

Altersrückstellungen: Ansparungen in der privaten Kranken- und Pflegekasse. In jungen gesunden Jahren übersteigen die Nettobeiträge die Nettoausgaben. Damit die Beiträge im höheren Alter mit hoher Krankheitswahrscheinlichkeit nicht zu stark ansteigen, wird die Differenz angespart.

Amortisation: Eine finanzielle Investition lohnt sich durch die entsprechenden zukünftigen Einnahmen.

Angebotsinduzierte Nachfrage: Steigerung der Nachfrage nach Gesundheitsleistungen durch den Patienten durch vermehrtes Vorhandensein von Leistungserbringern (z. B. Arztpraxen) und aktives Herantragen von Leistungen durch den Leistungserbringer (Arzt)

Anreiz: Ein externer Grund für die Motivation eines Individuums, etwas zu tun.

Anschlussheilbehandlung (AHB): Medizinische Rehabilitation in einer Rehabilitationsklinik beginnend innerhalb von zwei Wochen nach Beendigung des stationären Aufenthalts

Apothekenverkaufspreis: Preis, zu dem ein Arzneimittel in der Apotheke abgegeben wird. Er setzt sich zusammen aus dem Herstellerabgabepreis, der Großhandelsspanne, der Marge für die Apotheke und der Mehrwertsteuer.

Äquivalenzprinzip: Einer Leistung folgt eine Gegenleistung in entsprechender Höhe. In der privaten Krankenversicherung erfolgt die Kalkulation der Prämien auf der Basis des individuellen Krankheitsrisikos (Alter, Vorerkrankungen) und es werden Leistungen entsprechend des Vertragsabschlusses gewährt (Wahlleistung Unterkunft, wahlärztliche Leistung). In der gesetzlichen Krankenversicherung folgt die Höhe des Krankentagegeldes der Höhe der Beiträge.

Arztvorbehalt: Heilmittel (z. B. Physiotherapie, Ergotherapie) müssen zunächst von einem Vertragsarzt verordnet werden, damit sie zu Lasten der GKV erbracht werden dürfen.

Barwert: Aktueller Wert (Gegenwartswert) von zukünftigen oder historischen Kosten. Seine Ermittlung geschieht durch Diskontierung.

Beitragsbemessungsgrenze: Die Grenze, bis zu der das Einkommen für die Berechnung des Beitrags für die gesetzliche Krankenversicherung herangezogen wird.

Belastungsgrenze: Maximum der jährlichen Zuzahlungen zur Vermeidung einer Überforderung von finanziell Schwächeren (2 % des Bruttoeinkommens)

Belegarzt: Ambulanter Vertragsarzt, der notwendige operative Leistungen für seine Patienten im Krankenhaus selbst erbringt. Er rechnet seine Leistungen nach dem EBM ab, das Krankenhaus erhält eine spezielle DRG (mit monetär geringerem Wert als wenn das Krankenhaus die Leistung selber erbringt).

Bewertungsmaßstab zahnärztlicher Leistungen (Bema): Gebührenkatalog für die Abrechnung von zahnärztlichen Leistungen für gesetzlich Krankenversicherte

Beveridge-Typ: Form des Gesundheitswesens, bei der die Gesundheitsleistungen hauptsächlich durch Steuern finanziert werden (z. B. Vereinigtes Königreich)

Bismarck-Typ: Form des Gesundheitswesens, bei der die Gesundheitsleistungen überwiegend durch solidarische Versicherungen finanziert werden (z. B. Deutschland)

Blüm-Bauch: Anstieg der Ausgaben in der Gesundheitsausgabengrafik vor einer Gesundheitsreform durch Vorzieheffekte. Die Terminologie wird in Abhängigkeit von der Leitung des Bundesgesundheitsministeriums verändert. Zuletzt wurde der Effekt als „La-Ulla-Welle" beschrieben.

Bonusprogramme: Patienten in gesetzlichen Krankenversicherungen erhalten einen finanziellen Bonus, wenn sie an bestimmten Präventionsmaßnahmen teilnehmen.

Bruttoinlandsprodukt (BIP): Wert aller produzierten Waren und Dienstleistungen eines Staates innerhalb eines Jahres

Budgetierung: Einschränkung der Ausgaben durch Festlegung einer Grenze

Case Management: Tool zur Verbesserung der Versorgung des individuellen Patienten über die Versorgungsgrenzen hinweg. Ein Case Manager (z. B. eine speziell geschulte Krankenschwester der Krankenkasse) überwacht die Behandlung und organisiert die nächsten Schritte (z. B. ambulante Weiterbehandlung nach Krankenhausaufenthalt, Rehabilitation).

Chief executive officer (CEO): Oberster Geschäftsführer. Wird durchgehend vom Top-Manager eines Milliardenkonzerns bis zum selbstständigen Eisverkäufer verwendet

Chronikerregelung: Begrenzung der jährlichen Zuzahlungen auf 1 % des Bruttoeinkommens bei Vorliegen von chronischen Erkrankungen

Conjoint-Analyse: Methode zur Ermittlung von Präferenzen des Konsumenten für Produkteigenschaften

Cream skimming (Sahne abschöpfen): Selektion von bestimmten Versicherungsgruppen mit guten Risiken (junge Menschen) und hohem Einkommen durch die Krankenkassen

Direktverträge: Gesetzliche Krankenkassen und Leistungserbringer schließen gemeinsam Versorgungsverträge unter Umgehung der Kassenärztlichen Vereinigungen (welche für Kollektivverträge zuständig sind) ab.

Direkte Kosten: Kosten, die zu einem unmittelbaren Verbrauch von Ressourcen führen (z. B. Sachkosten, Personalkosten)

Diskontierung: Abzinsung. Werden bei einer Kostenbetrachtung Kosten geprüft, die zu unterschiedlichen Zeitpunkten entstanden sind, müssen alle auf denselben Zeitpunkt umgerechnet werden. Das Ergebnis ist der Barwert.

Diskriminierungsverbot: Gesetzliche Krankenversicherungen dürfen keine Anwärter ablehnen.

Disease-Management-Programme (DMP): Strukturierte Behandlungsprogramme (mit genauen Vorgaben anhand von Leitlinien) für chronische Erkrankungen (Diabetes mellitus, KHK, Asthma/COPD, Mammakarzinom)

Diagnosis Related Groups (DRGs): System zur pauschalierten Vergütung von Krankenhausleistungen

Duale Finanzierung: System der Krankenhausfinanzierung. Die Betriebskosten werden von den Krankenkassen in Form von Fallpauschalen getragen, die Investitionskosten (Gebäude, Geräte) von den Bundesländern.

Economies of Scale: Reduzierung der Kosten bei Erhöhung der Ausbringungsmenge (durch Lerneffekte)

Economies of Scope: Reduzierung der Kosten, wenn ein Unternehmen nicht nur ein, sondern auch andere ähnliche Produkte herstellt

Effektivität: Zielerreichungsgrad – Wird das angestrebte Ziel erreicht? Anderes Wort für Produktivität

Effizienz: Verhältnis von eingesetzten Produktionsfaktoren (Input) zum Ergebnis (Output). Synonym für Wirtschaftlichkeit

Efficacy: Wirksamkeit einer Gesundheitstechnologie (z. B. eines Arzneimittels) unter Studienbedingungen (randomisierte klinisch kontrollierte Studie)

Effectiveness: Wirksamkeit einer Gesundheitstechnologie unter Alltagsbedingungen

Einheitlicher Bewertungsmaßstab (EBM): Gebührenkatalog für die Abrechnung von ärztlichen Leistungen für gesetzlich Krankenversicherte

Einzelkosten: Die Kosten können dem Verursacher (Patient) direkt zugeordnet werden. Im Krankenhaus handelt es sich z. B. um Arzneimittelkosten für die Arzneimittel, die der Patient verbraucht.

Einzelleistungsvergütung: Es wird jede einzelne Leistung gesondert abgerechnet. Vorherrschend in der ambulanten Versorgung

Erlaubnisvorbehalt: Medizinische Leistungen im ambulanten vertragsärztlichen Bereich dürfen erst dann zu Lasten von gesetzlichen Krankenkassen erbracht werden, wenn der Gemeinsame Bundesausschuss diese in den Leistungskatalog aufgenommen hat.

Fallpauschale: Die Behandlung eines Falls (z. B. Blinddarmentfernung) wird durch die Zahlung einer Pauschale abgegolten, unabhängig von den tatsächlich entstandenen Kosten. Vorherrschende Vergütungsform im akutstationären Bereich im deutschen DRG-System

Festbetrag: Erstattungshöchstbetrag für gewisse Arzneimittel. Ist der Apothekenverkaufspreis höher als der Festbetrag, müssen gesetzlich Krankenversicherte die Differenz selbst bezahlen. Festbeträge existieren auch für Hilfsmittel.

Fixe Kosten: Diese ändern sich nicht mit der Produktionsmenge (z. B. Kosten für Gebäude und Verwaltung).

Freie Leistungen: Leistungen, die über die Regelleistungsvolumina hinaus erbracht werden

Fremdbesitzverbot: Apotheken dürfen nur durch Apotheker betrieben werden und nicht durch Kapitalgesellschaften.

Friktionskostenansatz: Methode zur Bewertung des Produktivitätsverlustes durch die Abwesenheit von der Arbeit durch Krankheit

Frührehabilitation: Medizinische Rehabilitation bereits während des akutstationären Aufenthalts, z. B. bei einem Schlaganfall

German Appropriateness of Evaluation Protocol (G-AEP): Checkliste zur Überprüfung der Notwendigkeit zur stationären Behandlung. Wird vom Medizinischen Dienst der Krankenkassen eingesetzt

Gatekeeping: Der Patient sucht zunächst den Hausarzt auf, der über eine Überweisung an einen Spezialisten entscheidet.

Gebührenordnung für Ärzte (GOÄ): Abrechnungskatalog für ärztliche Leistungen bei privat Krankenversicherten oder Selbstzahlern

Gebührenordnung für Zahnärzte (GOZ): Abrechnungskatalog für zahnärztliche Leistungen bei privat Krankenversicherten oder Selbstzahlern

Geldleistungen: Versicherte erhalten im Krankheitsfall Geld von den Krankenkassen. In der privaten Krankenversicherung zahlen die Versicherten die Rechnung der Leistungserbringer zunächst selbst und bekommen die Kosten erstattet (Kostenerstattungsprinzip). In der gesetzlichen Krankenversicherung erhalten Versicherte bei langandauernder Krankheit einen Lohnausgleich. In der gesetzlichen Pflegeversicherung können entweder Leistungen direkt von Vertragspartnern als Sachleistung in Anspruch genommen werden oder die Pflege wird selbstständig organisiert und monetär von der Pflegeversicherung kompensiert (Geldleistung). Die Inanspruchnahme von Sach- und Geldleistung in der Pflegeversicherung wird als Kombinationsleistung bezeichnet.

Gemeinkosten: Können dem Verursacher nicht direkt zugeordnet werden. Im Krankenhaus sind das z. B. Verwaltungskosten. Die Verteilung der Kosten auf die einzelnen Kosten erfolgt durch Schlüsselung.

Gemeinsamer Bundesausschuss (G-BA): Höchstes Organ der Selbstverwaltung im Versorgungsbereich der gesetzlichen Krankenversicherung. Der G-BA legt fest, welche Leistungen zu Lasten der gesetzlichen Krankenversicherung erbracht werden dürfen und definiert Qualitätsstandards.

Generikum: Arzneimittel, bei dem der Patentschutz abgelaufen ist. Andere Hersteller als der Originalhersteller stellen das Arzneimittel mit demselben Wirkstoff her.

Gesundheitsquote: Anteil der Gesundheitsausgaben am Bruttoinlandsprodukt

Gesamtvergütung: Summe für die ambulante Versorgung von gesetzlich Krankenversicherten. Sie wird von den Krankenkassen an die Kassenärztlichen Vereinigungen gezahlt.

Gesundheitstechnologie: Leistungen im Gesundheitswesen, z. B. Arzneimittel, Operationen, Medizintechnik

Gesundheitsfonds: Bankkonto bei der Deutschen Bundesbank. Auf dieses fließen die Beiträge der Mitglieder der gesetzlichen Krankenkassen (Arbeitgeber- und Arbeitnehmeranteil) und Steuerzuschüsse. Die Krankenkassen erhalten aus diesem Topf pro Versichertem eine Grundpauschale, in Abhängigkeit von der Versichertenstruktur der Krankenkasse (Krankheiten der Versicherten) auch einen Morbiditätszuschlag.

Gesundheitsökonomische Evaluationen: Wissenschaftliche Methoden in der Gesundheitsökonomie. Mit ihnen werden entweder nur Kosten erhoben (Kostenanalyse, z. B. einer Krankheit) oder die Kosten einer Gesundheitstechnologie dem Nutzen gegenübergestellt (Kosten-Effektivitätsanalyse, Kosten-Nutzwertanalyse, Kosten-Nutzen-Analyse).

Gewährleistungsauftrag: Kassenärztliche Vereinigungen und Kassenzahnärztliche Vereinigungen sollen eine qualitative und wirtschaftliche Versorgung von Versicherten der gesetzlichen Krankenkassen erbringen.

Gewinn: Umsatz abzüglich der Kosten

Grundlohnsumme: Summe der beitragspflichtigen Einkommen der Mitglieder einer Sozialversicherung, z. B. der gesetzlichen Krankenversicherung

Gesetzliche Pflegeversicherung (GPV): Sie setzt sich aus der sozialen und der privaten Pflegeversicherung zusammen.

Häusliche Krankenpflege: Medizinische Behandlungspflege im Rahmen der GKV, um einen Krankenhausaufenthalt zu verhindern, zu verkürzen oder um den Erfolg der stationären Behandlung poststationär zu sichern. Darf nicht mit der ambulanten Pflege im Rahmen der Pflegeversicherung verwechselt werden, bei der die Grund- und Körperpflege sowie die hauswirtschaftliche Versorgung erbracht werden.

Health Maintenance Organization (HMO): Organisationsmodell aus den USA, bei dem die Leistungsfinanzierer (Krankenkassen) gleichzeitig auch die Leistung erbringen, d. h. Krankenhäuser und Arztpraxen betreiben. In Deutschland besteht diese Organisationsform historisch bedingt nur bei der Bundesknappschaft.

Health Technology Assessment (HTA): Systematische Beurteilung von Gesundheitstechnologien (Operationen, Arznei-, Heil- und Hilfsmittel) unter medizinischen, gesundheitsökonomischen, ethischen, juristischen, psychologischen und politischen Gesichtspunkten

Heilmittel: Persönlich zu erbringende medizinische Maßnahmen im Rahmen der physikalischen Therapie, der Ergotherapie, der Sprachtherapie und der Podologie

Herausforderung: Anderes Wort für Problem

Humankapitalansatz: Methode zur Bewertung des Produktivitätsverlustes durch die Abwesenheit von der Arbeit durch Krankheit

ICD-10: International Classification of Diseases in der 10. Version. Klassifikation der Krankheiten der WHO

Indirekte Kosten: Kosten, die nicht zu einem unmittelbaren Verbrauch von Ressourcen führen, z, B. Produktivitätsverlust durch die Abwesenheit von der Arbeitsstelle im Krankheitsfall

Individuelle Gesundheitsleistungen (IGel): Leistungen, die nicht im Leistungskatalog für gesetzlich Krankenversicherte enthalten sind

Institut für Entgeltsysteme im Krankenhaus (InEK): Institut für das deutsche DRG-Fallpauschalensystem

Input: Produktionsfaktoren zur Erstellung einer Leistung (z. B. Operationsbesteck, Narkotika und personelle Ressourcen bei einer Appendektomie)

Integrierte Versorgung: Interdisziplinäre und intersektorale (ambulant und stationär) Behandlung zur Verringerung des Schnittstellenproblems zwischen den einzelnen Leistungserbringern

Institut für Qualität und Wirtschaftlichkeit im Gesundheitswesen (IQWiG): Eine der deutschen HTA-Agenturen. Führt Bewertungen von Gesundheitstechnologien (Arzneimittel, Operationen, andere Prozeduren) durch

Jumbo-Gruppe: Festbetragsgruppe, in die auch patentgeschützte Arzneimittel eingeschlossen werden

Kapitaldeckungsverfahren: Verfahren zur Finanzierung von Gesundheitsleistungen in der privaten Kranken- und der privaten Pflegeversicherung. In jüngeren Jahren wird mehr eingezahlt als durchschnittlich ausgegeben. Das eingesparte Geld pro Alterskohorte wird am Kapitalmarkt angelegt und steht zur Verfügung, wenn altersbedingt die Gesundheitsausgaben steigen.

Kapitalgesellschaft: Mögliche Rechtsform eines Unternehmens. Sie besitzt eine eigene Rechtspersönlichkeit und ist damit rechtlich selbstständig. Medizinische Versorgungszentren können beispielsweise als Kapitalgesellschaft betrieben werden (z. B. als GmbH oder Aktiengesellschaft), Vertragsarztpraxen und Apotheken dürfen dahingegen explizit nicht als Kapitalgesellschaften geführt werden.

Kassenärztliche Vereinigungen (KVen): Vertragspartner für die gesetzlichen Krankenkassen für die ambulante ärztliche Versorgung. Ärzte, die gesetzlich versicherte Patienten behandeln wollen, sind Zwangsmitglieder.

Kassenwahl: Gesetzlich Krankenversicherte können die Krankenkasse frei wählen.

Kassenzahnärztliche Vereinigungen (KZVen): Vertragspartner für die gesetzlichen Krankenkassen für die zahnärztliche Versorgung. Zahnärzte, die gesetzlich Versicherte behandeln wollen, sind Zwangsmitglieder.

Klinische Behandlungspfade (Clinical Pathways): Strukturierte Behandlungsabläufe zur Verkürzung der Krankenhausverweildauer

Kombinationsleistung: Gleichzeitige Inanspruchnahme von Geld- und Sachleistungen

Kontrahierungszwang: Gesetzliche Krankenkassen müssen jeden Anwärter aufnehmen, unabhängig von Vorerkrankungen und Einkommen.

Kostenarten: Geben an, welche Kosten entstanden sind, also z. B. Personalkosten, Sachkosten etc.

Kostenerstattungsprinzip: Der Patient zahlt die Rechnung (z. B. für die Leistung in der Arztpraxis) zunächst selbst und bekommt die entstandenen Kosten zurückerstattet. Vorherrschendes Prinzip in der privaten Krankenversicherung, es können aber auch entsprechende Tarife in der gesetzlichen Krankenversicherung freiwillig gewählt werden.

Kostenexplosion: Ein medial erzeugter Mythos, der angeblich die Ausgabenentwicklung im deutschen Gesundheitswesen beschreiben soll. Eine explosionsartige Entwicklung der Ausgaben hat es nicht gegeben. Stattdessen ist der spürbare Anstieg der Beitragssätze in der GKV auf ein Einnahmeproblem zurückzuführen.

Kostenstellen: Geben an, wo die Kosten entstanden sind, also z. B. Normalstation, OP, Radiologie.

Kostenträger: Einheit, auf die die in einem Unternehmen entstandenen Kosten bezogen werden. In Industrieunternehmen sind dies die hergestellten Produkte, im Krankenhaus der Patient. Der Begriff wird umgangssprachlich fälschlicherweise für Leistungsfinanzierer (z. B. Krankenkassen) verwendet.

Kostenverlagerung: Ausgrenzung von Leistungen aus dem Leistungskatalog von Sozialversicherungen und Verlagerung auf den Patienten (z. B. durch Zuzahlungen)

Leistungserbringer: Sie produzieren medizinische Leistungen, also Arztpraxen, Krankenhäuser usw.

Leistungsfinanzierer: Übernehmen die Kosten für die medizinische Versorgung, also Krankenkassen, Pflegekassen, Unfallkassen und andere. Sie werden umgangssprachlich fälschlicherweise als Kostenträger bezeichnet.

Leistungskatalog: Er legt fest, welche Leistungen zu Lasten der gesetzlichen Krankenkassen erbracht werden dürfen.

Markt: Zusammentreffen von Angebot und Nachfrage

Markttyp: Form des Gesundheitswesens, bei der die Gesundheitsleistungen hauptsächlich privat finanziert werden (z. B. die USA)

Maximalprinzip: Ausprägung des ökonomischen Prinzips. Erreichen des größtmöglichen Nutzens bei begrenzten Ressourcen

Medizinischer Dienst der Krankenkassen (MDK): Er führt die Begutachtung zur Feststellung der Pflegebedürftigkeit und Einordnung in die Pflegestufen durch, prüft Abrechnungen zur akutstationären Versorgung und überprüft die Qualität der Versorgung in Pflegeheimen.

Medizinisches Versorgungszentrum (MVZ): Ärztlich geleitete interdisziplinäre Einrichtung zur ambulanten Versorgung

Mehrbesitzverbot: Apotheker dürfen maximal drei Apotheken in räumlicher Nähe besitzen.

Minimalprinzip: Ausprägung des ökonomischen Prinzips (ökonomisches Handeln). Erreichen eines vorgegebenen Ziels mit dem geringstmöglichen Einsatz von Ressourcen

Mitglieder: Beitragszahler in der gesetzlichen Krankenversicherung. Arbeitslose Ehepartner und eigene Kinder sind Mitversicherte. Diese und die Mitglieder sind die Versicherten einer gesetzlichen Krankenkasse.

Moral Hazard (moralisches Risiko): Änderung des persönlichen Verhaltens mit risikoreicheren Entscheidungen durch die Absicherung durch Versicherungen

Must-Have: Das Projekt oder das Vorhaben dient zur Befriedigung des eigenen Spieltriebes.

Nachhaltigkeit: Art und Weise der Organisation zum langfristigen Erhalten eines Systems

Negative Gewinne: Anderes Wort für Verlust

Negatives Wachstum: Anderes Wort für Verlust von Marktanteilen an die Konkurrenz

Neue Untersuchungs- und Behandlungsmethoden (NUBs): Innovative Therapeutika oder Diagnostika, deren Kosten noch nicht durch die DRG-Fallpauschale abgedeckt werden. Das Krankenhaus muss einen Antrag zur Abrechnung beim InEK stellen und verhandelt nach Genehmigung mit den Krankenkassen über die Höhe.

Nice-to-have: Von dem Projekt wird eigentlich überhaupt nichts gehalten, es traut sich aber keiner was zu sagen.

Offizinapotheke: Öffentliche Präsenzapotheke

Ökonomisches Handeln (Wirtschaften): Erreichen des größtmöglichen Nutzens (Maximalprinzip) bei Knappheit der Ressourcen (z. B. Geld) oder Erreichen eines vorgegebenen Ziels mit den geringstmöglichen Ressourcen (Minimalprinzip). Jemand, der ökonomisch handelt, agiert aus der Sicht von Ökonomen rational.

Ökonomie: Lehre vom Wirtschaftlichen, d. h. vom rationalen Handeln bei begrenzten Ressourcen

Ökonomik: Wissenschaftliche Disziplin, die das wirtschaftliche Handeln systematisch untersucht

Opportunitätskostenprinzip: Geld, das für etwas ausgegeben wird, steht für andere Alternativen nicht mehr zur Verfügung (und damit entgehen andere Chancen).

Operationen und Prozeduren Schlüssel (OPS): Deutsches System zur Kodierung von medizinischen Maßnahmen im Krankenhaus

Optimierung: In der Regel katastrophale Ausgangssituation

Over the counter (OTC): Arzneimittel, die freiverkäuflich (ohne Rezept) erhältlich sind

Output: Ergebnis eines Produktionsprozesses (z. B. die Erstellung einer ärztlichen Leistung)

Out of pocket-Zahlungen: Individuelle Zahlungen für Gesundheitsleistungen, die nicht erstattet werden (z. B. Praxisgebühr, Zahlungen für freiverkäufliche Arzneimittel)

Paritätische Finanzierung: Hälftige Finanzierung der Beiträge für die Sozialversicherungen durch den Arbeitgeber und Arbeitnehmer

PDCA-Zyklus: Schritte zur kontinuierlichen Verbesserung der Qualität. Beschrieben von Deming (auch Deming-Zyklus genannt)

Personengesellschaft: Mögliche Rechtsform eines Unternehmens. Sie besitzt keine eigene Rechtspersönlichkeit. Der Besitzer (z. B. der Inhaber einer Arztpraxis) trägt das volle unternehmerische Risiko und haftet mit seinem Privatvermögen.

Pflegefachquote: Anteil des qualifizierten Personals am gesamten Bewohner versorgenden Personal eines Pflegeheims

Pflegelücke: Differenz zwischen den Leistungen der Pflegeversicherung und den tatsächlich entstehenden Kosten. Da die Pflegeversicherung als Teilkaskoversicherung ausgelegt ist, muss diese Lücke von dem Pflegebedürftigen (bzw. deren Angehörigen) aufgebracht werden.

Pay for Performance (P4P): Die Vergütung der Leistungserbringung wird zum Teil von der Qualität der erbrachten Leistung abhängig gemacht.

Pflichtleistungen: Leistungen, die jede gesetzliche Krankenkasse finanzieren muss. Der Katalog dieser Leistungen wird vom Gemeinsamen Bundesausschuss festgelegt.

Piggy-back-Studien: Erhebung von gesundheitsökonomischen Daten im Rahmen von klinischen Studien

Potenzial: Wenn etwas oder jemand Potenzial hat, liegen erhebliche Schwächen vor.

Purchasing Power Parity (PPP): Ausgaben für Gesundheitsleistungen in unterschiedlichen Ländern können nur dann miteinander verglichen werden, wenn die unterschiedliche Kaufkraft in den Ländern berücksichtigt wird.

Portabilität: Versicherte in der privaten Krankenversicherung können die angesparten Altersrückstellungen bei einem Wechsel der Krankenkasse mitnehmen.

Praxisbesonderheiten: Überschreitet ein Vertragsarzt bei der Versorgung seiner Patienten mit Arzneimitteln die sogenannten Arzneimittelrichtgrößen, kann er zur Abwendung von Regressen gegenüber der KV Praxisbesonderheiten geltend machen. Diese beinhalten ein besonderes Patientenkollektiv (schwere Erkrankungen), eine besondere Lage (z. B. Landarztpraxis) oder eine Spezialisierung der Praxis für bestimmte Erkrankungen.

Privatärzte: Behandeln nur privat versicherte Patienten oder Selbstzahler

Quality adjusted life year (QALY): International gebräuchlicher Nutzwert im Rahmen von Kosten-Nutzwertanalysen (Form der gesundheitsökonomischen Evaluation). Aggregiertes Maß aus Lebenszeit und Lebensqualität

Qualitätszirkel: Interdisziplinäre Sitzungen zur Besprechung konkreter Verbesserungsmöglichkeiten

Rationalisierung: Ausschöpfen von Wirtschaftlichkeitsreserven (Abbau von Verschwendung, d. h. von Ineffizienzen)

Rationierung: Vorenthalten von medizinisch notwendigen Leistungen

Risikoselektion: Gezielte Aufnahme von Bevölkerungsgruppen mit bestimmten Risikoprofilen. Durch eine attraktive Gestaltung des Services und Zusatzleistungen locken gesetzliche Krankenkassen vor allem junge, gut verdienende Beitragszahler an.

Regelleistungen: Medizinisch notwendige Leistungen im Krankenhaus, die allen Patienten zu Gute kommen. Privat versicherte Personen oder Selbstzahler können zusätzlich Wahlleistungen (Chefarztbehandlung, Ein- oder Zweibettzimmer) in Anspruch nehmen.

Regelleistungsvolumina: Für eine bestimmte Menge von erbrachten Leistungen für gesetzlich Krankenversicherte garantieren die KVen den einzelnen Ärzten eine bestimmte monetäre Vergütung. Für alle über die Regelleistungsvolumina hinausgehenden Leistungen hängt die Höhe der monetären Vergütung davon ab, wie viele dieser freien Leistungen von den Vertragsärzten einer KV insgesamt erbracht werden.

Risikostrukturausgleich: Finanzieller Ausgleich zwischen gesetzlichen Krankenkassen. Durch diesen sollen Unterschiede zwischen den Kassen bezüglich der Risikostruktur der Versicherten und der Beitragseinnahmen ausgeglichen werden. Er wurde mit der Einführung der allgemeinen Kassenwahlfreiheit gültig, um eine gezielte Selektion der Mitglieder zu minimieren.

Sachleistungsprinzip: Die Leistungen werden von den Leistungserbringern direkt erbracht, ohne dass der Patient diese zunächst bezahlen muss. Vorherrschendes Prinzip in der gesetzlichen Krankenversicherung

Satzungsleistungen: Leistungen, die die gesetzlichen Krankenkassen auf freiwilliger Basis neben den Pflichtleistungen erbringen, z. B. alternative Heilmethoden

Selbstverwaltungsprinzip: Leistungserbringer und Leistungsfinanzierer legen gemeinsam den Umfang der Gesundheitsleistungen fest. Es soll die Verwaltung des

Gesundheitswesens flexibler gestalten, als wenn alles zentral (durch das Bundesgesundheitsministerium) reguliert würde.

Selektivverträge: Krankenkassen können für besondere ambulante Versorgungsformen unter Umgehung der Kassenärztlichen Vereinigungen (die Kollektivverträge abschließen) mit Leistungserbringern (Arztpraxen) direkt Verträge abschließen.

Sicherstellungsauftrag: Kassenärztliche Vereinigungen und Kassenzahnärztliche Vereinigungen müssen für gesetzlich versicherte Patienten eine adäquate Versorgung rund um die Uhr organisieren.

Silo-Denken: Vorherrschendes Denkprinzip im deutschen Gesundheitswesen. Zwischen dessen Sektoren (Akutstationärer Sektor, Ambulanter Sektor, Rehabilitation, Pflege) herrscht eine strikte Trennung und es wird immer nur an jeweils einen Sektor ohne Auswirkungen auf die anderen gedacht.

Solidaritätsprinzip: Es erfolgt eine monetäre Umverteilung zwischen den Gesellschaftsschichten. Diejenigen, die mehr bezahlen können, leisten einen höheren Beitrag. Prinzip in der gesetzlichen Krankenversicherung

Sozialstaatsprinzip: Der Staat hilft notleidenden Menschen und ermöglicht ein menschenwürdiges Dasein in Notlagen.

Stakeholder: Für ein Unternehmen relevante Personen und Bevölkerungsgruppen

Subsidiaritätsprinzip: Der Leistungsfinanzierer wird nur dann tätig, wenn alle anderen nicht zuständig sind. Beispielsweise wird durch die Sozialhilfe nur dann eine akutstationäre Behandlung übernommen, wenn kein Krankenversicherungsschutz besteht und der Patient nicht über entsprechende Eigenmittel verfügt.

Soziale Pflegeversicherung (SPV): Sie sichert Versicherte der gesetzlichen Krankenversicherung gegen das Pflegerisiko ab.

Tagesgleiche Pflegesätze: Es wird pro Tag des Aufenthaltes ein Satz gezahlt, der zwischen den Leistungsfinanzieren und Leistungserbringern verhandelt wurde. Vorherrschende Vergütungsform bei der stationären medizinischen Rehabilitation

Umlageverfahren: Verfahren zur Finanzierung der Gesundheitsleistungen im Rahmen der gesetzlichen Krankenversicherung und der sozialen Pflegeversicherung. Die aktuellen Ausgaben werden auf die aktuellen Beitragszahler umgelegt.

Umsatz: Einnahmen eines Unternehmens. Er errechnet sich aus den abgesetzten Mengen und den jeweiligen Preisen (Menge × Preis).

Uno-Actu-Prinzip: Es besagt, dass für die Erbringung einer Dienstleistung der Leistungsempfänger persönlich anwesend sein muss (der Patient muss beim Arzt sein, damit ihm geholfen werden kann, wie der Mensch beim Friseur, wenn ihm die Haare geschnitten werden sollen).

Variable Kosten: Ändern sich mit der Ausbringungsmenge (im Krankenhaus z. B. mit dem Belegungsgrad). Beispiele sind die Kostenarten Arzneimittel und Verpflegung.

Verbotsvorbehalt: Medizinische Leistungen im Krankenhaus dürfen automatisch zu Lasten der gesetzlichen Krankenkassen erbracht werden, außer der Gemeinsame Bundesausschuss schließt sie explizit aus.

Verschiebebahnhöfe: Übernahme von Leistungen durch die gesetzliche Krankenversicherung, obwohl es sich um gesamtgesellschaftliche Leistungen handelt (Mutterschaftsleistungen, reduzierter Beitrag für Arbeitslose)

Versicherungsprinzip: Ein Individuum zahlt vorab einen Beitrag an eine Versicherung, im Schadensfall (z. B. Krankheitsfall) ist das Individuum dafür durch die Versicherungsgemeinschaft abgesichert.

Versicherungspflichtgrenze: Einkommensgrenze, nach deren Überschreiten eine Versicherung in der privaten Krankenversicherung möglich ist

Vertragsärzte: Sie sind zur Behandlung von gesetzlich krankenversicherten Patients zugelassen.

Wahlleistungen: Zusätzliche, zu den medizinisch notwendigen Leistungen erbrachte Leistungen im Krankenhaus für privat versicherte Patienten oder Selbstzahler. Unterschieden wird zwischen den wahlärztlichen Leistungen (Chefarztbehandlung) und der Wahlleistung Unterkunft (Ein- oder Zweibettzimmer).

Wahltarife: Besondere Tarife für gesetzlich Krankenversicherte (Kostenerstattungstarif, Selbstbehalttarife, Rückerstattung bei Nichtinanspruchnahme). Diese sollen die Eigenverantwortlichkeit der Versicherten stärken.

Wertschöpfung: Erstellung eines Ergebnisses (Output) durch die Kombination (Arbeit) von Input, also von Produktionsfaktoren (z. B. Material)

Zusatzentgelte: Extra Vergütung von besonders kostenintensiven Maßnahmen (bestimmte Arzneimittel, Implantation von Schrittmachern etc.) zusätzlich zur DRG-Fallpauschale

Bildnachweis

Bundesministerium für Gesundheit

Bundesverband Medizintechnologie e.V. (BVMed)

Charité – Universitätsmedizin Berlin

Deutschland Land der Ideen

Fotolia

Helios

Verband der forschenden Arzneimittelhersteller (VFA)

Wikimedia

Literaturverzeichnis

ABDA. Die Apotheke. Zahlen, Daten, Fakten 2008. URL: www.abda.de

AOK Bundesverband, Helios Kliniken. Qualitätssicherung der stationären Versorgung mit Routinedaten (QSR). Klinikbericht über Ergebniszahlen. URL: http://www.aok-gesund-heitspartner.de/inc_ges/download/dl.php/bln/krankenhaus/imperia/md/content/gesund-heitspartner/bund/krankenhaus/qualitaetssicherung/qsr_abschlussbericht.pdf

AOK Bundesverband Lexikon. URL: www.aok-bv.de

AOK Gesundheitspartner. URL: www.aok-gesundheitspartner.de

Augurzky, B., Krolop, S., Schmidt, H., Schmitz, H., Schwierz, C. (2007): Reha Rating Report 2007 – Die Reha vor der Marktbereinigung. RWI Materialien 38. RWI Essen.

Bäcker, G., Bispinck, R., Hofemann, K., Naegele, G. (2008): Sozialpolitik und soziale Lage in Deutschland. Band 2: Gesundheit, Familie, Alter und Soziale Dienste. Wiesbaden: VS Verlag für Sozialwissenschaften.

BMBF. Studie zur Situation der Medizintechnik in Deutschland im internationalen Vergleich. URL: www.bmbf.de

BPI. Pharma-Daten 2008. URL: www.bpi.de

Breyer, F., Zweifel, P., Kifmann, M. (2005): Gesundheitsökonomik. Berlin: Springer.

Bundesärztekammer. URL: www.bundesaerztekammer.de

Bundesgeschäftsstelle Qualitätssicherung. URL: www.bqs-online.de

Bundesverband der Pharmazeutischen Industrie. URL: www.bpi.de

Bundesvereinigung deutscher Apothekenverbände. URL: www.abda.de

Bundeszahnärztekammer. URL: www.bzaek.de

Busse, R., Riesberg, A. (2005): Gesundheitssysteme im Wandel: Deutschland. Kopenhagen, WHO Regionalbüro für Europa im Auftrag des Europäischen Observatoriums für Gesundheitssysteme und Gesundheitspolitik: MWV Medizinisch Wissenschaftliche Verlagsgesellschaft OHG.

Busse, R., Schreyögg, J.-A., Gericke, C. (Hrsg.) (2006): Management im Gesundheitswesen. Heidelberg: Springer.

BVMed. Annual Report 2008/2009. URL: www.bvmed.de

Deutsche Apotheker- und Ärztebank (2007): Existenzgründungsanalyse von Ärzten 2005/2006. Düsseldorf.

Deutsche Rentenversicherung (DRV). URL: http://www.deutsche-rentenversicherung.de

Deutscher Hospiz- und Palliativverband e.V. URL: http://www.hospiz.net/index.html

Dillerup, R., Stoi, R. (2008): Unternehmensführung. 2. Auflage. München; Vahlen.

EFPIA. The Pharmaceutical Industry in Figures. 2008 Edition. URL: www.efpia.org

Eichhorn, P., Seelos, H., Schulenburg, J.-M. v. d. (Hrsg.) (2000): Krankenhausmanagement. München: Urban & Fischer.

Ellinger, K., Osswald, P. M., Grenzwürker, H. (Hrsg.) (2006): Kursbuch Notfallmedizin. Köln: Deutscher Ärzteverlag.

Emde, B., Lotz-Metz, G., Wassmann, H. (2007): Qualitätsmanagement im Gesundheits- und Pflegewesen. SRH Fernhochschule Riedlingen. Studienbrief 0310.

Ernst & Young AG (2005): Konzentriert. Marktorientiert. Saniert. Gesundheitsversorgung 2020.

Fleßa, S. (2005): Gesundheitsökonomik – Eine Einführung in das wirtschaftliche Denken für Mediziner. Berlin: Springer.

Fritz Beske, Institut für Gesundheits-System-Forschung Kiel. Gesetzliche Krankenversicherung: Politik verursacht höhere Beiträge. Pressemitteilung vom 12.10.2004.

GEBERA – Gesellschaft für betriebswirtschaftliche Beratung mbH, Member of Deloitte Touche Tohmatsu. Gutachten zur aktuellen und perspektivischen Situation der Einrichtung im Bereich der medizinischen Rehabilitation. Düsseldorf, 2006.

Gemeinsamer Bundesausschuss. URL: www.g-ba.de

Gesetz über Medizinprodukte, zuletzt geändert am 29.07.2009. Erhältlich unter: http//:bundesrecht.juris.de

Gesundheitsberichterstattung des Bundes. URL: www.bmg.bund.de

Gürtler, D. (2008): Die Tagesschau erklärt die Wirtschaft: Das Wissensbuch. Berlin: Rowohlt Berlin.

Hajen, L., Paetow, H., Schumacher, H. (2004): Gesundheitsökonomie. Stuttgart: Kohlhammer.

Hartenstein, M., Billing, F., Schawel, C., Grein, M. (2006): Karriere machen. Der Weg in die Unternehmensberatung. Wiesbaden: Gabler.

Haubrock, M., Schär, W. (2007): Betriebswirtschaft und Management im Krankenhaus. Bern: Huber.

Harms, F., Gänshirt, D., Rumler, R. (Hrsg.) (2008): Pharma-Marketing: Gesundheitsökonomische Aspekte einer innovativen Industrie am Beispiel von Deutschland, Österreich und der Schweiz. Stuttgart: Lucius & Lucius.

Hurrelmann, K., Laaser, U., Razum, O. (Hrsg.) (2006): Handbuch Gesundheitswissenschaften. Weinheim: Juventa.

Kartte, J. (2005): Innovation und Wachstum im Gesundheitswesen. Roland Berger Strategy Consultants.

Kartte, J., Neumann, K. (2007): Der Zweite Gesundheitsmarkt. Die Kunden verstehen, Geschäftschancen nutzen. Roland Berger Strategy Consultants.

Kassenärztliche Bundesvereinigung. URL: www.kbv.de

Kassenzahnärztliche Bundesvereinigung. URL: www.kzbv.de

Klauber, J., Robra, B.-P., Schnellschmidt, H. (Hrsg.) (2005): Krankenhaus-Report 2004. Stuttgart: Schattauer.

Klauber, J., Robra, B.-P., Schnellschmidt, H. (Hrsg.) (2007): Krankenhaus-Report 2006. Stuttgart: Schattauer.

Klauber, J., Robra, B.-P., Schnellschmidt, H. (Hrsg.) (2009): Krankenhaus-Report 2008/2009. Stuttgart: Schattauer.

Kotler, P., Keller, K. L., Bliemel, F. (2007): Marketing-Management. Strategien für wertschaffendes Handeln. München: Pearson Studium.

Lauterbach, K. W., Schrappe M. (Hrsg.) (2004): Gesundheitsökonomie, Qualitätsmanagement und Evidence-based Medicine. Stuttgart: Schattauer.

Lauterbach, K. W., Stock, S., Brunner, H. (Hrsg.) (2006) Gesundheitsökonomie. Lehrbuch für Mediziner und andere Gesundheitsberufe. Bern: Huber.

Lüngen, M., Lauterbach, K. W. (Hrsg.) (2003): DRG in deutschen Krankenhäusern. Umsetzung und Auswirkungen. Stuttgart: Schattauer.

Marx, P., Haag, C., Reile, A. (2008): Schlagworte zur Gesundheitspolitik II. 06 Krankenversicherung. Pfizer Deutschland GmbH.

Medways e. V., SPECTARIS, Deutscher Industrieverband für optische , medizinische und mechatronische Technologien e. V.: Die Medizintechnikindustrie in Deutschland. URL: www.zukunft-medizintechnik.de

Meffert, H., Burmann, C., Kirchgeorg, M. (2008): Marketing: Grundlagen marktorientierter Unternehmensführung. Konzepte – Instrumente – Praxisbeispiele. Mit neuer Fallstudie VW Golf. 10. Auflage. Wiesbaden: Gabler.

Menden, S., Seyfferth, J. (2006): Das Insider-Dossier: Bewerbung bei Unternehmensberatungen. Köln: Squeker.net GmbH.

Metzger, F. (2004): DRGs für Einsteiger: Lösungen für Kliniken im Wettbewerb. Stuttgart: Wissenschaftliche Verlagsgesellschaft mbH Stuttgart.

Müller, K.: Wellness-Urlaub und die Kasse legt was drauf. Welt online, 31.10.2008.

Müller-Bohn, T., Ulrich, V. (2000): Pharmakoökonomie – Einführung in die ökonomische Analyse der Arzneimittelanwendung. Stuttgart: Wissenschaftliche Verlagsgesellschaft mbH. Stuttgart.

Nagel, E. (Hrsg.) (2007): Das Gesundheitswesen in Deutschland – Struktur, Leistungen, Weiterentwicklung. Köln: Deutscher Ärzteverlag.

Neumann P.: Bei den Krankenkassen wächst die Nervosität. Die Welt. 20.08.2009.

Neumann, P.: Lufthansa streicht Direktflug Berlin-Washington. Berliner Zeitung, 17.09.2001, URL: http://www.berlinonline.de/berliner-zeitung/archiv/.bin/dump.fcgi/2001/0918/seite1/0131/index.html

OECD. OECD Health Data 2009.

OECD (2008): OECD Health Policy Studies. Pharmaceutical Pricing Policies in a Global Market.

Pappenhoff, M., Schmitz, F. (2009): BWL für Mediziner im Krankenhaus: Zusammenhänge verstehen – erfolgreich argumentieren. Heidelberg: Springer.

Preusker, U. K. (2008): Das deutsche Gesundheitssystem verstehen. Heidelberg: Economica.

Quasdorf, I. (2007): Die gesetzliche Krankenversicherung. Kassenärztliche Bundesvereinigung, Berlin.

Reiners, H. (2009): Mythen der Gesundheitspolitik. Bern: Huber.

Rebscher, H. (Hrsg.) (2006): Gesundheitsökonomie und Gesundheitspolitik. Heidelberg: Economica.

Rosenbrock, R., Gerlinger, T. (2004): Gesundheitspolitik. Eine systematische Einführung. Bern: Huber.

Salfeld, R., Hehner, S., Wichels, R. (2008): Modernes Krankenhausmanagement. Konzepte und Lösungen. Berlin: Springer.

Sauerland, D., Kuchinke, B. A., Wübker. A. (2009): Warten gesetzlich Versicherte länger? Zum Einfluss des Versichertenstatus auf den Zugang zu medizinischen Leistungen im stationären Sektor. Gesundheitsökonomie & Qualitätsmanagement 14(1): 86–94.

Schlautmann, C.: Auch REWE will Medikamente kaufen. Der Tagesspiegel, 28.02.2008.

Schöffski, O., Fricke, F.-U., Guminski, W., Hartmann, W. (Hrsg.) (2002a): Pharmabetriebslehre. Berlin: Springer.

Schöffski, O., Schulenburg, J. M. v. d. (Hrsg.) (2002b): Gesundheitsökonomische Evaluationen. Berlin: Springer.

Schröder, H., Waltersbacher, A. (2006): Heilmittelbericht 2006. Bonn: Wissenschaftliches Institut der AOK.

Schulenburg, J. M. v. d., Greiner W. (2007): Gesundheitsökonomik. Tübingen: Mohr Siebeck.

Schulze Ehring, F. (2006): Rationierung und Wartezeiten in Großbritannien – Eine Bewertung aus deutscher Sicht. Wissenschaftliches Institut der PKV.

Specke, H. K. (2005): Der Gesundheitsmarkt in Deutschland. Daten – Fakten – Akteure. Bern: Huber.

Schurr, M., Kunhardt, H., Dumont, M. (2008): Unternehmen Arztpraxis – Ihr Erfolgsmanagement: Aufbau – Existenzsicherung – Altersvorsorge (Erfolgskonzepte Praxis- & Krankenhaus-Management). Heidelberg: Springer.

Simon, M. (2005): Das Gesundheitssystem in Deutschland. Eine Einführung in Struktur und Funktionsweise Bern: Huber.

Simon, W. (2005): GABALs großer Methodenkoffer Managementtechniken. Offenbach: Gabal.

Sozialgesetzbuch V, zuletzt geändert am 15.07.2009. Erhältlich unter: http//:bundesrecht.juris.de

Statistisches Bundesamt. URL: www.ec-destatis.de

Stock, S., Redaèlli, M., Lauterbach K. W. (2008): Wörterbuch Gesundheitsökonomie. Stuttgart: Kohlhammer.

Strech, D., Danis, M., Löb, M., Marckmann, G. (2009): Ausmaß und Auswirkungen von Rationierungen in deutschen Krankenhäusern. Ärztliche Einschätzungen aus einer repräsentativen Umfrage. Dtsch Med Wochenschr 134: 1261–1266.

Trilling, T. (2003): Pharmamarketing. Ein Leitfaden für die tägliche Praxis. Belin: Springer.

Vahs, D., Schäfer-Kunz, J. (2007): Einführung in die Betriebswirtschaftslehre. Lehrbuch mit Beispielen und Kontrollfragen. Stuttgart: Schäfer Poeschel.

Van der Beek, K., Weber, C. (2008): Solidarität in der GKV: Was leistet die beitragsfreie Familienversicherung? Wissenschaftliches Institut der PKV. URL: www.wip-pkv.de (15.07.2009)

Verband forschender Arzneimittelhersteller. URL: www.vfa.de

Ver.di. Landesfachkommission Rettungsdienst Rheinland-Pfalz. URL: http://www.rettungsdienst-im-umbruch.de/orgastruktur.html#Rettungsdienst2 (10.08.2009)

VFA. Statistics 2009. Die Arzneimittelindustrie 2009. URL: www.vfa.de

Weber, C. (2006): Die private Krankenversicherung im Wettbewerb mit der GKV. Verband der privaten Krankenversicherung. URL: www.wip-pkv.de

Wissenschaftliches Institut der AOK WidO. URL: www.wido.de

Stichwortverzeichnis

A

ABC-Analyse 195
Abgange, irregulärer 188
Abrechnungsprüfung 75
Adverse Selektion 60
Akkreditierung 143
Akutkrankenhaus 91
Alleinvermarktungsrecht 116
Allgemeine Ortskrankenkasse 44
Allokation 19
Alternative 19
Altersausgleich 38
Altersrückstellung 50, 59
Ambulante Qualitätsindikatoren und
  Kennzahlen 147
Ambulantes Operieren 83
Analogpräparat 113
Angebot 21, 22
Anreiz 22
Anschlussbehandlung 105
Anschlussheilbehandlung 55
Anschubfinanzierung 109
Anwartschaft 49
Apothekenverkaufspreis 120, 121
Apothekenversandhandel 118
Apothekenzuschlag 121
Apparategemeinschaft 69
AQUA-Institut 141
Äquivalenzprinzip 49, 55, 58
Arbeitnehmeranteil 38
Arbeitsgemeinschaft der Wissenschaft-
  lichen Medizinischen Fachgesell-
  schaften e. V. 140, 180
Arbeitspaket 202
Arbitragehandel 120
Arzneimittel 112, 117
– innovative patentgeschützte 119
Arzneimittelkommission 140
Arzneimittelrichtgröße 74, 125

Arzneimittel-Richtlinie 124
Ärztehopping 76
Ärztliches Zentrum Qualitätssiche-
  rung 140
Arztnetz 76
Arztregister 70
Arztvorbehalt 88
Arztzusatzvertrag 97
Auffälligkeitsprüfung 74
Aufnahme- und Entlassungsgründe 92
Auseinzelung 122
Auslandskrankenversicherung 46, 49
Auszahlung 190
Auszahlungspunktwert 74
Aut-simile 120

B

Barwert 154
Baserate 101
Basis-DRG 100
Basisfallwert 101
Basispreis 97
Basistarif 52
Baupauschale 96
Bedarf 18
Bedarfsdeckungsprinzip 38
Bedarfsplanung 72, 95
Bedürfnis 18
Befundorientierte Festzuschüsse 84
Behandlungsanspruch 70
Behandlungspflicht 70
Behandlung
– teilstationäre 91
– vollstationäre 91
Beitragsbemessungsgrenze 38, 55,
  58, 182
Beitragsrückerstattung 44
Beitragssatz 37, 58

– verminderter 42
Beitragssatzstabilität 182
Beitragsstabilität 40
Belastungsgrenze 40
Belegarzt 75
Belegklinik 75
Benchmarking 195
Berufsausübungsgemeinschaften 72
Beschwerdemanagement 136, 201
Best Case Szenario 157, 204
Betrieb 20
Betriebskosten 189
Betriebskrankenkasse 44
Betriebswirtschaftslehre 20
Bettenauslastung 95
Beveridge-Typ 30
Bewertungsmaßstab zahnärztlicher
   Leistungen 84
Bewertungsrelation 101
Big Pharma 113
Bilanz 191
Bismarcktyp 30
Blindleistung 203
Blutige Entlassung 97
Bonität 96
Bonusprogramm 46
Bottom-Up-Verfahren 157
Branchenanalyse 195
Brand 120, 136
Branded generics 120
Branding 136
Break-Even-Analyse 196
Bruttoinlandsprodukt (BIP) 24, 40,
   41, 181, 182
Bruttowertschöpfung 24
Budget
– festes 63
– persönliches 85, 107
– sektorales 39
Budgetierung 39
Budget-Impact-Analyse 165
Bundesagentur für Arbeit 42
Bundesanstalt für Finanzdienst-
   leistungsaufsicht 173
Bundesarbeitsgemeinschaft Rehabilita-
   tion 85, 106
Bundesärztekammer 140, 179
Bundesbasisfallwertkorridor 102,
   206

Bundesgeschäftsstelle Qualitäts-
   sicherung 141
Bundesinstitut für Arzneimittel
   115, 123
Bundeskartellamt 94
Bundesmantelvertrag 46
Bundessozialgericht 184
Bundesvereinigung Deutscher
   Apothekenverbände 180
Bundesversicherungsamt 45, 172
Bundeszahnärztekammer 179
Business Plan 207

C

Cafeteria-Modell 49
Capitation 64
Case Management 54, 78
Case-Mix 104
Case-Mix-Index 104
CE-Kennzeichnung 127
Centralised procedure 115
Change-Management 201
Checkliste 139
Cherry-picking 188
Chronikerregelung 40
Clinical Pathway 102, 139
Comorbidity and Complications
   Complexity Level 100
Compassionate use 123
Computer aided drug design 113
Conjoint-Analyse 151
Cost-Sharing-Initiative 126
Cost-Weight 101
Cream skimming 45
Critical-Incident-Reporting-
   System 132
Critical Success Factors 193

D

Dachmarke 206
Daily Defined Dosage 124
D-Arzt 54, 80, 106
Decentralised procedure 115
Deming-Zyklus 138
Demografischer Wandel 108

Deutsche Krankenhausgesellschaft 95, 176, 177, 179
Deutschen Industrie Norm 131
Deutsches Institut für Medizinische Dokumentation und Information 124, 172
Dienstleistung 25
Direktvertrag 46, 76
Disease-Management-Programm 77, 173, 208
Disease Manager 78
Diskontierung 154
Dispensierverbot 117
Disziplinarausschuss 70
Domino-Effekt 43
Doppelte Facharztschiene 71
Drehtüreffekt 97
DRG 98, 100
DRG-Creep 100
Drogensubstitutionsbehandlung 75
Due Dilligence 208

E

Economies of scale 193
Economies of scope 194
Effectiveness 26
Effekte, externe 170
Effektivität 26
Efficacy 26
Effizienz 26
Eigenbeteiligung 84
Eigenerstellung 143
Einfachsatz 78
Einheitlicher Bewertungsmaßstab 73, 103
Einkommen 23
Einkommensausgleich 38
Einkommensprinzip 37
Einnahmen 187
Einzahlung 190
Einzelfallprüfung 61
Einzelförderung 95
Einzelkosten 189
Einzelleistung 87
Einzelleistungsvergütung 62
Einzelpraxis 69
Employee empowerment 144

Entgelte, ergänzende 104
Entgelte, sonstige 104
Entrepreneur 21
Entscheidungsbaum 156
Entwicklungskosten 116
Entwicklung von Arzneimitteln 113
Entwöhnungsbehandlung 55, 105
EQ-5D 163
Ergebnisqualität 131
Ergiebigkeitsprinzip 19
Ergotherapie 88
Erlaubnisvorbehalt 48, 76, 118, 176
Erlös 187
Erlösbudget 104
Ermittlung einer DRG 99, 101
Ersatzkrankenkasse 44
Erstattungshöchstbetrag 126, 151
Erstattung von Ausgaben für Arzneimittel 122
Erwerbsminderung 55
European Foundation for Quality Management 145
European Health Insurance Card 44, 176
European Medicines Agency 115
Evidenz basierte Ökonomie 151

F

Fachaufsicht 36
Fallpauschale 62
Fallpauschalenkatalog 98, 103
Fallsplitting 102
Fallzusammenführung 97
Familienausgleich 38
Familienversicherung 37, 38, 58
Fehler-DRG 100
Fehlerkultur 132
Fehlleistung 203
Fehlversorgung 77
Fertigarzneimittel 113
Festbetrag 124, 127
Festbetragsgruppe 124
Fillialapotheke 118
Finanzausgleich 173
Finanzausgleich, allgemeiner 59
Finanzierung, duale 95
Finanzierung, paritätische 38, 183

Finanzierungsproblem 40
Fitnessstudios 85
Fitness und Wellness 85
Folgebegutachtung 57
Freiname 120
Fremdarzt 75
Fremdbesitzverbot 118
Fremdbezug 143
Fremdorganschaft 207
Friktionskostenansatz 167
Frührehabilitation 104
Fünftes Sozialgesetzbuch 35
Fürsorgeprinzip 61

G

Gatekeeping 76
Gebührenordnung für Ärzte 78, 170
Gebührenordnung für Zahnärzte 84
Geburtshaus 87
Gegenwartswert 154
Gehalt 64
Geldleistung 54, 57
Gemeinkosten 189
Gemeinsamer Bundesausschuss 36,
    47, 72, 77, 95, 123, 141, 151, 176,
    178
Gemeinschaftspraxis 69
Generika 119
Generischen Strategie 134
Geringfügig Beschäftigte 38, 41
German Appropriateness of Evalua-
    tion Protocol 102
Gesamtvergütung 73
Gesamtvergütung, morbiditätsbedingte
    73
Gesetz betreffend die Krankenversiche-
    rung der Arbeiter 35
Gesetz der großen Zahlen 34
Gesetzliche Krankenversicherung 35
Gesetzliche Pflegeversicherung 56
Gesetzliche Rentenversicherung 55
Gesetzliche Unfallversicherung 53
Gesundheitsamt 173
Gesundheitsausgaben 24, 40, 41
Gesundheitsbewusster Lebensstil 85
Gesundheitsbewusstsein 85
Gesundheitsbudget 167

Gesundheits-Checkup 77
Gesundheitsfonds 42, 173
Gesundheitsleistung 25, 68
– individuelle 188
Gesundheitsmarkt 44
Gesundheitsökonomie 20, 27
Gesundheitsökonomische Evalua-
    tionen 150
Gesundheitsreform 182
Gesundheitssystem 30
Gesundheitstechnologie 151
Gesundheitswirtschaft 28
Gesundheitszentrum 104, 109, 206
Gesundheitsziel 171
Gewährleistungsauftrag 71, 80, 83
Gewerbefreiheit 186
Gewinn 190
Gewinnschwellenanalyse 196
Gewinn- und Verlustrechnung 191
GKV-Einkaufspreis 122
GKV-Höchstbetrag 38
GKV-Spitzenverband 46, 176, 178
Globalbudget 39
Globalisierung 94
Grenzverweildauer
– obere 102
– untere 102
Großhandel 117
Großhandelszuschlag 121
Grouper-Software 99
Grundbegriffe, betriebswirtschaftliche
    187
Grundkonzepte, betriebswirtschaft-
    liche 195
Grundlohnsumme 40, 182
Grundpauschale 42, 45
Grundpflege 87
Grundsatz der Beitragsstabilität 38
Grundsatz des freien Warenverkehrs
    44, 84

H

Hamsterradeffekt 74
Handel 169
Härtefallregelung 40
H-Arzt 54, 80
Hauptdiagnose 98

Hausarzt-Modell 76
Hausarzttarif 76
Health Maintenance Organization
    45, 54, 106
Health related Quality of Life 162
Health Technology Assessment 171,
    174
Heidelberger Liste 100
Heilbehandlung, allgemeine 80
Heilbehandlung, spezielle 80
Heilmittel 88, 105
Heilpraktiker 88
Heil- und Kostenplan 84
Heimarzt 108
Heimvertrag 107
Herstellerabgabepreis 121
Herstellungserlaubnis 113
Hilfe in besonderen Lebenslagen 61
Hilfe zur Gesundheit 61
Hilfe zur Pflege 61
Hilfsmittel 127
Hilfsmittelverzeichnis 127
Hilfsorganisation 90
Höchstsatz 78
Höherstufung 57
Homöopathikum 116, 176
Honorarbescheid 75
Honorarforderung 74
Honorarvereinbarung 79
Honorarverteilungsmaßstab 73
Hospital of the future 205
Hospiz 108
Hotelleistung 107
Humankapitalansatz 167
Human Ressources Management 201

I

Individualprinzip 49
Individuelle Gesundheitsleistung 79,
    208
Informationsverteilung, asymmetrische
    170
Innovative Vertragsform 126
Innungskrankenkasse 44
Input 25, 31
Insolvenzrecht 39

Institut für Entgeltsysteme im
    Krankenhaus 63
Institut für Qualität und Wirtschaft-
    lichkeit im Gesundheitswesen 78,
    124, 140, 151
Integration
– horizontale 192
– vertikale 192
Integrierte Versorgung 109
Intensivpflege 87
Interaktionsqualität 143
Interessenverband 177
Interessenvertretungen 171
Internet-Apotheke 118
Internetportal 142
Investition 21
Investitionskosten 96, 189, 207
Investitionsstau 96, 205
Istkosten 190

J

Jahrhundert der Gesundheit 28
Junbo-Gruppe 124
Just-in-Time-Konzept 202

K

Kabinetts- bzw. Fraktionsentwurf
    175
Kaizen 138
Kalkulationskrankenhaus 98, 103,
    158, 189
Kapitaldeckungsverfahren 50
Kapitalmarkt 50
Kassenärztliche Bundesvereinigung
    72, 140, 176
Kassenärztliche Vereinigungen 178
Kassenzahnärztliche Bundesvereini-
    gung 84, 176
Kassenzahnärztliche Vereinigungen
    83, 178
Katalog für ambulante Operationen
    83
Kernkompetenz 80, 187, 192
Kick-Off-Meeting 202
Kinderrehabilitation 105

Kinzigtal 63
Klinikkette 94
Klinische Prüfung 114
Klinischer Behandlungspfad 102,
   139, 203
Knappheit 18
Knappschaft-Bahn-See 44
Kodieren von Diagnosen und Proze-
   duren 98
Kodierfachkraft 98, 205
Kollektivvertrag 73
Kombimodell 121
Kombinationsleistung 57
Komfortzuschlag 97
Komparativer Kostenvorteil 141
Komplexpauschale 62, 109
Kondratjew-Zyklus 27
Konkurrenz 22
Konsultationskomplex 62
Konsum 23
Kontinuierlicher Verbesserungsprozess
   138
Kontrahierungszwang 45, 52, 58, 87,
   95
Konvergenzgewinner 103
Konvergenzverlierer 103
Kooperation für Transparenz und
   Qualität im Gesundheitswesen 144
Kooperationsvertrag 126
Kopfpauschale 64
Kosten 150, 151, 181, 188
Kostenanalyse 157
Kostenart 158, 189
Kostendämpfung 23
Kosten, direkte 151
Kosten-Effektivitätsanalyse 160
Kostenerstattungsprinzip 44, 50, 84
Kostenexplosion 40, 181
Kosten
– fixe 188
– indirekte 151
– inkrementelle 152
– intangible 151
– kalkulatorische 190
– variable 188
Kostenmatrix 103, 158
Kosten-Minimierungsanalyse 159
Kosten-Nutzen-Analyse 166, 198
Kosten-Nutzen-Bewertung 125

Kosten-Nutzen-Verhältnis 20
Kosten-Nutzwertanalyse 161
Kostenstelle 158, 188
Kostenträger 188
Kostenverlagerung 39
Kostenvorteil, komparativer 193
Krankenhaus, allgemeines 91
Krankenhausapotheke 118
Krankenhausbehandlungsvertrag 96
Krankenhaus-Infektions-Surveillance-
   System 145
Krankenhausleistung, allgemeine 96
Krankenhausmanagement 204
Krankenkassenart 44
Krankenpflege, häusliche 87
Krankentransport 89
Krankenversicherungspflicht 23, 35
Krankheitskostenanalyse 157
Krankheitskostenvollversicherung 49
Krebsfrüherkennungsuntersuchung
   77
Kuration 68
Kurzzeitpflege 108

L

Laborgemeinschaft 69
Landesärztekammer 179
Landesbasisfallwert 102
Landeshochschulplan 95
Landeskrankenhausgesellschaft 95,
   179
Landeskrankenhausplan 95
Landesverbände der Krankenkassen
   43
Landeszahnärztekammer 179
Landwirtschaftliche Krankenkasse 45
Langlieger 102
League table 164
Lean Management 203
Lebenserwartung 32
Lebensrisiko, allgemeines 34
Leistung
– freie 75
– hochspezialisierte 83
Leistungsempfänger 23
Leistungserbringer 23
Leistungserbringung, persönliche 70

Leistungsfinanzierer 24
Leistungskatalog 44, 48, 176
Leistungskatalog der GKV 35
Leistungskomplex 62, 87
Leistungsmenge 208
Leistungsmodell 76
Leistungsnachweis 72
Leistungsprinzip 37
Leistung, wahlärztliche 96
Leitlinie 139
Lenkungsausschuss 202
Lerneffekt 141
Lifestyle-Medikament 26, 123
Lohnkosten 184
Lohnnebenkosten 183
Lohnquote 40

M

Major Diagnosis Category 100
Managed Care 54, 77
Marketing 19
Marketing-Mix 187
Markov-Modell 157
Markt 21
Markt für Gesundheitsleistungen 23
Markttyp 30
Marktversagen 24, 170
Marktwirtschaft 21, 186
Maslowsche Bedürfnispyramide 18
Materialkosten 151
Maximalprinzip 19
Medicaid 30
Medicaire 30
Medical Error Reporting System 145
Medien 181
Med in Germany 147
Medizincontroller 98
Medizinische Behandlungspflege 87
Medizinischer Dienst der Kranken-
   kassen 46, 56, 100, 107, 108, 146
Medizinisches Versorgungszentrum
   (MVZ) 80, 81, 188, 192
Medizinprodukt 127
Medizintechnische Industrie 112
Medizintourismus 33, 84
Mehrbesitzverbot 118
Mehrerlösausgleich 104

Mehr- und Mindererlösausgleich 104
Me-too-Arzneimittel 113
Mikado-Effekt 43
Mindererlösausgleich 104
Mindestmenge 141, 193
Mindestversicherungszeit 55, 182
Minijob 182
Minimalprinzip 19
Mischkalkulation 98
Mitarbeiterproduktivität 209
Mitglieder 37
Mitgliederstruktur 42
Mitnahmeeffekt 60
Mittelbare Staatsverwaltung 43, 45,
   48, 177
Mitversicherte 37
Mitwirkungspflicht 37
Modellierung 155
Modellvorhaben 76
Monopol 169
Moral Hazard 60, 170
Morbiditätsrisiko 63
Morbiditätszuschlag 42, 45
Mutual recognition procedure 115
Mythos 181

N

Nachfrage 21, 22
Nachfrage, angebotsinduzierte 62,
   170
National Health Service 130
Nebendiagnose 98
Negativliste 124
Nettoempfänger 38, 42
Nettoempfängerkasse 45
Nettozahler 38, 42
Nettozahlerkasse 45
Neuer Untersuchungs- und Behand-
   lungspfad (NUB) 103
Neuverblisterung 122
Nichtärztliche Einrichtungen 84
Niederlassungssperre 72
Nordic Walking 86
Normalverweildauer 102
Normativer Fehlschluss 181
Notdienst 71
Notfall-Depot 117

NUB-Antrag 103
Null-Fehler-Prinzip 132
Nullsummenspiel 23
Nutzen 151
Nutzen, inkrementeller 152
Nutzleistung 203

O

OECD 31
Offizinapotheke 118
Off-label-use 123, 126
Ökonomie 15, 20
Ökonomik 20
Ökonomisches Prinzip 19, 31
Oligopol 170
Operationen und Prozeduren Schlüssel 99
Opportunitätskosten 189
Opportunitätskostenprinzip 18
Optimalprinzip 20
Originator 120
Out of pocket-Ausgaben 30, 183
Output 25, 31, 183
Outsourcing 192

P

4Ps 187
Palliativversorgung 89
Parallelimport 120
Pareto-Kriterium 171
Partition 100
Patentschutz 116, 119
Patient Comorbidity and Complication Complexity Level 100
Patientenhotel 97, 188, 206
Patientenquittung 60
Patientenstrom 206
Patientenzufriedenheit 132
Paul-Ehrlich-Institut 115, 123
Pauschalförderung 95
Pay for Performance 64, 136
PDCA-Zyklus 138
Personalkosten 151, 188
Perspektiven bei gesundheitsökonomischen Evaluationen 155

Pflege 68
– ambulante 87
– teilstationäre 108
– vollstationäre 108
Pflegebedürftigkeit 47, 56, 107
Pflegebedürftigkeit, erhebliche 56
Pflegeheim 107
Pflegekasse 47
Pflegekostenversicherung 58
Pflegeleistung 54
Pflegelücke 58
Pflegerentenversicherung 58
Pflegesatz, tagesgleicher 63, 104, 106
Pflegestufe 56, 107
Pflegestützpunkt 88
Pflegetagegeldversicherung 58
Pflichtleistung 44
Pflichtmitgliedschaft 40
Pharmakovigilanz 116
Pharmazeutische Industrie 112
Pick-up-Sammelstelle 119
Piggy-back-Studie 154
Pioniergewinn 116, 119
Pionierprodukt 113
Plankosten 103
Plankrankenhaus 95
Planwirtschaft 21
Plausibilitätsprüfung 74
Podologie 88
Poliklinik 80
Pooling 88
Pooling of risks 34
Portabilität 50, 59
Porters Five Forces 195
Portfolioanalyse 198
Positivliste 123
Präklinische Entwicklung 113
Praktikanten 38
Präsenzapotheke 118
Prävention 54, 68, 172
Praxisbesonderheit 74, 125
Praxisgebühr 39, 84
Praxisgemeinschaft 69
Praxisgründung 207
Praxisklinik 69
Praxismanagement 206
Preis 189
– administrierter 24
Preisbildung bei Arzneimitteln 119

Primäreinsatz 90
Privatarzt 69
Private Krankenversicherung 48
Private Pflegeversicherung 56
Privatisierungswelle 94
Privatklinik 95
Privatliquidation 78, 97
Privatvermögen 207
ProCum Cert 144
Produktionsfaktor 25, 112
Produktivität 26
Produktqualität 143
Produzenten von Hilfsmitteln 112
Produzierendes Gewerbe 27
Profitabilität 191
Profit-Center 204
Projektmanagement 202
Protocol-driven costs 154
Prototypen der Gesundheitssysteme
  31
Prozedur 99
Prozessmanagement 203
Prozessqualität 131
Public Private Partnership 96
Publikumswerbung 119
Punktwert 73
Purchasing Power Parity 31

Q

QALY-Konzept 166
QHAR-Konzept 203
QS-Reha 146
QS-RV 146
Qualität 131
Qualitätsbericht 142, 199
Qualitätsindikator 132, 143
Qualitätskontrolle 133
Qualitätskultur 132
Qualitätsmanagements 133
Qualitätssicherung in der stationären
  Versorgung mit Routinedaten 145
Qualitätsziel 132
Qualitätszirkel 139
Qualität und Entwicklung in Praxen
  147
Quality Adjusted Life Years 162
Quality commitment 144

R

Rabattvertrag 126
Rahmenvertrag 108
Randomisierte klinisch kontrollierte
  Studie 115
Rang- oder Hitliste 164
Rating 96
Rationalisierung 25
Rationalisierungspotenzial 177
Rationierung 26, 39, 182
Rechtsaufsicht 36
Rechtsform 190
Referentenentwurf 175
Referenz- oder Unauffälligkeits-
  bereiche 133
Regelhöchstsatz 78
Regelleistungspunktwert 74
Regelleistungsvolumen 208
Regelleistungsvolumina, arztgruppen-
  spezifische 74
Regelversorgung 84
Registrierungsverfahren 127
Regress 125
Rehabilitation
  – ambulante 84
  – berufliche 55
  – geriatrische 105
  – medizinische 55, 84
  – onkologische 55, 105
  – trägerübergreifende 85, 107
Rehabilitationsbedürftigkeit 84, 105
Rehabilitationsfähigkeit 84, 105
Rehabilitationsklinik 105
Rehabilitationsplan 84, 105
Rehabilitationsprognose 84
  – positive 105
Rehaleistung 85
Reimport 120
Reinertrag 208
Relativgewicht 101
Relativgewicht, effektives 102
Rentabilität 191
Ressource 18
Ressourcenallokation 21
Rettungsdienst 89
Review-Verfahren 145
Rezeptgebühr 39

Richtlinie 48, 176
Right-Coding 100
Ringversuch 147
Risikoadjustierung 132
Risikoaufschlag 49
Risikoausgleich 38
Risiko
– gutes 45
– schlechtes 45
Risikoklasse 127
Risikoleistung 49
Risikoselektion 45
Risikostrukturausgleich 45, 172
– morbiditätsorientiert 45
Risk-Sharing-Vertrag 126
Robert-Koch-Institut 172
Robustheit 156
Rote-Hand-Brief 116
Rücklage 59
Rückversicherungen 35

S

Sachkosten 188
Sachleistung 57, 107
Sachleistungsprinzip 43
Sachprämie 46
Sachverständigenrat 77
Satzungsleistung 44, 46
Schiedsstelle 184
Schlüsselung 189
Schwerpflegebedürftigkeit 56
Schwerstpflegebedürftigkeit 56
Scoop and run 89
Screening 113
Sekundäreinsatz 90
Selbstkostendeckungsprinzip 64, 204
Selbstorganschaft 207
Selbstverwaltung 72, 171, 176
Selbstverwaltungsprinzip 36, 45
Selection-Bias 78
Senioren-Apartments 108
Senioren-WGs 108
Sensitivitätsanalyse 156
Servicequalität 143
Shared decision making 82
Sicherstellung 64
Sicherstellungsauftrag 57, 71, 83, 87

Silo-Denken 166, 203
Silo-Verständnis 109
Simultanprinzip 20
Singularisierung des Haushalts 108
Skaleneffekt 193
SMART-Kriterien 136
Solidaritätsausgleich 51
Solidaritätsprinzip 37, 38
Sollkosten 190
Soziale Pflegeversicherung 56
Sozialgerichtsbarkeit 184
Sozialgesetzbuch 174
Sozialhilfe 61
Sozialstaatsgebot 170
Sozialstaatsprinzip 23, 61
Soziotherapie 90
Spezialisierte ambulante Palliativver-
   sorgung 89
Spezialklinik 91
Spezielle Ausschnittsversicherung 60
Sprachtherapie 88
Sprunginnovation 117
Staatliches Sicherungssystem 61
Stakeholder 133, 194
Standard-Gamble-Verfahren 164
Standardlotterieverfahren 164
Standard Operating Procedure 139
Ständige Impfkommission 123
Stay and play 89
Steigerungssatz 78
Steuer 190
Steuerzuschuss 42
Stratifizierung 132
Strukturmodell 76
Strukturqualität 131
Studierende 38
Stützleistung 203
Subsidiaritätsprinzip 56, 58, 61, 87,
   90
Substitution
– generische 120
– therapeutische 120
Substitutionseffekt 194
Substitutionsregelung 120
Sunk costs 189
Surrogatparameter 133
SWOT-Analyse 199
Synergieeffekt 194
Szenariotechnik 156, 203

T

Tabaksteuer 42
Target Costing 190
Tarif
– ambulant 49
– freiwillig 52
– verpflichtend 52
Tarif mit Rückerstattung bei Nicht-
 inanspruchnahme 49
Tarif mit Selbstbehalt 49
Teilhabe am Arbeitsleben 84
Teilkaskoversicherung 58
Teilzulassungen 72
Therapeutischer Solist 113
Therapiehinweis 125
Therapie, physikalische 88
Throughput 25
Time-Trade-off-Verfahren 163
Top-Down-Verfahren 157
Total Quality Management 144
Trägerschaft 93, 106
Transaktionskosten 20
Transparenz 20
Trendszenario 204

U

Überversorgung 72, 77
Umlageverfahren 40, 55, 59
Umsatz 187
Umsatzsteuer 121
Unfallversicherungsgebührenordnung
 80
Unmet medical need 113
Uno-Actu-Prinzip 27, 183
Unsicherheit 156
Unterkunfts-Wahlleistung 96
Unternehmen 21
Unternehmerisches Risiko 21
Unterscheidungsmerkmale von Kran-
 kenhäusern 92
Unterversorgung 64, 72, 77
Up-Coding 100
Urteilsskalen-Verfahren 163

V

Vater-Mutter-Kind-Kur 107
Verbotsvorbehalt 48, 176
Vergütungsform 61
Vergütungspauschale 63
Verhältniszahl 72
Verhandlungsmacht 47
Verhinderungspflege 58
Verkehrsfähigkeit 116
Verlegungsabschläge 102
Verlustrisiko, wirtschaftliches 186
Vermittlungsausschuss 175
Versandapotheke 118
Verschiebebahnhof 42, 182
Versichertengemeinschaft 34
Versichertenpauschale 74
Versicherungsnehmer 34, 60
Versicherungspflichtgrenze
 37, 49, 52, 182
Versicherungsprinzip 34, 61
Versicherungswesen 34, 35
Versorgung
– ambulante 69
– ambulante im Krankenhaus 81
– ärztliche 69
– aus einer Hand 80
– bedarfsgerechte 77
– besondere ambulante ärztliche 75
– hausarztzentrierte 76
– haus- und fachärztliche 70
– hauswirtschaftliche 87
– psychotherapeutische 89
– stationäre 91
Versorgungsapotheke 118
Versorgungsauftrag 75
Versorgungsstufe 91
Versorgungsvertrag 57
Versorgung, zahnärztliche 83
Vertragsarzt 44, 69, 80
Vertragsarztsitz 72
Vertragskrankenhaus 95
Vertreterversammlung 72
Verwaltungsausgaben 47, 177
Verwaltungskosten 206
Verwaltungsrat 45
Verwaltungswirtschaft 28, 94
Visuelle Analogskala 163

Volkswirtschaftslehre 21
Vollkaskomentalität 60
Vorgehensmodell 200
Vorleistung 25, 112
Vorparlamentarische Opposition 177
Vorteilsausgleich 97
Vorversicherungszeit 49, 56
Vorzieheffekt 182

W

Wachstum 192
Wahlfreiheit 44
Wahlleistung 49, 96
Wahlleistungen im Krankenhaus 49
Wahlleistungsvereinbarung 97
Ware 25
Warteliste 30, 33
Weiterbildungspflicht 139
Wellnessanbieter 85
Wertschöpfung 25
Wertschöpfungskette 200
Wettbewerb 22
Wettbewerbsstrategie 134
Wirtschaften 19
Wirtschaftlichkeit 26, 190
Wirtschaftlichkeitsgebot 38
Wirtschaftlichkeitsprüfung 74, 125
Wirtschaftseinheit 18
Wirtschaftsleben 18

Wirtschaftssubjekt 18
Wissensmanagement 204
Wohlfahrt 23
Worst Case Szenario 157, 204
Wrong-Coding 100

Z

Zahlbasisfallwert 104
Zahlungsbereitschaft 164
Zahntarif 49
Z-Bax 104
Zertifizierung 143, 147
Zielkostenrechnung 190
Zukunftskosten 154
Zulassungsausschuss 70
Zulassungsbeschränkung 72
Zulassungsdossier 115
Zulassungsverfahren 70
Zunft 35
Zusatzbeitrag 43
Zusatzentgelt 63, 103, 104
Zusatzversicherung 46, 49
Zuschlag 64
Zuschlagskalkulation 189
Zuzahlung 39
Zwangsrabatt 51
Zweiter Gesundheitsmarkt 27
Zweitmeinungsverfahren 125